Imhäuser

Homöopathie in der Kinderheilkunde

Homöopathie in der Kinderheilkunde

Aus der Praxis – für die Praxis

Von Dr. med. Hedwig Imhäuser †

10. Auflage

HAUG

Karl F. Haug Verlag · Heidelberg

Die Deutsche Bibliothek – CIP-Einheitsaufnahme

Imhäuser, Hedwig:
Homöopathie in der Kinderheilkunde : aus der Praxis – für die Praxis / von Hedwig Imhäuser. – 10. Aufl. – Heidelberg : Haug, 1993

ISBN 3-7760-1339-7

2. Auflage 1975
3. Auflage 1979
4. Auflage 1981
5. Auflage 1982
6. Auflage 1984
7. Auflage 1985
8. Auflage 1987
9. Auflage 1991
10. Auflage 1993

Titel-Nr. 2339 · ISBN 3-7760-1339-7

Gesamtherstellung: Progressdruck GmbH, 6720 Speyer/Rhein

Dieses Buch ist auch in englischer, französischer und italienischer Sprache erhältlich.

Inhalt

Vorwort zur 1. Auflage 9
Vorwort zur 2. Auflage 10
Vorwort zur 3. Auflage 10
Vorwort zur 7. Auflage 10

Die Anamnese in der kinderärztlichen Praxis 11

Krankheiten in der Neugeborenenperiode 19

Das Kephalhämatom 19
Das Sklerödem 19
Zyanose und Krämpfe 19
Stridor lar. cong. 20
Pylorospasmus 21
Das atonische Erbrechen 21
Das unruhige Schreikind 21
Zyanose der Extremitäten 22
Entbindungslähmungen 22
Der angeborene Schiefhals 22
Ikterus gravis 23
Melaena und Nabelblutungen 23
Toxoplasmose, Listeriose und Virusembryopathien 23

Akute fieberhafte Infekte 24

Otitis media 26

mit plötzlichem Beginn und hohem Fieber 26
mit weniger plötzlichem Beginn und mäßigem Fieber 27
bei Übergang auf das Mastoid 27
Otitis media purulenta, akut und chronisch 27
Zwischenbehandlung bei rezidivierenden Otitiden 28

Krankheiten der Mundhöhle 29

Soor 29
Gingivitis und Stomatitis ulcerosa 29
Zahnungsbeschwerden 30
Verspätete Zahnung 30
Zahnkaries 31

Krankheiten des Rachens und der Respirationsorgane 32

Schnupfen 32
— akut mit verstopfter Nase 32
— akut mit laufender Nase 32
— chronisch bei Lymphatismus 32
— — bei Empfindlichkeit gegen Nässe 33
— — mit Ekzem- und Asthmaneigung 33
— — mit Beteiligung der Nebenhöhlen 33
Retropharyngitis 33

Angina tonsillaris acuta 33
— ohne Beläge 33
— mit Belägen 34
— mit Komplikationen 34
— Wegweiser zur Erleichterung der Mittelwahl 35
Rezidivierende und chronische Anginen, Tonsillenhypertrophie . . . 35
— bei dicken Kindern 35
— bei mageren Kindern 36
— bei hydrogenoider Konstitution 36
Laryngitis acuta und Pseudokrupp 36
Tracheitis und Bronchitis 38
Husten trocken mit Heiserkeit 38
— mit Rasseln 40
— mit Giemen und Pfeifen 40
— Zeiten des Hustens 41
Zwischenbehandlung bei rezidivierenden Bronchitiden 42
Blähungsbronchitis und Bronchiolitis 42
— bei drohendem Kreislaufkollaps 43
Pneumonie 43
— Behandlung im Beginn der Erkrankung 44
— Behandlung, wenn die Pneumonie nachweisbar ist 45
— Schwere Verlaufsformen 46
— Verzögerte Lösung 46
— Rezidivierende Pneumonien 47
— Behandlung in der Rekonvaleszenz 47
— Hinweise, die besonders bei Kleinkindern die Mittelwahl erleichtern 47
Pleuritis exsudativa 48
Pleuraempyem 48

Magen-Darm-Störungen 49

Das habituelle Erbrechen in den ersten Lebenswochen 49
Das nervöse Erbrechen bei älteren Säuglingen und Kleinkindern . . . 49
Das azetonämische Erbrechen 50
Die sogenannten „Ernährungsstörungen“ 50
— akute Ernährungsstörungen 51
— chronische Ernährungsstörungen 56
— Wegweiser zur Erleichterung der Mittelwahl 57
— — bei Erbrechen 57
— — bei Durchfall 58
— — Stuhlbeschaffenheit 60
— — Stuhlentleerung 62
Blähungskoliken 62
Obstipation 63

Infektionskrankheiten 65

Rachen-Diphtherie 65
Komplikationen 66
— Lähmungen 66
— Herz-Kreislauf-Schwäche 66

— Septischer Verlauf 66
— Krupp 66
Nasendiphtherie 67
Erythema infectiosum 67
Exanthema subitum 67
Röteln 67
Masern 68
— Behandlung im Beginn der Erkrankung 68
— Behandlung bei ausgebildetem Exanthem 68
— Besondere Verlaufsarten 69
— Komplikationen 69
— Behandlung in der Rekonvaleszenz 69
Scharlach 69
— Behandlung im Beginn der Erkrankung 69
— Behandlung bei ausgebildetem Exanthem 69
— Besondere Verlaufsarten 70
— Komplikationen 70
Varizellen 71
Parotitis epidemica 71
Pfeiffersches Drüsenfieber 72
Ikterus infectiosus 73
— Nachbehandlung 74
— Leberzirrhose mit und ohne Ascites 74
Keuchhusten 75
— Wegweiser zur Erleichterung der Mittelwahl 79
Tuberkulose. Tuberculin 81

Krankheiten der Nieren und der Blase 90

Albuminurie 90
Akute hämorrhagische Nephritis 90
Chronische Nephritis und Nephrose 91
Urämie 92
Zystitis und Zystopyelitis 92

Krankheiten des Nervensystems 94

Krampfkrankheiten 94
— Fieberkrämpfe 94
— Epilepsie 94
— Organisch bedingte Krämpfe 96
Meningitis und Enzephalitis 101
Poliomyelitis 102

Neuropathische und psychopathische Störungen 104

Der zapplige Säugling 104
Das unruhige Kleinkind 105
Das nervöse Erbrechen mit dyspeptischen Stühlen und Inappetenz . . 106
Nabelkoliken 107
Der respiratorische Affektkrampf 108
Wutanfälle 109

Stottern 109
„Nervöse“ Tics 110
Kopfschmerzen 113
Migräne 114
Enuresis 116
Enkopresis 117
Schlafstörungen 118
— Wegweiser zur Erleichterung der Mittelwahl 125

Krankheiten auf vorwiegend allergischer Basis 129

Asthma bronchiale 129
— Zwischenbehandlung bei Asthma bronchiale 130
— Wegweiser zur Erleichterung der Mittelwahl 131
Heuschnupfen 135
Quinckesches Ödem, Milchallergie und Urtikaria 136
Strophulus 137
Arzneimitteldermatosen 138
Ekzem 138
— der Säuglinge 138
— der älteren Kinder 139
— Wegweiser zur Erleichterung der Mittelwahl 141

Hautkrankheiten 145

Pemphigus neonatorum und Pemphigoid 145
Erythema desquamativa 145
Eitrige Hauterkrankungen 145
Blasiger, nicht eitriger Hautausschlag 146
Abszesse und Furunkel 146
Verletzungen 147
Wundsein der Säuglinge 147

Rachitis 148

Vigantolschäden 149
Rachitogene Tetanie 151

Folgen von Schutzimpfungen 153

Behandlung mit potenziertem Eigenblut 156

Isopathie 168

Kurze Arzneimittellehre für den Gebrauch in der kinderärztlichen Praxis 171

Arzneimittelverzeichnis 241

Sachverzeichnis 245

Vorwort zur 1. Auflage

Mit dem vorliegenden Buch entspreche ich dem Wunsch vieler Kollegen, besonders den Teilnehmern der Einführungskurse in die Homöopathie, meine Erfahrungen in der Kinderpraxis schriftlich niederzulegen.

Ist eine gesonderte Abhandlung der homöopathischen Behandlung der Kinderkrankheiten gerechtfertigt? Sind die Kinderkrankheiten anderer Natur als die der Erwachsenen? Grundsätzlich nicht. Dennoch verlangt die Homöopathie der Kinderkrankheiten ein besonderes Studium, da die Behandlung sich bei der Wahl des Simile weit weniger als in der Erwachsenenpraxis auf subjektive Symptome als auf die genaue Beobachtung der objektiven Gegebenheiten stützen muß.

Der Anfänger mag die üblichen Arzneimittellehren gründlich studiert haben und doch fällt es ihm schwer, aus der unendlichen Fülle von Symptomen das für die kinderärztliche Praxis Brauchbare herauszufinden und mit den wenigen Modalitäten, die ihm geboten werden, eine erfolgreiche homöopathische Therapie zu treiben, ohne das Prinzip des Simile aufzugeben. Das vorliegende Buch möchte nun den Kollegen, die in der Praxis mit Kindern zu tun haben, diese Arbeit erleichtern. Es ist in möglichster Kürze das in der Kinderpraxis Bewährte zusammengestellt, ohne die ausführlichen Arzneimittellehren ersetzen zu wollen. Eine erfolgreiche Behandlung der Kinderkrankheiten – das sei ausdrücklich vermerkt – ist nur möglich über ein generelles Studium der Homöopathie.

Die Kenntnis der Kinderkrankheiten wird vorausgesetzt. Nur da, wo es sich um spezielle Eigentümlichkeiten der Neugeborenen- und Kleinkinderperiode handelt, wird auf eine kurze Beschreibung nicht verzichtet.

Was die Potenzen angeht, so habe ich ohne vorgefaßte Meinung die ganze Skala gebraucht von den Urtinkturen bis zu den Höchstpotenzen. Ausschlaggebend für die Höhe der verordneten Potenz war lediglich die Bewährung in der Praxis. Daß die Hochpotenzen wirksam sind, steht außer jedem Zweifel, wenn wir auch bis heute noch keine theoretische Erklärung dafür gefunden haben. Aber sie wird eines Tages kommen! Wir Praktiker arbeiten auf der untersten Stufe der wissenschaftlichen Forschung. Wir können den Theoretikern in den Forschungsinstituten lediglich unsere Erfahrungen – die Ergebnisse auf dem Gebiet der Homöopathie – zur Verfügung stellen. Die wissenschaftliche Erklärung ist Sache der Professoren, die uns diese Arbeit bis heute schuldig geblieben sind.

Ein Universitätsprofessor für Pädiatrie schrieb mir vor einigen Jahren: „Der Hauptfehler der Schulmedizin ist, daß sie maßlos überschätzt, was man schon weiß und maßlos unterschätzt, was man noch nicht weiß, und doch kommt sie dann dazu, ‚daß nicht sein kann, was nicht sein darf', was doch völlig unwissenschaftlich ist bei einer empirischen Wissenschaft."

Ich möchte zum Schluß meinem verehrten Lehrer in der Homöopathie, Herrn Dr. STOCKEBRAND, meinen aufrichtigen Dank sagen. Ohne seine unermüdliche Bereitschaft zum Erfahrungsaustausch wäre es mir nicht möglich gewesen, dieses Buch in der vorliegenden Form herauszugeben.

Arnsberg, im Oktober 1969 — Hedwig IMHÄUSER

Vorwort zur 2. Auflage

Außer einer Überarbeitung des Kapitels „Rachitis“ bzw. „Vigantolschäden“ erscheint die 2. Auflage fast unverändert.

Arnsberg, im Juli 1975 — Hedwig IMHÄUSER

Vorwort zur 3. Auflage

Auch die 3. Auflage dieses Buches kann ohne wesentliche Änderungen erscheinen. Der Gesamttext wurde jedoch einer gründlichen Durchsicht unterzogen und in vielen Einzelheiten ergänzt. – Eine besondere Überarbeitung und Erweiterung erfuhr das Kapitel „Tuberkulose-Tuberkulin“.

Die Behandlung mit potenziertem Eigenblut hat sich weiterhin bewährt und ist bei einigen Krankheitsbildern neu aufgenommen worden. Die Höhe der Potenzen und der zeitliche Abstand der Einnahme wurden den therapeutischen Erfahrungen der letzten Jahre angeglichen.

Arnsberg, im Juni 1979 — Hedwig IMHÄUSER

Vorwort zur 7. Auflage

Das Kapitel „Neuropathische und psychopathische Störungen“ wurde um die Abschnitte „Migräne“ und „Nervöse Tics“ erweitert.

Hinzugekommen ist der Anhang über „Isopathie“.

Arnsberg, im September 1985 — Hedwig IMHÄUSER

Die Anamnese in der kinderärztlichen Praxis

Die Anamnese in der kinderärztlichen Praxis hat ihre Besonderheiten. Sie wird nicht vom Patienten selbst erhoben. Sie ist beschränkt auf die Beobachtungen der Umgebung, vor allem der Mutter, die in engstem Kontakt mit dem Kind lebt. Damit entfallen alle subjektiven Empfindungen, auf die wir bei der Suche nach dem Simile den größten Wert legen. Andererseits brauchen wir uns mit einer Reihe von auslösenden Ursachen nicht zu befassen. Es gibt keine Folgen von Nachtwachen oder geschäftlichen Sorgen, von Liebeskummer oder Alkoholabusus. Dagegen sind die Folgen von Arzneimittelmißbrauch selbst beim Säugling heute nicht auszuschließen.

Wir sind also angewiesen auf die Aussagen der Mutter und auf unsere eigenen Beobachtungen, die sich aber jeweils nur auf eine kurze Zeitspanne erstrecken und deshalb immer lückenhaft bleiben müssen.

Sind die Angaben der Mutter zuverlässig? Mit Einschränkung! Es gibt intelligente und sachliche Mütter, die auf Fragen präzise Antworten geben. Man merkt es schon nach wenigen Minuten. Und es gibt weniger kluge Mütter, die entweder ungenau antworten oder überhaupt nicht merken, wohin die Frage zielt. Ignatia-Naturen versuchen durch Übertreibung sich und ihr Kind interessant zu machen. „Mein Kind hat seit 14 Tagen *nichts* gegessen!" Vor uns sitzt ein munteres, durchaus nicht abgemagertes Kind. Diese Mütter *wollen*, daß *ihr* Kind eine ausgefallene, aufsehenerregende Krankheit hat. Wenn man diese nicht findet oder dem Kind nicht andichtet, wird *der* Arzt aufgesucht, der der Mutter mehr entgegenkommt. Andere, sagen wir die Graphit-Naturen, muß man erst ins Kreuzverhör nehmen, um die wichtigsten Daten der Vorgeschichte herauszubekommen. Die Unterhaltung entwickelt sich etwa so:

„War Ihr Kind schon mal krank?"

„Nicht direkt."

„Hat es schon mal Fieber gehabt?"

„Ja, mal so'n bißchen."

„Wie hoch war das Fieber denn?"

„So um 39°, aber man ruft ja nicht bei jeder Kleinigkeit einen Arzt!"

So bleibt es ungeklärt, ob das Kind wiederholt eine Otitis, einen Racheninfekt oder eine Pyurie gehabt hat, was für die Therapie von entscheidender Bedeutung ist. Man sollte sich später – bei der Verordnung des Konstitutionsmittels für das Kind – dieser oder jener Veranlagung der Mutter erinnern.

Am wenigsten zuverlässig sind die Aussagen der Eltern bei der Beurteilung der charakterlichen Veranlagung des Kindes und seiner geistigen Fähigkeiten. So gibt es beispielsweise in der Sprechstunde keine unbegabten Kinder! Auch bei schlechten Schulzeugnissen fehlt es nicht an Begabung sondern an der mangelnden Konzentration oder der Tauglichkeit der Lehrer.

In der **Familienanamnese** sind Erkrankungen an Tuberkulose, das gehäufte Vorkommen von Leber-Galle-Krankheiten, Nierenkrankheiten und Karzinomen besonders wichtig, da bei der späteren Behandlung eine Gabe von *Tuberkulin, Carcinosin* oder eines Nieren- oder Leberdrainagemittels ausschlaggebend sein kann.

Bei der Erhebung der **Eigenanamnese** sind folgende Punkte von Bedeutung:

1. **Normale Geburt oder überlange Geburtsdauer?**
   Hat das Kind sofort geschrien? War es zyanotisch? Hat es gekrampft? Cuprum.*)

2. **Wie war die Entwicklung?**
   Normal oder verzögert? Agar. musc., Bar. carb., Calc. carb., Calc. phos., Natr. mur., Lycopod. und andere Konstitutionsmittel.
   Hat das Kind Vigantol bekommen? In welcher Form?

3. **Welche Schutzimpfungen** sind gemacht worden?
   Genaue Datumsangabe erforderlich, da Beschwerden, die seit einer Impfung bestehen, evtl. durch die entsprechende Nosode behoben werden können.

4. **Welche Infektionskrankheiten** hat das Kind durchgemacht?
   Ebenfalls Datumsangabe erforderlich. Hat sich das Kind danach nicht recht erholt? Dann Verordnung der entsprechenden Nosode, evtl. mit Unterstützung des passenden homöopathischen Mittels.

5. **Besteht Unverträglichkeit von Arzneimitteln?**

6. **Ist das Kind allergisch** gegen irgendwelche Stoffe, Nahrungsmittel, Wolle o. ä.? Autonosode, Histamin, Sulf.

7. **Ist das Kind anfällig** für bestimmte Krankheiten?
   Anginen mit eitrigen Belägen? Bar. carb., Dulcam., Hep. sulf., Merc., Thuja.

   Otitiden? Ferr. phos., Tub. Aviaire oder Marmorek.

   Bronchitiden? Calc. carb., Dulcam., Natr. sulf., Psor., Sulf., Thuja.

   Pneumonien? Sulf.

   Fieberhafte Infekte, deren Ursache nicht erkennbar ist? Das entsprechende Konstitutionsmittel (Pulsat. bei verweichlichten Kindern!), Eigenblutnosode.

---

*) Die zunächst ins Blickfeld tretenden Mittel sind angegeben und müssen später bei Erweiterung der Anamnese und durch die objektiven Befunde bei der körperlichen Untersuchung näher differenziert werden.

Es folgen nun Fragen, welche die **Konstitution** des Kindes betreffen.

Ist es ein ruhiges Kind?
Calc. carb., Graph., Thuja.

Oder ein unruhiges Kind?
Arsen, Borax, Calc. phos., Cina, Kal. brom., Medorrh., Zinc.

Ist das Kind fröstelig?
Möchte es immer warm angezogen sein? Acid. nitr., Arsen, Bar. carb., Calc. carb., Carbo veg., Graph., Kal. carb., Magn. carb., Medorrh., Merc., Pulsat., Silic., Tuberkul.

Oder lehnt es warme Kleidung ab?
Jod., Lach., Sanguin., Sulf.

Wie ist die Beschaffenheit der Haut?
Auffallend trocken? Alumina, Arsen, Graph., Lycopod., Natr. mur.
Schweißneigung? Calc. carb., Merc., Sulf., Thuja, Tuberkul.
Empfindlich gegen Wasser? Sulf.
Neigung zu Ekzem? Calc. carb., Graph., Psorin., Sulf.
Neigung zu Wundsein? Acid. benz., Hist., Medorrh., Sulf.
Hat das Kind einen schlechten Körpergeruch? Psorin., Sulf.

Ist das Kind leicht erschöpft?
Acid. phos., Acid. mur., Arsen, Calc. carb., China, Kal. carb., Medorrh., Natr. mur., Tuberkul.
Die charakteristische Form der leichten Ermüdbarkeit beim Säugling: Er trinkt gierig ein paar Schlucke und läßt sich dann kraftlos hängen; dabei können Schweißtropfen auf Stirn und Nase erscheinen.

Wie ist der Schlaf?
Auffallend leicht? Bellad., Ignat., Sulf.
Schweiße im 1. Schlaf? Bellad. (bes. an der Stirn), in den frühen Morgenstunden? Acid. phos., Tuberkul., am ganzen Körper? Merc. (gelb, übelriechend).
Sind die Beine immer auf der Decke? Beine heiß (zu unterscheiden von unruhigem Schlaf): Medorrh., Sanguin., Sulf.
Spätes Einschlafen? Bellad., Coffea, Ferr. phos., Zinc. val.
Zu frühes Erwachen? Kal. carb., Natr. mur., Nux vom., Silic., Sulf.
Spätes Einschlafen und zu frühes Erwachen? Phos.
Schläft das Kind nur, wenn es warm zugedeckt ist? Arsen, Silic.
Schläft es nicht ohne Licht ein? Stramon.

Schläft es in Bauch- oder Knie-Ellenbogenlage? Medorrh., Lycopod.
Zuckt es im Schlaf zusammen? Bellad., Zinc., Zinc. val.
Knirscht es im Schlaf mit den Zähnen? Bellad., Cina, Ignat., Zinc.
Knüttert es im Halbschlaf? Chamom. (Zahnung!).

Hat das Kind schlechte Schlafangewohnheiten?

Wetzt es mit dem Kopf hin und her? Lycopod., Phos., Tuberkul.
Onaniert es im Schlaf? Acid. phos., Calc. phos., Nux vom., Phos., Stramon.

Wie ist der Appetit?

Meistens schlecht! Die Töpfe sind zu voll!
Das Kind ißt schlecht, trinkt aber viel: Arsen, Calc. phos., Ferr. ars., Sulf.
Das Kind ißt nicht und hat auch keinen Durst: Abrot., Apis, Sulf.
Das Kind ißt schlecht, sieht aber ganz mollig aus: Lycopod.
Das Kind ißt gut, nimmt aber nicht zu: Abrot., Arsen, Jod., Sulf.

Abneigung und Verlangen nach bestimmten Speisen sind nur bedingt zu verwerten. Einigermaßen zuverlässig ist:

Verlangen nach

Eiern: Calc. carb., Calc. phos.
Fleisch: Magn. carb., Sulf.
Salz: Natr. mur.
Speck (roh) und Geräuchertem: Calc. phos.
Milch und Zucker sind bei Kleinkindern nicht zu verwerten.

Abneigung gegen

Fett: Carbo veg., Pulsat.
Fleisch: Ferrum, Sil., Tuberk.
Milch: Magn. carb., Sulf.
Zucker: Acid. nitr.

Unverträglichkeit von

Eiern: Sulf.
Fett: Acid. nitr., Carbo veg., Pulsat.
Milch: Acid. nitr., Calc. carb., Magn. carb. (Muttermilch), Sulf.
Obst und Fruchtsäften, die Wundsein verursachen: Hist., Medorrh., Sulf.
Süßem: Arg. nitr., Sulf.

Besteht Neigung zu Erbrechen?

Cuprum in den ersten Lebenswochen.
Magn. carb. bei Muttermilchernährung.

Natr. phos. bei Belag am Zungengrund.
Bellad. und Ignat. bei sensiblen Kindern.

Besteht Neigung zu Durchfall?

Calc. carb. (hellgraue Stühle).
Chamom., Podophyll. bei Zahnung.
Ferr. phos. (mit Fieber).
Sulf. (stinkende Entleerungen).

Besteht Neigung zu Verstopfung?

Calc. carb. (fühlt sich wohl dabei!).
Magn. carb. bei Muttermilchernährung.
Nux. vom.

Fragen wir nun die Mutter: „Was führt Sie zu mir? Welche Sorgen haben Sie mit Ihrem Kind?", so sind es gewöhnlich Schnupfen, Husten, Erbrechen, Durchfall, Appetitlosigkeit.

Häufig ist aber auch die einzige Angabe: „Es schreit!" Also Schmerzen! Die Ursache läßt sich meist bei der Untersuchung in einem Racheninfekt oder einer Otitis feststellen. Nun aber kommt es auf die **Modalitäten** an. Eine schwierige Sache! Schmerzen ja, aber wie? Reißend, stechend, bohrend? Auf all das bekommen wir vom Säugling keine Antwort. Einige Anhaltspunkte für die Wahl des Simile gibt uns hier die psychische Verfassung des Kindes (siehe weiter unten). Wütendes Aufschreien läßt an andere Heilmittel denken als stilles Vorsichhinweinen.

Große Beachtung finden in der Kinderheilkunde die **Zeiten der Arzneien.** Sie sind besonders wichtig, wo andere Handhaben fehlen. Es haben:

Verschlimmerung	um Mitternacht:	Aconit., Arsen, Drosera
	2 Uhr:	**Lyc.**
	2–3 Uhr:	Ammon. carb.
	3–4 Uhr:	Antim. tart.
	3–5 Uhr:	Kal. jod., Natr. sulf.
	4–6 Uhr:	Lycopod.
	9–11 Uhr:	Nux vom.
	11 Uhr:	Sulf.
	16–20 Uhr:	Natr. mur.
	17–22 Uhr:	Kal. brom.
	18–23 Uhr:	Bellad.
	tags:	Medorrh.
	nachts:	Luesinum

Allen Modalitäten voran geht die **auslösende Ursache** einer Krankheit, wenn sie sich aus dem zeitlichen Zusammenhang oder anderen Angaben in der Anamnese ergibt. Ich möchte das an einigen Fällen von O b s t i p a t i o n erläutern.

Ein homöopathischer Kollege überweist mir ein 2jähriges Kind, welches an Verstopfung leidet. Die homöopathische Behandlung mit verschiedenen Mitteln ist erfolglos geblieben. Die Anamnese ergibt, daß das Kind bis zu einem Wohnungswechsel vor 6 Monaten normalen Stuhl gehabt hat. Damals habe es sich beim Umzug durch den Lärm beim Rücken der Möbel erschreckt. Eine Gabe *Opium* D 30 hat sofortigen und bleibenden Erfolg.

Eine Mutter kommt mit ihren 2 Kindern in die Sprechstunde; das jüngste ist 2 Monate alt. Nachdem ich dieses behandelt habe, sagt die Mutter, daß sie auch wegen des 2jährigen einen Rat brauche. Das Kind leide seit einiger Zeit an einer hartnäckigen Verstopfung, die auch durch Nahrungsumstellung nicht zu beheben gewesen wäre. Ich frage: „Wie lange besteht diese Störung?" „Seit 8 Wochen!" „Also seit der Geburt des Brüderchens?" „Ja, das kann wohl hinkommen." Ob das Kind eifersüchtig sei? Das wäre wohl möglich. Eine Gabe *Ignatia* D 30 leistet dasselbe wie Opium im Fall 1.

Ein 1jähriges Kind leidet seit Monaten an einer Verstopfung, deren Beginn zeitlich mit der Pockenimpfung zusammenfällt. *Thuja* D 30 ist hier als bewährtes Mittel gegen nachteilige Pockenimpffolgen das Mittel der Wahl.

Ein 2 Monate alter Säugling leidet an Verstopfung. Die Ernährung besteht ausschließlich in Muttermilch. Hier ist kein Medikament vonnöten, da die Ursache der Verstopfung bei Brustkindern erfahrungsgemäß in nicht ausreichender Nahrungsmenge zu suchen ist. Beifütterung von kleinen Mengen Kuhmilch oder Trockenmilch regelt ohne weiteres die Verdauung.

Umgekehrt können verschiedene Krankheitsbilder auf eine gemeinsame Ursache zurückgeführt werden, wie etwa Erbrechen, Zyanose, Stridor lar. in der Neugeborenenperiode Ausdruck einer Hirnschädigung durch die Geburt sein können und gleichermaßen gut auf *Cuprum* ansprechen.

Die psychische Verfassung des Kindes

Sie wird erhellt durch die Angaben der Mutter und durch eigene Beobachtung während der Erhebung der Anamnese und der Untersuchung. Mitunter ergibt sich dann, daß die Angaben der Mutter korrekturbedürftig sind. Ein Kind macht zum Beispiel in der Sprechstunde einen durchaus ruhigen Eindruck, die Mutter hält es aber für extrem unruhig und sehr nervös. Hier liegt wohl eher ein Erziehungsfehler vor als eine anlagemäßig bedingte, pathologische Unruhe.

Das freundliche, zugängliche Kind läßt sich erwartungsvoll auf den Untersuchungstisch setzen, verfolgt mit Interesse den Gang der Untersuchung, nimmt das Stethoskop in die Hand und versucht sich selbst abzuhören, öffnet nach Aufforderung mit Selbstverständlichkeit den Mund und kräht ein lautes „Aaa“ in die Gegend. Dieses Kind ist psychisch ausgewogen. Es braucht – wenigstens in dieser Hinsicht – keine Behandlung, aber es gibt durch sein Verhalten einen wichtigen Hinweis auf d i e homöopathischen Mittel, die für es n i c h t in Frage kommen, wie *Aconit.*, *Arsen*, *Chamom.*, *Nux vom.*, *Lycopod.*

Das passive Kind läßt die Untersuchung ohne Widerstand, aber auch ohne sonderliches Interesse über sich ergehen. Die Interesselosigkeit wird von der Mutter als Bravheit angesehen. Sie ist jedoch ein Negativum. Diese so veranlagten Kinder sollten „entbravt“ werden. Eine Gabe des Konstitutionsmittels – meist ist es *Calc. carb.* – bringt diesen Prozeß in wenigen Tagen in Gang, oft zum Leidwesen der Mutter, die nun mehr als bisher gezwungen ist, auf das munter gewordene Kind aufzupassen.

Das liebebedürftige Kind schmiegt sich zärtlich an die Mutter und läßt ihre Hand nicht los. *Ignat.*, *Phos.*, *Pulsat.*

Das unruhige Kind sitzt nicht einen Augenblick ruhig auf dem Schoß der Mutter. Es will herunter und wieder hinauf, läuft wie ein Wiesel im Sprechzimmer hin und her, versucht alles in die Hand zu bekommen und verlangt von Mutter und Arzt ein gerüttelt Maß an Geduld. Neben *Aconit.* und *Arsen* sind bei Kindern vor allem *Calc. phos.*, *Chamom.*, *Kal. brom.* und *Zinc. val.* in Erwägung zu ziehen. Wenn neben der pathologischen Unruhe die geistige Entwicklung verzögert ist, stehen *Agar. musc.* und *Calc. hypophos.* im Vordergrund.

Das ängstliche Kind kommt schon schreiend ins Sprechzimmer. Jede Bewegung des Arztes läßt Böses vermuten und steigert die ängstliche Unruhe. Die oben erwähnten Unruhemittel *Aconit.* und *Arsen* sind auch hier in Erwägung zu ziehen, da sie ebenfalls das Symptom „Angst“ haben. Beschwichtigungsversuche sind meist erfolglos. – Dagegen läßt das ängstliche Belladonna-Kind auf Grund seiner Intelligenz mit sich reden und wird ruhiger, während Chamomilla-, Lycopodium- und Nux-vomica-Typen unbeeindruckt weiterschreien. Sie mögen auch intelligent sein, aber ihre charakterliche Veranlagung läßt ein Nachgeben nicht zu.

Das schüchterne Kind schmiegt sich schutzflehend an die Mutter, leise vor sich hinweinend. *Pulsatilla* steht in vorderster Front. Schüchtern sind auch

Carcinosin, Phos. und *Silic.* Diese Kinder haben in der Schule einen schweren Stand gegenüber ihren robusteren Kameraden. Es wäre noch *Calc. phos.* zu nennen, dem aber durchaus auch eine draufgängerische Art eigen sein kann.

Das leicht „eingeschnappte" Kind verträgt keinen Tadel. Bei der geringsten Zurechtweisung bricht es in Tränen aus oder braust auf. Wir denken an: *Agar. musc., Ignat., Lycopod., Medorrh., Natr. sulf., Nux vom., Staphisagria, Sulf.*

Das abweisende Kind will nicht, daß die Mutter über seinen Zustand berichtet. Es unterbricht die Unterhaltung: „Das brauchst du doch nicht zu sagen!" *Natr. mur.* hat diese Geisteshaltung am ausgesprochensten und ist um so mehr angezeigt, wenn gütliches Zureden mit Wutausbrüchen quittiert wird. Dagegen ist die körperliche Untersuchung bei diesen Kindern ohne Schwierigkeit möglich.

Antim. crud. verhält sich ähnlich, ist aber noch abweisender als *Natr. mur.* Dieses Kind will nicht berührt, nicht angesprochen, nicht einmal angesehen, geschweige denn untersucht werden. Es will – mit einem Wort – seine Ruhe haben.

Das freche Kind, das während der Untersuchung nach Mutter und Arzt schlägt und tritt, verlangt *Bryon., Chamom., Cina, Ignat., Lycopod.* oder *Nux vom.*

Das dickköpfige Kind, das bei allem und jedem widerspricht, keinen Argumenten zugänglich ist, ist häufig das Produkt einer fehlgesteuerten Erziehung. Deshalb ist von Medikamenten nicht allzuviel zu erwarten. Man versuche das entsprechende Konstitutionsmittel.

Aufgrund einer ausführlichen Anamnese der körperlichen und geistig-seelischen Eigenheiten entsteht so vor unserem geistigen Auge ein Bild des Kindes, dessen Spiegelbild nun im Simile gesucht werden muß. Schon bei der ersten Beratung sollte man sich bemühen, das Konstitutionsmittel herauszufinden. Das ist nicht leicht und um so schwieriger, je jünger das Kind ist. Die Konstitution ist zwar im großen anlagemäßig mitgegeben, tritt jedoch erst im Laufe der Jahre deutlich in Erscheinung.

Krankheiten in der Neugeborenenperiode

Das **Kephalhämatom** (Extravasat durch Gefäßzerreißung unter dem Schädeldachperiost). *Arnica* D 4, 5 glob. unter die Zunge vor den Mahlzeiten. Das Kephalhämatom ist von der einfachen Geburtsgeschwulst, dem Caput succedaneum, zu unterscheiden, das sich in den ersten Tagen spontan zurückbildet und keiner Behandlung bedarf.

Das **Sklerödem,** umschriebene, harte Indurationen an den Beinen, die sich zu einem allgemeinen Ödem ausweiten können. Haut blaß, kalt und berührungsempfindlich. Schwere Störung des Allgemeinbefindens. *Apis* D 6 oder D 12, von ersterem 4mal täglich eine Gabe, von letzterem 2mal täglich eine Gabe. (Man vergleiche dazu die eindrucksvolle Krankengeschichte bei CHARETTE, Homöopathische Arzneimittellehre, S. 67.)

Zyanose und Krämpfe als Folge zerebraler Läsionen (Herzmißbildungen, Verlegungen oder Mißbildungen der Atemwege sind auszuschließen). Das Mittel der Wahl ist *Cuprum.* Im folgenden eine Krankengeschichte als Paradigma für viele ähnliche aus der Praxis:

> 3 Tage altes Kind. Normale Geburt. Sofort kräftig geschrien. 1/2 Stunde nach der Geburt blaue Lippen, blaue Hände und Füße, Schaum vor dem Mund, stöhnende Atmung. Krampfbereitschaft, eingeschlagene Däumchen, Fäuste fest geschlossen. Das Kind hatte vom vorbehandelnden Arzt *Lobesym* und *Sauerstoff* bekommen, wodurch eine vorübergehende Besserung eingetreten war. Am 3. Lebenstag nimmt die Zyanose zu. Atmung oberflächlich und unregelmäßig. Verordnung: *Cuprum* D 200, 5 Kügelchen. Nach einigen Stunden sichtliche Besserung, nach 24 Stunden keine Zyanose mehr. Hände locker, Atmung ruhig. Am 10. Tag als gesundes Kind entlassen.

Man wird fast immer mit *Cuprum* D 30 oder D 200 Erfolg haben (eventuell muß nach 24 Stunden noch eine 2. Gabe gegeben werden), wenn das Kind nicht vorher durch starke allopathische Medikamente Schaden gelitten hat.

> Ein Neugeborenes mit starker Zyanose und Zuckungen der Hände und Füße reagierte in keiner Weise auf *Cuprum,* so daß ich nicht umhin konnte, *Luminal* zu geben, aber auch darauf wurde es nicht besser. Die Mutter hatte lange in der Geburt gestanden und – wie sie sagte – wohl an die 30 Spritzen bekommen, unter anderem auch morphiumhaltige. Man kann hier mit großer Wahrscheinlichkeit annehmen, daß die Wirkungslosigkeit von *Cuprum* durch das *Morphium* (Empfindlichkeit des kindlichen Atemzentrums gegen *Morphium!*) bedingt war.

Stridor laryng. cong. Zum klinischen Bild: Die Kinder lassen kurz nach der Geburt oder in den ersten Lebenstagen bei der Einatmung einen hohen, ziehenden oder krähenden Ton hören, der in der Ruhe weniger ausgesprochen ist, bei Bewegung oder beim Schreien sich verstärkt. Es kommt dabei zu Einziehungen im Epigastrium, selten aber zu eigentlicher Dyspnoe. In den schulmedizinischen Lehrbüchern ist zu lesen: „Die Erscheinungen gehen nach dem ersten Lebenshalbjahr spontan zurück. Eine Behandlung erübrigt sich." In der Praxis sieht die Sache anders aus. Die Eltern sind durch das andauernde laute Geräusch bei der Atmung beunruhigt und mit der Erklärung, daß die Atmung sich in einem halben Jahr normalisieren werde, begreiflicherweise nicht zufrieden. – Der Stridor wird auf eine abnorme Weichheit des Kehlkopfs zurückgeführt. Eine durch nichts bewiesene Verlegenheitsannahme. Die überraschend schnelle Wirkung von *Cuprum* spricht vielmehr dafür, daß es sich auch hier um eine zentrale Schädigung durch die Geburt handelt (gestörte Innervation des Kehlkopfs als Folge einer Schädigung des kortikalen Kehlkopfzentrums). *Cuprum* hilft nicht, wenn die stridoröse Atmung mechanisch durch eine vergrößerte Thymusdrüse oder eine angeborene Struma bedingt ist, was aber nur selten vorkommt. Zur Illustration 2 Krankengeschichten:

> 5 Wochen alter Säugling. Seit der Geburt, die normal verlief, ziehende Atmung. Schon aus dem Vorzimmer höre ich bei geschlossener Tür das laute krähende Geräusch bei der Einatmung. Das Kind bekommt in der Sprechstunde 5 Kügelchen *Cuprum* D 200 unter die Zunge. – 7 Wochen später stellt es sich wegen einer anderen Erkrankung erstmalig wieder vor. Die Atmung ist jetzt normal. Auf die Frage, wann denn das Krähen aufgehört habe, antwortet die Mutter: „Sofort." Ich war etwas ungehalten über diese ungenaue Angabe und sagte: „Doch nicht sofort!" „Doch", sagte die Mutter, „als wir nach Hause kamen, war es fort." Die Patienten waren von auswärts und hatten einige Stunden für die Rückfahrt gebraucht. Jetzt ziehe das Kind noch hin und wieder, wenn es einen Schnupfen habe oder sich errege. Es bekommt nochmals eine Gabe *Cuprum* D 200. Danach habe ich nichts mehr von dem Kind gehört.

Ein Kollege berichtete mir folgenden Fall:

> Vor etwa einem Jahr sprach ich mit unserem Kinderarzt über die von Ihnen veröffentlichte Behandlung des Stridor cong. mit *Cuprum* D 200, der er wenig Glauben schenkte. Er wolle mich aber bei dem nächsten Fall informieren und man könne ja sehen, was die Homöopathie leisten könne. Vor 14 Tagen hatte er im Krankenhaus einen Fall von Stridor. Daraufhin gab ich

ihm Ihren Artikel in unserer Zeitschrift als Lektüre und ein Fläschchen mit *Cuprum* D 200. Nach 8 Tagen gab er mir Bescheid. Nach einer Gabe sei der Stridor tatsächlich am anderen Morgen verschwunden. Er könne sich dies nicht erklären, zumal das ja ganz der Theorie dieser Erkrankung, als ein Flattern des Kehldeckels, widerspreche. Da *Cuprum* ein Krampfmittel sei, müsse es sich ja wohl um einen Krampfzustand handeln. Jedenfalls will er es im nächsten Fall wieder einsetzen.

Pylorospasmus. In der 2. bis 5. Lebenswoche fangen die Säuglinge an zu erbrechen, zunächst nur kleine Mengen und nur nach einzelnen Mahlzeiten, dann nach jeder Mahlzeit die ganze Flasche. Das Erbrechen hat explosiven Charakter; der Mageninhalt wird weit über das Bett hinausgeschleudert. Vorher zeichnen sich im Epigastrium peristaltische Magenbewegungen ab. Infolge der mangelnden Nahrungsaufnahme kommt es zu rapider Gewichtsabnahme und Obstipation. Die Ätiologie dieser Krankheit ist noch nicht geklärt, die Therapie unbefriedigend. In der Allopathie behandelt man mit *Spasmolytica,* unterstützt durch öftere kleine Mahlzeiten. Ich habe weder von dieser Therapie noch von der homöopathischen Behandlung mit *Ipecac., Nux vom., Bellad.* und *Magn. phos.* in tiefen und hohen Potenzen einen befriedigenden Erfolg gesehen, so daß ich dazu übergegangen war, die Kinder möglichst schnell operieren zu lassen. Erst die Verordnung von *Cuprum* in Hochpotenz scheint erfolgversprechend zu sein. Es kommt darauf an, daß man frühzeitig mit der Behandlung beginnt. Ist schon eine Verhärtung des Pylorusmuskels eingetreten (er kann knorpelhart werden), wird ein krampflösendes Mittel wie *Cuprum* nichts mehr vermögen.

Das atonische Erbrechen rechtfertigt auch eine Behandlung mit *Cuprum,* wenn Begleitsymptome im Arzneimittelbild von *Cuprum* zu finden sind. Dazu gehört das ungeschickte Trinken; die Kinder verschlucken sich häufig. Vor allem aber das schon von HAHNEMANN beschriebene Symptom: „Das Getränk gluckert beim Trinken hörbar im Schlunde herab“ (120. Symptom von *Cuprum*). Ferner: Die Milch kommt beim Erbrechen auch durch die Nase zurück. Viel Speichelfluß, viel Singultus. Besteht bei jungen Säuglingen nur Singultus ohne andere Erscheinung, steht *Magn. phos.* D 4 bei der Mittelwahl im Vordergrund.

Das unruhige Schreikind. Es ist von Geburt an zappelig, hat Arme und Beine ständig in Bewegung (Kratzspuren im Gesicht und durchgewetzte Fersen). Schreit tags und nachts, nicht nur wenn es Hunger hat. *Cuprum* D 30 beruhigt die Kinder so, daß eine Mutter nach einigen Wochen nochmals die „Schlafkügelchen“ verlangte.

Zyanose der Extremitäten. Eine relativ häufige Erscheinung im frühen Säuglingsalter. Auch hier handelt es sich um eine zentralnervöse Störung, zumal diese Erscheinung nicht selten mit Krämpfen einhergeht.

> 2½ Monate altes Kind. Hände und Unterarme sind manchmal tiefblau, ja fast schwarz. Dauer etwa ½ Stunde. Die Störung tritt häufig nach dem Baden auf. Man wäre hier versucht, ein Mittel einzusetzen, das Verschlimmerung nach Baden hat. Viel wichtiger ist jedoch die Tatsache, daß die Zyanose schon kurz nach der Geburt aufgetreten ist. Deshalb ist auch hier *Cuprum* das Mittel der Wahl.

Ich habe *Cuprum* in ähnlichen Fällen wohl 100mal eingesetzt und kann mich nicht erinnern, daß Versager darunter waren. Die Zyanose trat gewöhnlich nicht mehr auf. In seltenen Fällen war nach Wochen eine 2. Gabe *Cuprum* erforderlich.

Entbindungslähmungen. Es handelt sich um eine Plexusschädigung der 5. und 6. Zervikal- beziehungsweise der 7. Zervikal- und 1. Thoraxwurzel (Erbsche oder Klumpkesche Lähmung). Orthopädische Behandlung durch entsprechende Lagerung ist unerläßlich.

Unterstützende homöopathische Behandlung gibt Aussicht auf schnellere Erholung der lädierten Nerven. Es kommen in Frage – das gilt auch für die periphere Fazialis-Lähmung – *Arnica* D 4 und *Hypericum* D 1 während der ersten Woche der Behandlung. Anschließend *Gelsemium* D 6 und *Causticum* D 6 bis zur Ausheilung.

Der angeborene Schiefhals. Am häufigsten begegnet dem Praktiker das Caput obstipum, welches durch eine minimale Verschiebung der oberen Halswirbel beziehungsweise Bandscheiben bedingt ist. Durch eine Überdrehung des Kopfes zur kranken Seite (man spürt einen leichten Widerstand und nach Überwindung desselben hört man ein leises Knirschen) kann dem Übel abgeholfen werden. Die Kinder liegen von Stund an auf beiden Seiten, so daß einer einseitigen Abflachung des Schädels vorgebeugt beziehungsweise eine schon vorhandene sich weitgehend ausgleichen kann.

Die Behandlung sollte natürlich so früh wie möglich erfolgen, damit die Asymmetrie des Schädels und eine skoliotische Verbiegung der Wirbelsäule vermieden wird. Ich frage deshalb bei jeder ersten Beratung die Mutter, ob das Kind auch auf beiden Seiten liege, da dieser Haltungsanomalie in den ersten Lebenswochen zunächst keine Bedeutung beigemessen und deshalb nur selten spontan angegeben wird.

Der ossäre Schiefhals (Mißbildungen der Halswirbel) ist homöopathisch nicht zu behandeln.

Beim muskulären Schiefhals kann die Aufsaugung des Hämatoms durch *Arnica* D 4 beschleunigt werden. Ist schon eine Verhärtung eingetreten, wird man die narbenerweichenden Mittel *Graphites* D 6 und *Silicea* D 6 bevorzugen.

Ikterus gravis. Homöopathische Behandlung aussichtslos. Möglichst rasche Blutaustauschtransfusion ist erforderlich.

Melaena und Nabelbluten lassen sich ebenfalls nicht homoöpathisch behandeln. Vitamin K und Bluttransfusionen führen am schnellsten zum Ziel. Bei leichteren Nabelblutungen genügt oft ein mit Muttermilch getränkter Wattebausch.

Toxoplasmose, Listeriose und Virus-Embryopathien sollten – selbst nach Abklingen der akuten Erscheinungen – mit der entsprechenden Nosode in Hochpotenz oder mit einer Eigenblutnosode in mittlerer Potenz behandelt werden (nähere Angaben in dem Kapitel über Behandlung mit potenziertem Eigenblut).

Akute, fieberhafte Infekte

In der Pädiatrie versteht man darunter das plötzliche Auftreten von Fieber, ohne daß zunächst trotz sorgfältiger Untersuchung eine organische Veränderung gefunden werden könnte. Trotzdem muß behandelt werden, zunächst nur nach Symptomen, dann – sobald eine Diagnose möglich ist – mit dem organ-spezifischen Simile.

Die am häufigsten angezeigten Mittel sind:

Aconit. D 3—D 4	**Beginn urplötzlich,** oft **nach Aufenthalt in kaltem Wind.** Für kurze Zeit Frieren und Kälte des Körpers (das Pendant zum Schüttelfrost des Erwachsenen). Hochgradige **Angst und Unruhe,** Kind wirft sich im Bett hin und her. Gesicht dunkelrot, bei Aufsetzen blaß. **Pupillen eng,** Konjunktiven injiziert. Puls rasend, hart. Schmerzen unerträglich, Kind ist mit nichts zu beruhigen. **Haut trocken, heiß.** Wenn die Haut feucht wird, hat **Aconit** seine Schuldigkeit getan. Obgleich viele Krankheiten mit den Aconit-Symptomen beginnen, sieht der Kinderarzt dieses Bild nicht so häufig, da er oft erst gerufen wird, wenn die erste Krankheitsphase bereits vorüber ist. Andere Symptome treten in den Vordergrund und verlangen das nun passende Simile. Meist ist es **Belladonna.** — Andere Verlaufsformen beginnen gleich mit den Belladonna-Symptomen.
Belladonna D 12	Auch hier plötzlich auftretendes Fieber mit Frösteln, schon nach kurzer Zeit **Röte und Hitze des ganzen Körpers,** die Extremitäten können im Beginn auch kalt sein. **Haut heiß und feucht,** der **Körper dampft.** Schleimhäute trocken. **Pupillen weit,** Konjunktiven injiziert. **Neigung zu Delirien** und Krämpfen. V durch Geräusche, Licht, Berührung, Kopftieflage. B durch Ruhe, Kopfhochlage.
Chamomilla D 6—D 12	Haut feucht und heiß wie bei Belladonna, aber **Stimmung unleidlich** und für die Umgebung unerträglich. Rascher Wechsel von Frost und Hitze. Schlaf unruhig, von Schreitouren unterbrochen. Eine Backe rot und heiß, die andere blaß und kalt **(Zahnung!).** **V durch Wärme, nachts** **B durch Herumgetragenwerden,** leider nur für kurze Zeit.
Ferr. phos. D 12	Indikationen wie bei Belladonna, aber Gesicht kann auch blaß sein oder Wechsel zwischen Röte und Blässe. Schweiße kündigen Besserung an wie bei Aconit.

Gelsemium D 12	Beginn mit Frieren, dann **remittierendes Fieber mit Benommenheit,** Puls beschleunigt oder verlangsamt. Schmerzen in den Augen. **Zittrige Schwäche.** Gelsemium kann im Wechsel mit Ferr. phos. gegeben werden.
Merc. sol. D 6—D 12	Die Infekte werden **ausgelöst durch Temperaturextreme** (Hitze oder Kälte). Reichliche **Schweiße,** besonders nachts, bei Kleinkindern nicht immer gelb oder übelriechend. **Speichelfluß, Fötor ex ore.** Zunge weißlich, feucht. Viel Durst. V nachts, durch Bettwärme.
Natr. nitr. D 3	Kommt immer dann in Frage, wenn sich zu Beginn des Fiebers **Nasenbluten** einstellt.
Pyrogenium D 15—D 30	Hohes Fieber, meist Continua. **Mißverhältnis zwischen Temperatur und Puls,** also hoher Puls und niedrige Temperatur oder umgekehrt. **Zunge glänzend rot,** trocken. Mäßiger Durst. Unruhe und Angst, aber weniger als Aconit.
Rhus t. D 6	Unruhe. Wenig oder keine Angst, mehr Betäubung. **Herpes labialis.** Zunge trocken, Spitze rot.

Otitis media

Die Otitis media ist wohl die am häufigsten vorkommende Infektionskrankheit im frühen Kindesalter. *Belladonna* und *Ferrum phosphoricum* deckt in der Mehrzahl der Fälle die Symptome. Wegen der Neigung zu Rezidiven ist der vorbeugenden Zwischenbehandlung eine besondere Aufmerksamkeit zuzuwenden.

Mit plötzlichem Beginn und hohem Fieber:

Apis D 6	**Trockene Schleimhäute.** **Kein Durst.** Urin spärlich. Zunge feuerrot. **Gellendes Aufschreien** (meningeale Reizung). V **durch Wärme,** nachts. B durch **kalte Umschläge,** kühle Luft.
Arsen D 6	Große **Unruhe, Angst.** **Durst.** V **um und nach Mitternacht.** B durch **warme Umschläge.**
Belladonna D 12	**Roter Kopf, weite Pupillen.** **Feuchtheiße Haut.** Extremitäten feuchtwarm oder kalt. Trockene Schleimhäute. **Schmerzen wehenartig:** plötzliche Schreitouren wechseln mit relativem Wohlbefinden ab. Dementsprechend: Intermittierendes Fieber. V nachmittags und **abends,** durch Kälte, Kopftieflage. B durch **Ruhe, Kopfhochlage.**
Ferr. phos. D 12	Symptomatik **ähnlich wie Bellad.,** **doch kann der Kopf auch blaß sein.** Bellad. und Ferr. phos. ergänzen sich in ihrer Wirkung und werden alle 2 Stunden im Wechsel gegeben, anfänglich auch jede Stunde.
Chamomilla D 6	**Zur Zeit der Zahnung!** Eine Backe rot, die andere blaß. Schmerzen außerordentlich heftig. Schmerzen anfallsweise wie bei Bellad. **Ungebärdiges Schreien.** Kind zieht dabei die Beine an und täuscht Bauchkrämpfe vor. Haut heiß und feucht. Rascher Wechsel von Frost und Hitze. V **nachts, durch Wärme.** B durch Herumgetragenwerden (nicht immer!).
Sanguinaria D 6	**Röte der betreffenden Ohrmuschel.** Umschriebene Röte der Backen. Trockene Schleimhäute. **Heiße Hände und Füße.**
Tub. Marm. D 18	**Starke Schmerzhaftigkeit.**

Beginn weniger plötzlich, mit mäßigem Fieber

Kal. chlorat. D 6	Grauweißliche Ausschwitzungen des Trommelfells. Schwerhörigkeit. Oft mit Angina (grauweiße Beläge) verbunden.
Lachesis D 12	Ohrschmerz erträglich, aber große **Empfindlichkeit des Bauches gegen Berührung.** Übelkeit bis zum Erbrechen. **V nach Schlaf.**
Tub. Aviaire D 18	Schwächliche, appetitlose Kinder. **Geringe oder keine Schmerzen.**
Pulsatilla D 6—D 12	Zunge schmutzig-weiß, trocken. Kein Durst. **V im warmen Zimmer,** durch Ruhe. B durch kalte Anwendungen, **in frischer Luft.**

Bei Übergang der Entzündung auf das Mastoid

Capsicum D 6	Häufiger als die manifeste Mastoiditis ist bei Kleinkindern eine latente Form, die nicht übersehen werden darf. Sie ist immer dann zu vermuten, wenn nach Abklingen einer akuten Otitis media das Kind schlecht gedeiht, schlecht trinkt, zu Durchfällen neigt und länger dauernde subfebrile Temperaturen hat. Eine sonst nicht erklärbare Leukozytose (10 000—12 000) verstärkt den Verdacht auf eine latente Mastoiditis.
Tub. Aviaire D 18	Unterstützt die Wirkung von Capsicum. Alle 14 Tage 1 Gabe (mindestens 3mal).

Otitis med. purulenta, akut und chronisch

Ohrenfluß übelriechend

Acidum nitr. D 6	**Sekret ätzend.** Allgemeine Anfälligkeit für Katarrhe.
Ars. jod. D 6	Gelbes oder grüngelbes Sekret, **nicht ätzend.** Blasse, erschöpfte, frierende Kinder. Fühlen sich besser draußen.
Asa foetida D 12	Blutiges Sekret. Schwerhörigkeit.
Aurum D 10—D 12	**Nach Scharlach.**
Graphit D 12	Schwerfällige, dicke, traurige Kinder. Ekzemneigung.

Hep. sulf. D 6—D 30	**Neigung zu Eiterungen ganz allgemein.** Schmutzige Haut. B bei feuchtwarmem Wetter.
Merc. sol. D 6—D 12	**Ätzender, grüngelber, auch blutiger Eiter.** **Fötor ex ore.** Unruhige, fröstelnde, **nachts schwitzende Kinder.** V durch Temperaturextreme, Hitze oder Kälte.
Psorinum D 15	Sekret äußerst stinkend, **auch übler Körpergeruch.** V durch Kälte. Psorinum kann auch als Zwischenmittel gegeben werden, wenn andere passende Mittel nicht anschlagen.
Silicea D 6—D 30	Magere, schlaffe, **kalte Kinder mit Verstopfung.**
Sulfur D 12—D 200	Skrofulose!
Tellur D 6	Äußerst stinkender, **dünner, ätzender Eiter.**
Tub. Koch D 18	Als Zwischenmittel — wie Psorinum — bei mangelnder Reaktion.

Ohrenfluß nicht übelriechend und nicht ätzend

Pulsatilla D 12	**Verweichlichte Kinder.** Rahmiges Sekret.

Zwischenbehandlung bei rezidivierenden Otitiden

Tub. Aviaire D 12—D 18	**Schwerhörigkeit** auch nach Abklingen der akuten Otitis. 3 Gaben im Abstand von 14 Tagen.
Tub. Marmorek D 18	Besonders schwächliche, appetitlose Kinder. 3 Gaben im Abstand von 14 Tagen.
Eigenblut C 7	Wirkt spezifisch und hebt außerdem das Allgemeinbefinden. 4 Gaben im Abstand von 1 Woche, danach 3 Gaben C 9 im Abstand von 2 Wochen
Ohrsekret-Nos. C 7	Allein oder mit der Eigenblutnosode zusammen. Dosierung wie oben.

Krankheiten der Mundhöhle

Soor

Acid. mur.
D 6

Aphthen mit **grauweißen Belägen.**
Abneigung gegen jede Nahrungsaufnahme.

Borax
D 4

Weißliche Beläge mit rotem Hof.
Kinder können wegen Schmerzen schlecht saugen, sind unruhig und ängstlich.
Stark riechender Urin.

Gingivitis und Stomatitis ulcerosa

Acid. nitr.
D 3

Beteiligung der Lippen.
Schleimhaut blutet bei leichter Berührung.
Fötor ex ore.
Frostigkeit mit Neigung zu Katarrhen.
Scharf riechender Urin.

Acid. sulf.
D 6

Blutende Schleimhäute.
Saure Schweiße.
Marasmus.

Baptisia
D 6

Gesicht rot.
Zunge trocken.
Fötor.
Erschöpfungszustand bei unstillbarem Erbrechen.

Bism. nitr.
D 8

Blutiger Speichelfluß.
Großes Schlafbedürfnis.
Verdrießliche, schwache Kinder.

Borax
D 4

Stichförmige Blutungen.
Bläschen um den Mund.
Wunde Nasenlöcher.
Scharf riechender Urin.

Kal. bichrom.
D 6

Geschwüre wie ausgestanzt, leicht blutend.
Zähsträhniger Speichelfluß.
Fötor.

Kreosot
D 4—D 6

Zahnfleisch geschwollen, blaurot.
Blutungsneigung.
Zunge rot, trocken.
Zahnkaries.
Fötor.

Lachesis
D 12

Schleimhaut dunkelrot, schwammig, **blutend.**
Äußerste **Berührungsempfindlichkeit.**
Nahrungsaufnahme kaum möglich.
Stomatitis bei septischen Erkrankungen.

Merc. sol. D 6	Zahnfleisch schwammig-blutig. Zunge breit, feucht. **Überaus stinkender Speichelfluß.** Viel Durst. **Profuse Schweiße.** Regionäre Drüsenschwellung.

Zahnungsbeschwerden

Belladonna D 12	**Dicke, hochrote, glänzende Zahnfleischkissen.** Fieber und Unruhe. Gesicht rot. V durch Berührung, vor Mitternacht.
Chamomilla D 6—D 12	**Nur eine Gesichtshälfte rot und heiß.** Zahnfleisch rot und geschwollen, blutet leicht. Empfindlich gegen Berührung. **Unleidliche Stimmung.** **Durchfällige Stühle, grünschleimig.** V die ganze Nacht, durch Wärme. B durch Herumgetragenwerden, in schweren Fällen nutzt auch das nichts.
Ferr. phos. D 12	Wie Belladonna, Gesicht blaß oder rot. **Durchfall.** V die ganze Nacht hindurch.
Podophyllum D 4	**Beide Backen rot.** — Chamom. nur eine! **Stühle gelb-schleimig** — Chamom. grün-schleimig.

mit Hirnreizung

Belladonna D 30	Hohes Fieber, **Delirien,** Krämpfe.
Chamomilla D 30	Außerordentliche **Unruhe, Krämpfe.**
Kal. brom. D 12	Unruhe, **Zähneknirschen,** Krämpfe. **Speichelfluß und Fötor.** V in den Abendstunden.

Verspätete Zahnung

Calc. carb. D 6—D 30	Entsprechend dem Konstitutionstyp.
Calc. phos. D 6—D 30	Ebenfalls entsprechend dem Konstitutionstyp.

Zahnkaries

Calc. fluor. D 8	Zähne früh schwarz werdend, **Zahnfisteln.** Magere, schlaffe Kinder mit harten **Drüsenschwellungen.** Jeden 2. Tag eine Gabe über mehrere Monate.
Kreosot D 4—D 6	Karies **beginnt am Zahnhals.** **Zahnfleisch verdickt, dunkelrot** bis blau. Fötor.
Hekla Lava D 2—D 6	Zahnfleisch verdickt, weicht am Zahnhals zurück. Zahnfisteln.
Merc. sol. D 6	Zahnfleisch am Hals verdickt, weicht zurück. **Speichelfluß, Fötor.** Zunge breit, feucht. Fröstelige Kinder mit Nachtschweißen.
Staphisagria D 6	Zähne werden schon bald nach dem Durchbruch schwarz. **Zahnfleisch schwammig.**

Krankheiten der Respirationsorgane und des Rachens

Schnupfen

Niesen in den 1. Lebenswochen ist physiologisch, nicht Anzeichen eines beginnenden Schnupfens.

akut, trocken, mit verstopfter Nase

Ammon. carb. D 3 — Kind fährt nachts aus Luftnot hoch.

Luffa D 6 — **Zu Beginn, wenn die Nase noch verstopft ist.**

Sambucus D 1—D 3 — **Säuglinge ringen nachts nach Luft,** drohen zu ersticken. Sie können wegen der behinderten Nasenatmung schlecht saugen, müssen immer wieder unterbrechen, um Luft zu holen.

Teucr. m. D 3 — **Pfröpfe in der hinteren Nase.** Atmung besonders behindert in Wärme (Bett und Zimmer).

akut, mit laufender Nase

Arsen D 6 — **Rote, heiße Nase, Sekret wäßrig.**

Allium cepa D 4 — Nach naß-kaltem windigem Wetter. Reichliches, scharfes, **wundmachendes Sekret.**

Calc. carb. D 12 — **Mit wundem Naseneingang.** Typ beachten.

Eupatorium D 4 — **Viel Niesen,** reichliches Sekret. Fieber morgens höher als nachmittags.

Euphrasia D 4 — Reichliches, mildes Sekret. **Tränen scharf.**

Luffa D 12 — **Im 2. Stadium des Schnupfens,** wenn die Nasenatmung wieder frei ist.

Natrium sulf. D 4 — Schnupfen der jungen Säuglinge (wie Sambuc. n.) **Sekret grün-gelb, dicklich.**

Sticta p. D 3 — Wenn die Erkältungen regelmäßig mit einem Schnupfen beginnen, dann den Rachen und zuletzt die Bronchien befallen.

chronisch bei Lymphatismus

Hep. sulf. D 6 — **Dickeitriges Sekret.** B in feuchter Wärme.

Merc. sol. D 6 — **Wundmachendes Sekret.** Schleim geht durch den Nasen-Rachenraum ab und verursacht Reizhusten (Corall. r.), besonders beim Erwachen.

bei Empfindlichkeit gegen Nässe

Dulcamara D 4—D 6	Nase verstopft.
Natr. sulf. D 4	Grün-gelbes Sekret.

mit Ekzem- und Asthmaneigung

Sulfur D 12	Sekret wundmachend. **Röte der Naseneingänge.**
Thuja D 12	Sekret schleimig-eitrig. **Nasenpolypen.**

mit Beteiligung der Nebenhöhlen

Cinnabaris D 3	Sekret dick-eitrig. Vor allem **Stirnhöhle** betroffen.
Merc. bijod. D 4	Vor allem **Kieferhöhle** betroffen.
Kali. bichrom. D 4	**Chron. Schnupfen mit fadenziehendem Schleim und Borkenbildung.**
Eigenblut C 7	Alle 8 Tage eine Gabe.

Retropharyngitis

Durch eine Schleimstraße an der hinteren Rachenwand wird ein Reizhusten ausgelöst, der weniger hart, mehr anstoßend ist.

Corall. r. D 3	**Ununterbrochene, kleine Hustenstöße.**
Merc. sol. D 6	Husten vor allem **beim Erwachen.** **Nachtschweiße!**
Natr. carb. D 6	Husten ebenfalls **beim Erwachen.** V durch Kälte und Hitze.
Rumex cr. D 4	Husten mit V in kalter Luft, **durch Aufdecken.**

Angina tons. acuta

Bei Kleinkindern selten isoliert, häufiger kombiniert: Schnupfen, Otitis, Laryngitis, Bronchitis. Die subjektive Symptomatik ist häufig gleich Null. Die Behandlung mit einem homöopathischen Komplexmittel, z. B. Tonsiotren, ist dann zwar ein Notbehelf, aber immer noch besser als Sulfonamide oder Antibiotika.

ohne Beläge

Apis D 6	**Ödematöse Schwellung des Zäpfchens** und der Tonsillen. Kein Durst.

	V **durch Wärme,** nachts. B **durch Kälte,** kalte Packungen, in frischer Luft.
Belladonna D 12	**Tonsillen, Zäpfchen und Rachen intensiv rot.** Hohe Temperaturen. **Trockene Schleimhäute, feuchte Haut.** Weite Pupillen.
Cantharis D 6	**Heftige Schmerzen.** **Großer Durst.** Kinder verlangen immer wieder zu trinken, schreien aber nach dem 1. Schluck vor Schmerzen. Rachen voll von zähem Schleim.

mit Belägen

Hep. sulf. D 6	**Dicke, weißgelbe Pfröpfe,** auch zusammenfließend. **Fötor ex ore.** **Schweiße** nachts, besonders **auf der Brust.** V durch Kälte. B durch feuchte Wärme, Umschläge.
Lycopodium D 12	Lokalisation **rechts, oder von rechts nach links gehend.** Verdrießliche Stimmung. **Urin mit rötlichem Satz.** V in den Nachmittagsstunden, durch Wärme.
Kal. bichrom. D 4	mit **Neigung zu Geschwürsbildung.** **Zähsträhniger Speichel.** Meist keine Schmerzen.
Kal. chlorat. D 6	Weißgraue Beläge. **Schmerzen strahlen gegen die Ohren aus.**
Lachesis D 12	**links stärker** oder von links nach rechts gehend. **Tonsillen dunkelrot,** membranös oder phlegmonös. Gaumen fleckig-rot, **Schleimhaut livide.** Erdbeerzunge, trocken. Fötor. V **durch Schlaf, Berührung,** auch des äußeren Halses. B durch Kalttrinken.
Merc. cyan. D 4—D 6	**Schwere eitrige Formen,** auch diphtherische. **Starke Drüsenschwellung** oder geringe lokale Entzündung, aber bedrohlicher Allgemeinzustand.
Phytolacca D 4—D 6	**Rachen dunkelrot.** Eiterstippen, die allmählich zusammenfließen. Schmerzen gegen die Ohren ausstrahlend (Kal. chlorat.)

mit Komplikationen

Apis D 6	Nephritis mit Ödemen.
Gelsemium D 6	Periphere Lähmungen nach Diphtherie.
Phosphor D 6	Albuminurie.

Phytolacca D 4—D 6	Rheumatische Beschwerden. Große Schwäche mit Unruhe.
Rhus t. D 6	Rheumatische Schmerzen. V in der Ruhe. B nach Bewegung.
Silicea D 12—D 200	Tonsillarabszeß. Auch als Zwischenbehandlung bei rezidivierenden Abszessen.

Wegweiser zur Erleichterung der Mittelwahl

Anginen mit Drüsenschwellungen	Ars. jod. Bar. carb. Calc. fluor. Calc. jod. Ferr. jod. Hep. sulf. Merc. sol.
mit Durst	Cantharis Merc. sol.
mit Fötor	Hep. sulf. Merc. sol.
mit trockenen Schleimhäuten	Apis Belladonna
mit Schmerzen gegen die Ohren ausstrahlend	Kal. chlorat. Phytolacca
mit Schweißen	Belladonna Hep. sulf. Merc. sol.

Rezidivierende und chronische Anginen, Tonsillenhypertrophie

Bei dicken Kindern

Bar. carb. D 6	Plumpe, unbeholfene, zurückgebliebene Kinder. Weiche Drüsenschwellungen.
Brom. D 6	Kinder fühlen sich besser am Meer. **Asthmaneigung.** Wärmeempfindlich.
Calc. carb. D 6	**Spätentwickler** mit den charakteristischen Schweißen.
Merc. sol. D 6	**Schlaffe, kalte, unruhige Kinder.** **Fötor ex ore.** **Nächtliche Schweiße.** Diese Mittel kann man einzeln geben (mehrmals täglich) unter Zwischenschaltung seltener Hochpotenzen. Ist man sich in der Mittelwahl nicht sicher, kombiniert man 2 oder 3 der obigen Mittel, gibt dann aber besser höhere Potenzen (Bar. carb.

D 12, Brom. D 10—D 14, Calc. carb. D 12, Merc. sol. D 18) und diese nur alle 2—3 Wochen im Wechsel.

Bei mageren Kindern

Bar. jod. D 6	Harte, kleine Drüsen. **Mager, trotz guten Appetits.**
Calc. jod. D 6	**Katarrhanfälligkeit bei Kälte.** Mager, trotz guten Appetits. Adenoide Vegetationen.
Calc. phos. D 6	Zuverlässig, wenn die Trias **Kopfschmerzen, Inappetenz, Bauchschmerzen** (Bauchdrüsen!) vorliegt.
Tub. Marm. D 18	Alle 14 Tage eine Gabe über längere Zeit.

Bei hydrogenoider Konstitution

Dulc. D 10 und Thuja D 18	14tägig im Wechsel mit Zwischenschaltung einer Hochpotenz alle 4 Wochen.

Ferner kommen in Frage

Chenopodium D 8—D 10	Kleine, käsige Eiterungen. Fötor ex ore.
Magn. carb. D 4—D 6	**Locker sitzende, weiße Pfröpfe.** Tonsillen nur mäßig hypertrophiert.
Kal. mur. D 6	Tonsillen mehr zerklüftet als hypertrophisch.
	Fehlen alle Modalitäten, ist bei chronisch-rezidivierenden Anginen eine Behandlung lohnenswert mit:
Hep. sulf. D 12 Barb. carb. D 4	Morgens 1 Gabe Hep. sulf. D 12, mittags und abends 1 Gabe Bar. carb. D 4 (für 8 Wochen). Dazwischen alle 14 Tage eine Hochpotenz der beiden Mittel im Wechsel.
Eigenblut C 7—C 12	Die Behandlung mit potenziertem Eigenblut verspricht bei rezidivierenden, fieberhaften Anginen einen ziemlich sicheren Erfolg, dagegen trägt sie zur Rückbildung der hypertrophischen Tonsillen wenig bei. Zunächst C 7, 4 Gaben im Abstand von 1 Woche Dann C 9, 4 Gaben im Abstand von 1 Woche, dann C 12, 3 Gaben im Abstand von 2 Wochen. Die Kur muß evtl. nach 1/2 Jahr wiederholt werden.

Laryngitis acuta und Pseudokrupp

Aconit. D 3	**Plötzlich auftretend kurz vor Mitternacht.** **Ausgelöst durch Aufenthalt in kaltem Wind.** Ängstliche Unruhe. Tiefrotes Gesicht, klopfende Gefäße. Trockene Haut.

	Äußerst schmerzhafter Husten. V **um Mitternacht** durch Berührung des äußeren Halses.
Ammon. caust. D 6	**Heiserkeit mit nicht endenwollendem Husten,** sehr erschöpfend. Bei Säuglingen Gefahr des Erstickens. Pastöse, schwächliche Kinder.
Arsen D 6	**Ängstliche Unruhe** wie Aconit., aber kein Gefäßerythismus. Viel Durst. V **nach Mitternacht,** durch kalte Luft. B **durch heiße Umschläge.**
Belladonna D 12	Plötzlicher Beginn mit hohem Fieber. **Hochrotes Gesicht.** **Feuchte Haut.** V **in den späten Abendstunden** (9—11 Uhr), durch Berührung des Halses, durch Wärme.
Brom. D 6	Plötzlich auftretend **nach Erhitzung und nach folgender Abkühlung** (Schweiße!). Husten bellend, anstrengend. Hals berührungsempfindlich. V **im warmen Zimmer,** **vor Mitternacht.** B durch Warmtrinken.
Hep. sulf. D 6	**Husten rauh, bellend,** schmerzhaft. Haut feucht. V **in den frühen Morgenstunden** (Aconit., Brom., Bellad., Spongia sind vorher angezeigt), durch kalte Luft, kaltes Trinken, Abdecken.
Phosphor D 6—D 12	Husten bellend, erschöpfend, schmerzhaft. **Pseudokrupp, der sich jeden Abend um die selbe Stunde wiederholt.** V durch Sprechen, Schreien, Berührung des Halses. B durch Warmtrinken.
Rumex cr. D 4	**Trockener, pausenloser Husten.** V durch Kälte, Berührung des Halses. B durch Wärme.
Spongia D 2	Ängstliche Unruhe. Roter Kopf. **Trockener Husten mit Heiserkeit.** Luftnot kehrt jeden Abend vor oder um Mitternacht wieder. V im warmen Zimmer, durch Sprechen. Gelingt es nicht, das Kind mit homöopathischen Mitteln bald zu beruhigen, sind bei starker Atemnot mit Erstickungsgefahr allopathische Sedativa nicht zu entbehren.

Tracheitis und Bronchitis

Diese beiden Krankheiten – und mit Einschränkung auch die Laryngitis – lassen sich im Kindesalter schwer trennen. Es kommt auch nicht darauf an, eine genaue Differentialdiagnose zu stellen. Ausschlaggebend für die Behandlung ist die Art des Hustens und das Verhalten des Kindes.

Der Charakter des Hustens ist im folgenden versuchsweise in ein grobes Schema gebracht, welches in möglichst kurzer Zeit in der Bedrängnis der Praxis den Weg zum Simile weisen soll.

Die Schmerzhaftigkeit des Hustens ist bei Säuglingen schlecht zu bewerten. Sie schreien schon beim geringsten Ungemach. Immerhin läßt sich manchmal aus der Heftigkeit des Schreiens auf Schmerzen schließen.

Die Einteilung des Hustens in „mit und ohne Auswurf" läßt sich ebenfalls schlecht machen. Der Auswurf – wenn vorhanden – erreicht beim Säugling und Kleinkind bestenfalls den Rachen und wird dann geschluckt.

Husten trocken, oft **mit Heiserkeit** verbunden

Aconit. D 4	**Hohler Husten,** meist mit Fieber. Tritt auf nach Aufenthalt in kaltem Wind. Kind ängstlich und unruhig. Gesicht tiefrot, Gefäße pulsierend. V um Mitternacht.
Ammon. brom. D 3—D 4	Plötzlich auftretend, **krampfartig.** Hält nachts stundenlang an. Hals dunkelrot. Kinder nervös, Nägelbeißer.
Ammon. caust. D 6	**Nicht endenwollender Husten.** Pastöse, schwächliche Kinder.
Belladonna D 12	**Kurze, immer wiederkehrende Hustenstöße,** bellend. Gesicht intensiv rot. Schweiße an der Stirn und der vorderen Kopfpartie. V in den ersten Abendstunden (20—23 Uhr).
Brom. D 6	**Bellend,** anstrengend. Nach Erhitzen und nachfolgendem Schwitzen auftretend. V im warmen Zimmer.
Bryonia D 6	**Schmerzhaft.** Trockene Schleimhäute. Viel Durst. **V beim Betreten eines warmen Zimmers,** durch Essen, was zu Erbrechen führt, durch Bewegung. B durch kalte Brustwickel.

Causticum D 6	**Hohl, kraftlos.** Äußerst schmerzhaft. **Unwillkürlicher Urinabgang** beim Husten. **Schwächliche Kinder.** V durch trockene Kälte, gegen 3 Uhr morgens. B bei feuchter Luft.
Cupr. ars. D 4	**Langdauernde Hustenattacken wechseln mit langen hustenfreien Perioden ab.** V nachts.
Drosera D 6	**Bellhusten, schmerzhaft.** V 24 bis 1 Uhr.
Dulcamara D 4—D 6	Frostige Kinder mit eiskalten Händen und Füßen. **V des Hustens beim Übergang ins Kalte.**
Eupator. perf. D 4	V tags. **Nachts nicht störend.**
Ferr. phos. D 6	Schmerzhaft. V nachts.
Hep. sulf. D 6	**Vorwiegend trocken,** kann aber auch rasselnd sein. Schmerzhaft mit Schweißausbruch. Luftnot. V **durch Aufdecken,** Temperaturwechsel zum Kalten. B in feuchter Wärme.
Kal. bichrom. D 4	**Zähsträhniges Sekret.** V durch Kälte. B in Bettwärme.
Kal. carb. D 6	Heftig, **anstrengend, erschöpfend.** Bei jedem Windzug wieder auftretend. Blasse, schwächliche, leicht schwitzende Kinder. V durch Kälte, Luftzug, von 3—4 Uhr. B durch Wärme.
Kal. jod. D 4	**Hartnäckig.** Haut heiß, will nicht zugedeckt sein. V **von 2—5 Uhr,** in Wärme. B in frischer Luft.
Natr. mur. D 6—D 12	Kopfschmerzen beim Husten. **Harninkontinenz** wie Causticum.
Phosphor D 6—D 12	Bellend, ermüdend, schmerzhaft. V abends, **beim Übergang ins Kalte,** durch Essen, Schreien.
Rumex cr. D 3—D 4	Husten **fast pausenlos.** Schleimstraße an der hinteren Rachenwand. V beim Übergang ins Kalte, **durch Bloßliegen.** B durch Wärme.

Sticta p. D 3	Der Husten findet kein Ende. **Die Erkältung beginnt mit Schnupfen, befällt dann den Rachen und endet mit einer Bronchitis.** V nachts.
Spongia D 2	Rauh, **bellend, heiser.** Luftnot. V nachts. B durch Liegen mit erhöhtem Kopf.

Husten mit Rasseln

Ammon. carb. D 3—D 4	**Grobe Rasselgeräusche ohne Expektoration.** Dicke, leistungsschwache Kinder. V in den frühen Morgenstunden.
Antim. ars. D 4—D 6	**Grobblasiges Rasseln.** **Dyspnoe und Zyanose.** Rascher Verfall.
Antim. tart. D 4—D 6	**Grob- oder feinblasiges Rasseln.** Schwächliche, verdrießliche Kinder. Bei jeder Erkältung voll auf der Brust. **Kollapsneigung.** V **3—5 Uhr,** bei und nach Nahrungsaufnahme. B durch Kaltwaschen, nach Expektoration.
Hep. sulf. D 6	**Lockerer Husten,** kann **auch trocken-hart** sein. Schweißausbruch beim Husten. V durch trockene Kälte. B **durch feuchte Wärme.**
Ipecac. D 4—D 6	**Grobblasiges Rasseln,** schmerzhaft. Giemen und Pfeifen. Husten bis zum Ersticken, Schleim sitzt fest. **Brechneigung bei reiner Zunge.** Abneigung gegen Nahrungsaufnahme.
Natr. sulf. D 4	**Lockerer Husten,** trotzdem schmerzhaft. Pfeifen und Giemen, **Asthmaneigung.** V durch Feuchtigkeit, **Nebel,** Wetterwechsel. B bei trockenem, warmem Wetter.

Husten mit Giemen und Pfeifen

Alle Mittel haben Neigung zu Asthma.

Arsen D 6	Durst, Unruhe und Angst. Schwächliche Kinder. **V um Mitternacht.**
Antim. ars. D 4	**Ähnlich Arsen, aber** **Zyanose und Kreislaufschwäche**

Cupr. ars. D 4	**Lange,** äußerst **heftige Hustenattacken,** dazwischen auch lange Zeit Ruhe. **Zyanose.** **V nachts.**
Hedera helix D 3—D 4	V nachts, durch Wärme. B in frischer Luft.
Ipecac. D 4—D 6	**Kraftloser Husten mit Übelkeit.** Nicht nur Giemen sondern auch Rasseln. V abends und nachts.
Thuja D 6—D 12	**Trockener Husten.** V nachts, durch **feuchte Kälte,** Wetterwechsel. **Ekzemneigung.**

Zeiten des Hustens

nur tags	Euphrasia
abends	Hyoscyamus Phosphor
im 1. Schlaf	Belladonna
um Mitternacht	Aconit. Arsen Spongia
24—1 Uhr	Drosera
2—5 Uhr	Antim. tart. Causticum Kal. carb. Kal. jod.
gegen Morgen	Ammon. carb.
beim Erwachen	Coccus c. Kal. jod.
die ganze Nacht	Ferr. phos. Hedera h. Mercur Pulsatilla Thuja
Stunden anhaltend	Ammon. brom. Ammon. caust. Rumex cr. Sticta p.
in langen Attacken mit langen Pausen	Cupr. ars.
ohne zu erwachen	Calc. carb. Chamomilla Psorin.

Zwischenbehandlung bei rezidivierenden Bronchitiden

bei Calcarea-Konstitution	Calc. carb. D 12, tgl. 1 Gabe.
bei psorischer Konstitution	
mit Kälteempfindlichkeit	Psorin. D 18, 14tägig 1 Gabe, wechselnd mit Petroleum D 12, tgl. 1 Gabe.
mit Hitzeempfindlichkeit	Sulfur D 12, tgl. 1 Gabe.
bei Asthmaneigung	Tub. Aviaire D 18, 14 tägig, 1 Gabe.
bei hydrogen. Konstitution mit Asthmaneigung	Dulcamara D 12. Natr. sulf. D 12. Thuja D 12. Diese 3 Mittel in 8tägigem Wechsel.
in jedem Fall	Eigenblutnosode C 7, 6mal 8tägig, dann C 9, 6mal 8tägig.

Blähungsbronchitis und Bronchiolitis

Befallen werden nur Säuglinge und Kleinstkinder. Bei der Blähungsbronchitis handelt es sich um einen Spasmus und Entzündung der kleinen Bronchien mit Überblähung der Lunge, bei der Bronchiolitis, die ein ungleich schwereres Krankheitsbild bietet und nur in den ersten 3 Monaten vorkommt, um eine eitrige Entzündung der Bronchiolen. Die Symptomatik beider Erkrankungen gleicht sich weitgehend: beschleunigte Atmung, exspiratorische Dyspnoe, Nasenflügeln, Unruhe, Kreislaufschwäche. Sie können deshalb gemeinsam besprochen werden, zumal es auch fließende Übergänge zwischen beiden gibt. Während die Blähungsbronchitis eine relativ gute Prognose hat, ist die Bronchiolitis stets eine lebensbedrohliche Erkrankung, besonders dann, wenn sie als Komplikation bei Keuchhusten auftritt. Deshalb sollte man, wenn man sich des homöopathischen Simile nicht ganz sicher ist, auf Breitbandantibiotika nicht verzichten. (Man trifft damit zwar nicht die Viren, aber doch die häufig vorhandene bazilläre Superinfektion.) Noch weniger aber sollte man auf die homöopathische Behandlung verzichten. Die oft vertretene Meinung, daß die homöopathischen Medikamente bei gleichzeitiger allopathischer Behandlung wirkungslos seien, halte ich nicht für berechtigt.

Ammon. carb. D 3—D 4	**Schnappende Atmung.** Dunkelrotes, gedunsenes Gesicht. Zuerst Unruhe, dann **Somnolenz.** **V in den frühen Morgenstunden,** durch Wärme.

Ammon. jod. D 3—D 6	Wenn nach Anwendung von Ammon. carb. die Besserung keine Fortschritte macht. **Drohendes Lungenödem und Kollaps.**
Antim. ars. D 4	Ähnlich den beiden vorhergehenden Präparaten. Im Vordergrund stehen: Große **Hinfälligkeit,** trotzdem **Unruhe.** Grobblasiges Rasseln. Kind ist zu schwach, um zu husten. B **durch Aufsetzen.**
Antim. tart. D 4	Unterscheidet sich von Antim. ars. durch mehr **Brechwürgen mit Durchfallneigung,** dagegen weniger Unruhe.
Cupr. ars. D 4	Giemen mit starken Einziehungen im Epigastrium. Unruhe und Erschöpfung. Lange Hustenperioden, Kind droht zu ersticken. **Zyanose und Krampfneigung.**
Ipecac. D 6	Kraftlose, keuchende Atmung. **Grob- oder feinblasiges Rasseln.** Zug von Übelkeit um den Mund. **Ständiges Brechwürgen,** Erbrechen erleichtert nicht. **Reine Zunge.** Widerwillen gegen jegliche Nahrungsaufnahme. Durchfallsneigung.

Bei drohendem Kreislaufkollaps

Carbo veg. D 30	**Kälte des ganzen Körpers,** besonders der Beine. **Trommelbauch.** Die Wirkung muß nach 15 Minuten deutlich sein (Bauch weniger dick und weicher), dann Carbo veg. D 30 noch 2mal im Abstand von 15 Minuten wiederholen. Falls nach der 1. Gabe keine Besserung, Mittel wechseln.
Veratr. alb. D 4	Rapider Verfall. **Kalte Stirnschweiße.** **Krampfneigung.** **Durchfall.** Kein Trommelbauch.
Eigenblutnos. C 5—C 7	In allen Fällen zusätzlich zu der medikamentösen Behandlung zu empfehlen. In den 1. Tagen 3mal tgl. 1 Gabe C 5, dann C 7, alle 3—4 Tage 1 Gabe.

Pneumonie

Die Pneumonien in den ersten 3 Lebensmonaten nehmen eine Sonderstellung ein (Primitivpneumonien). Es handelt sich fast immer um Virusinfektionen. Das klinische Bild ist symptomarm. Häufig deuten nur

Allgemeinsymptome wie schlechtes Trinken, mangelnde Gewichtszunahme, dünne Stühle, leicht erhöhte Temperaturen bei fehlendem anderweitigen organischen Befund auf eine Pneumonie hin. Die fast immer beschleunigte Atmung und die unverhältnismäßig hohe Leukozytose (15 000–25 000) verstärken den Verdacht auf eine Viruspneumonie. Da auch Perkussion und Auskultation im Stich lassen, kann nur die Röntgenuntersuchung die Diagnose klären (milchglasartige Trübungen, besonders der Spitzen; streifige Verschattungen vor allem paravertebral. Kleinknotige Zeichnung weist auf multiple, kleinste Abszeßbildungen durch bazilläre Mischinfektion hin).

Außer diesem symptomarmen Bild gibt es andere Verlaufsarten, die wenigstens einige Anhaltspunkte für das homöopathische Simile geben. Es finden sich außer der sehr beschleunigten Atmung (bis 150/min) inspiratorische Einziehungen, Dyspnoe, Zyanose. Husten ist selten, kann aber dann sehr quälend sein mit zähem Schleim vor dem Mund. – Eine schwere Aufgabe für die homöopathische Behandlung, um so verantwortungsvoller, als die Prognose schlecht ist. Sulfonamide und Antibiotika werden von der Schulmedizin teils abgelehnt, teils empfohlen, in letzterem Fall aber wohl nur, um eine bazilläre Sekundärinfektion zu bekämpfen oder einer solchen vorzubeugen.

Erst ab 4. Lebensmonat treten die Bronchopneumonien auf. Nasenflügeln, keuchende Atmung, die Art des Hustens und das allgemeine Verhalten geben Anhaltspunkte für das homöopathische Simile.

Die Lobärpneumonien treten ab 3. Lebensjahr auf, sind aber auch in diesem Alter weniger häufig als die Bronchopneumonien. Das Erscheinungsbild gleicht weitgehend dem der Erwachsenen. Schüttelfrost zu Beginn der Erkrankung ist selten, häufiger wird sie mit Erbrechen bei steilem Temperaturanstieg eingeleitet.

Für die homöopathische Behandlung ist die Differentialdiagnose der verschiedenen Pneumonien belanglos. Auch in der Allopathie ist das nicht anders. Hier erschöpft sich die Fragestellung in der Überlegung: Sind Sulfonamide oder Antibiotika wirksam oder nicht? Wenn nein, nur Allgemeinmaßnahmen (Frischluft, Sauerstoff, Hydrotherapie, Kreislaufmittel, Cortisone). Wenn ja, was soll gegeben werden: Sulfonamide oder Antibiotika oder eine Kombination beider? Der homöopathische Arzt sollte keine Mühe scheuen, das Simile zu finden. Fühlt er sich nicht sicher in der Wahl, darf er – besonders bei geschwächten Kindern – nicht auf Sulfonamide oder Antibiotika verzichten. Daß Allgemeinmaßnahmen wie Frischluft, Sauerstoff, Packungen, geeignete Ernährung usw. nicht vernachlässigt werden dürfen, bedarf wohl keiner Erwähnung.

Behandlung der Pneumonien

im Beginn

Aconit. D 4 und Bellad. D 12	Indikationen wie bei anderen, plötzlich auftretenden fieberhaften Erkrankungen.
Campher D 3	Bei sehr plötzlichem Beginn mit Kollapsneigung.

wenn die Pneumonie nachweisbar ist

Bryonia D 6	Trockener, schmerzhafter Husten. **Auswurf** kann **rostfarben** sein. **Schleimhäute trocken, Zunge weiß.** **Durst auf große Mengen in großen Abständen.** Fieber abends ansteigend bis morgens früh. V des Hustens durch Bewegung, nachts. Wechsel zum Warmem. B **durch Liegen auf der erkrankten Seite,** kalte Umschläge, kalte Getränke.
Chelidonium D 3—D 6	Trockener, rasselnder Husten. **Gesicht dunkelrot.** Zunge dick-gelb belegt. **Urin dunkel mit gelblichem Satz.** Bevorzugte Lokalisation: **rechter Unterlappen.** V des Hustens durch Bewegung. B **durch Heißtrinken,** Wärme.
Phosphor D 6—D 12	Erschöpfender, schmerzhafter Husten. Rotes Gesicht mit blassem Mund-Nasen-Dreieck. **Viel Durst auf Kaltes, das schnell erbrochen wird.** Auswurf, wenn vorhanden, rostfarben. **Warme Schweiße gegen Morgen.** V des Hustens durch **Kälte,** beim Übergang ins Kalte, durch Essen, durch Schreien. B **in frischer Luft,** nach Schlaf. (VOISIN gibt in jedem Falle neben anderer Behandlung alle 2 Tage eine Gabe Phosphor.)
Kal. carb. D 6	Heftiger, trockener Husten. **Nächtliche Schweiße.** **Leicht frierend.** Bevorzugt **rechter Unterlappen.** V **ab 3 Uhr morgens, durch Kälte,** Luftzug. B durch Wärme.
Sanguinaria D 6	Erschöpfender Husten. **Erhebliche Dyspnoe.** **Umschriebene Röte der Backen.** **Heiße Hände und Füße,** vor allem nachts. Trockenheit der Schleimhäute, viel Durst. Nächtliche Schweiße, die schwächen. Auswurf kann rostfarben sein.

schwere Verlaufsformen

Acid. phos. D 3	Schlummersucht oder hochgradige Unruhe, Kinder sind nicht im Bett zu halten. **Verwirrtheitszustände,** Delirien, **Krämpfe.**
Antim. ars. D 4	**Hochgradige Dyspnoe mit Zyanose.** Grobblasiges Rasseln oder pfeifende Atmung. Unruhe und **rascher Verfall.**
Antim. tart. D 4	Plötzliches Nachlassen der Kräfte. **Nasenflügeln, Dyspnoe.** **Kollaps mit kalten Schweißen.** V des Hustens bei und nach Nahrungsaufnahme. **von 3—5 Uhr.** B durch Aufsetzen, Expektoration. Kaltwaschen.
Carbo veg. D 30	Asphyxie, **Kälte und Zyanose.** **Trommelbauch** als Folge von Kreislaufschwäche. Eine Zwischengabe neben anderer Behandlung.
Lachesis D 15	Ebenfalls eine Zwischengabe, wenn deutliche V **nach Schlaf.** Septischer Verlauf.
Lycopodium D 12	Ausgesprochene **Nasenflügelatmung.** Trockener Husten. Gierig nach der Flasche, aber zu müde, um zu trinken. Rechter Fuß kalt, linker Fuß warm. **Urin mit rötlichem Satz, übelriechend.** Stimmung verdrießlich, widerspenstig. Bevorzugte Lokalisation: Lungenbasis, meistens rechts. V durch Kalttrinken, im warmem Zimmer, **nachmittags.**
Rhus t. D 6—D 12	Husten trocken. Unruhe, **Benommenheit,** wirft sich im Bett hin und her. Zunge trocken, Spitze rot. **Herpes labialis.** **Folge von Durchnässung.** V des Hustens: nachts, durch Bloßliegen.

verzögerte Lösung

Ars. jod. D 4	Blaß, fröstelig. Husten trocken. **Wanderpneumonie.** V des Hustens durch Temperaturextreme, Bewegung.

Kal. jod. D 4—D 6	Haut heiß und trocken. Anstrengender Husten. V **2—5 Uhr,** durch Wärme. B in frischer Luft.
Sulfur D 10	Heiße Füße. Trockene Haut.

rezidivierende Pneumonien

Sulfur D 30	Eine Gabe nach Abklingen der Pneumonie verhindert Rezidive.

in der Rekonvaleszenz

Avena s. D 1—D 3	Schlappe Kinder, können trotzdem keinen Schlaf finden.
Calc. phos. D 6	Nervöse Unruhe. Fortdauernde Inappetenz.
Natr. mur. D 12	Kinder erholen sich nicht trotz guten Appetits.
Tuberkulin D 14	Nach Voisin bei tuberkulösem Terrain eine Gabe Aviaire bei Pneumonien der Lungenspitze, Bacillin bei dem sich leicht erkältenden Kind, Marmorek bei dem schwachen, appetitlosen Kind.
Natr. sulf. D 14	Bei sykotischem Terrain.
Thuja D 14—D 18	Ebenfalls bei sykotischem Terrain.

Einige Hinweise, die besonders bei Kleinkindern die Mittelwahl erleichtern

Aussehen blaß	Antim. ars. Antim. tart. Ars. jod. Kal. carb.
Aussehen rot	Aconit., tiefrot Belladonna, hochrot Chelidonium, dunkelrot Phosphor Sanguinaria, umschriebene Röte der Backen.
Zyanose und Dyspnoe	Antim. ars. Antim. tart. Cupr. ars.

Schleimhäute trocken	Belladonna Bryonia Kal. carb. Rhus t. Sanguinaria
Haut feucht und heiß	Acid. phos., Schweiße in den frühen Morgenstunden. Belladonna Phosphor, Schweiße gegen Morgen.
Haut feucht und kalt	Antim. tart. Kal. carb. Veratr. a., vor allem an der Stirn.
Haut trocken und kalt	Carbo veg.
Delirien und Krämpfe	Acid. phos Belladonna

Pleuritis exsudativa

Wenn die Pleuritis im Zusammenhang mit einer Pneumonie auftritt, geht sie beim Kind meist sehr bald in die eitrige Form über.

Um dem vorzubeugen, sind zu versuchen:

Antim. tart. D 4	Vergleiche unter Pneumonie.
Bryonia D 6	Vergleiche unter Pneumonie.
Cantharis D 6	Bei Oligurie.
Sulf. jod. D 6	Magere, appetitlose, müde Kinder. Husten trocken. V morgens und abends.
Tuberkulin Koch D 200	Pleuritis exs. ohne vorhergehende Pneumonie. Meist spezifisch. Alle 4—6 Wochen 1 Gabe.

Pleuraempyem

Hep. sulf. D 4 und Silicea D 6	Von jedem 2mal tgl. 1 Gabe im Wechsel. Bewährt!

Magen-Darm-Störungen

Das habituelle Erbrechen in den ersten Lebenswochen

Magn. carb. D 4	**Bei Ernährung mit Muttermilch,** auch wenn das Erbrochene nicht sauer riecht. Man gibt eine Messerspitze Pulver auf 1 Teelöffel warmen Wassers 20 Minuten vor der Mahlzeit (Mutter und Kind).
Cuprum D 30	Bei künstlicher Ernährung, **wenn das Erbrechen seit der Geburt besteht.** 1 Gabe D 30 genügt in den meisten Fällen, wenn erforderlich, wird nach 2 Tagen nochmals 1 Gabe D 30 oder D 200 gegeben.

Das nervöse Erbrechen bei älteren Säuglingen und bei Kleinkindern

Cuprum D 30	Kann auch hier zunächst versucht werden. Der Erfolg muß sofort eintreten. Sonst kommen in Frage:
Baptisia D 6—D 12	Kind erbricht **nach den ersten Schlucken,** **dagegen wird die weitere Nahrung behalten.**
Belladonna D 12	Das Erbrechen kommt häufig **im 1. Schlaf.** Schweiße an der Stirn und angrenzenden Haarpartie. Intelligente, sensible Kinder.
Ignatia D 12—D 30	Die normale Flaschennahrung wird abgelehnt oder erbrochen, dagegen werden nicht altersgemäße, **schwer verdauliche Speisen verlangt und auch behalten** (z. B. Kartoffeln mit Bratensauce und Würstchen bei einem 8 Monate alten Kind!).

Das rein nervöse Erbrechen ist selten. Die Diagnose und die entsprechende Behandlung auf das Symptom „nervös“ hin kann erst erfolgen, wenn ein Infekt ausgeschlossen worden ist. Findet man bei sorgfältiger Untersuchung (einschließlich Urinsediment) nichts, so deutet oft die Vermehrung der Leukozyten auf einen versteckten Infekt hin, der mit Wahrscheinlichkeit in einer latenten Otitis media zu suchen ist, selbst wenn das Trommelfell scheinbar intakt ist. Bei Verdacht auf blande Mastoiditis versuche man:

Capsicum D 6	Mit oder ohne Druckschmerzhaftigkeit des Mastoids. Immer angezeigt, wenn eine Otitis vorhergegangen ist.
Tub. Aviaire D 12—D 18	Indikation wie Capsicum. Alle 10 Tage 1 Gabe (3mal).

Das azetonämische Erbrechen

Dieses anfallweise auftretende Erbrechen tritt vorwiegend bei vegetativ labilen Kindern – selten vor dem 2. Lebensjahr – auf. Die Brechattacken dauern einige Tage an und führen zu erheblicher Beeinträchtigung des Allgemeinzustandes, zu starker Exsikkose und schließlich zum Kollaps. Starker Durst, Unruhe und Angst sind fast immer zugegen.

Die Azetonämie wurde früher als Folge des Erbrechens angesehen, heute denkt man auch daran, sie als Ursache des Erbrechens zu betrachten. In letzterem Fall wäre potenziertes Azeton als kausale Therapie anzusehen. Man sollte es in jedem Fall neben den anderen homöopathischen Mitteln geben.

Azeton D 10	Jeden Tag 1 Gabe.
Arsen D 6	**Unruhe und Angst,** große Hinfälligkeit. Zunge trocken, belegt; **starker Durst.** Leibschmerzen.
Aeth. cyn. D 3—D 6	**Äußerste Erschöpfung,** verfallenes Aussehen, Erbrechen ohne Ende. Plötzlich auftretend **bei Sommerhitze.** **Zyanose um die Mundpartie.** Kalte Schweiße.
Ignatia D 6	Neuropathische, **übersensible Kinder.**
Senna D 3—D 8	Toxikose-Erscheinungen.

Die sogenannten „Ernährungsstörungen"

Die Bezeichnung „Ernährungsstörung" ist irreführend. Der weitaus größte Teil dieser Störungen ist nicht durch falsche Ernährung, sondern infektiös bedingt. Die Art der Erreger, ob Bakterien oder Viren, spielt in der homöopathischen Behandlung eine untergeordnete Rolle. In leichteren Fällen genügt eine dem Alter entsprechende Diätkost. Auch bei der medikamentösen Behandlung kann auf eine solche nicht verzichtet werden.

Akute Ernährungsstörungen

Acid. lact. D 3	**Saures Erbrechen und sauer riechende Durchfälle.** Bedrohlicher Gewichtsverlust. Blähungskoliken. **Großer Durst.** Speichelfluß.
Acid. mur. D 6	**Abneigung gegen jegliche Nahrungsaufnahme.** Extreme Schwäche. **Durchfall wäßrig** mit Blähungskoliken.
Acid. nitr. D 3—D 6	Stühle **grün-schleimig, blutig.** Schmerzen nach der Entleerung.
Acid. phos. D 3	Diarrhöe **bei Anazidität.** Durchfälle **nicht erschöpfend.**
Acid. sulf. D 6	**Saures Erbrechen mit Singultus.** Stühle sauer oder nach faulen Eiern riechend. **Große Schwäche.** Schweiße beim Trinken.
Aeth. cyn. D 3—D 6	Plötzlich auftretend bei Sommerhitze. Stuhl gelb-grün, schleimig. **Rascher Verfall:** kalte Schweiße, Somnolenz. Krämpfe mit rotem Gesicht.
Aloe D 4—D 6	Stuhl wäßrig-schleimig, auch blutig, mit Klumpen. **Kollern vor dem Stuhl, Erschöpfung nach dem Stuhl.** Stuhlentleerung sofort nach Nahrungsaufnahme oder am frühen Morgen.
Anacardium D 6	**Nüchternschmerz.** Essen oder Trinken bessert nur für kurze Zeit. Immer **Hautbeteiligung.**
Antim. crud. D 4—D 6	Erschöpfendes Brechwürgen. Stuhl unverdaut, flüssig, mit Klumpen. **Zunge dick-weiß belegt** (ganze Zunge). Wenn Fieber, dann nachts höher als am Tage. Widerspenstige Kinder!
Antim. tart. D 4—D 6	Erschöpfendes Erbrechen, **Neigung zu Kollaps.** Stuhl wäßrig, häufige Entleerungen. Nahrung muß teelöffelweise eingezwungen werden. Verlangen nach Saurem, das aber verschlimmert. Schwächliche, verdrießliche Kinder.
Apocynum D 3	**Erbrechen bald nach dem Essen.** Stühle wäßrig-gelb, **Entleerungen spritzend.** Viel Blähungen. Zunge trocken, **viel Durst.**

Arg. nitr. D 6	**Knalliges Aufstoßen,** erbricht dabei in kleinen Mengen. Schleimig-blutige Stühle, die in der Windel grün werden. **Entleerungen spritzend mit viel Blähungen.** Verlangen nach Süßem, das nicht vertragen wird. **Diarrhöe beim Übergang von Muttermilch auf künstliche Ernährung.**
Arnica D 6	**Alles riecht widerlich faulig:** Aufstoßen, Blähungen, Stühle. Stühle schleimig-blutig. Große Zerschlagenheit.
Arsen D 6	Häufiges Erbrechen unter großer Anstrengung, V durch kalte Getränke. Stuhl unverdaut, schleimig, Entleerungen spritzend. **Erbrechen und Stuhl zu gleicher Zeit.** **Zunge trocken, großer Durst.** Wundsein am After. Schwächliche, ängstliche, unruhige Kinder.
Asa foetida D 6—D 12	**Übelriechendes, explosives Aufstoßen.** Flüssige, dunkelbraune Stühle. **Blähungen und Stühle überaus stinkend.**
Bism. nitr. D 6	**Erbrechen sofort nach Nahrungsaufnahme.** Feste Speisen werden leichter behalten als flüssige. **Stühle kopiös,** wäßrig, stinkend. Viel Durst auf kaltes Wasser. Schwächliche Kinder, wollen auch am Tag schlafen.
Borax D 4	Stühle stinkend, **Schleimabgang auch ohne Stuhl.** Unverträglichkeit von Äpfeln. Ängstliche, unruhige Kinder.
Bryonia D 6	Durchfall nach kalten Getränken, im Sommer, wenn warmes Wetter auf kaltes folgt. Zunge trocken, belegt. Durst auf große Mengen in großen Abständen. B durch kalte Getränke, kalte Umschläge, Ruhe.
Calc. carb. D 6—D 12	**Saures Aufstoßen, saure Stühle.** Phlegmatische, kalte Kinder mit Kopf- und Fußschweißen.
Campher D 3	Plötzliches Erbrechen und Durchfall. Zyanose und Kälte des ganzen Körpers, **Kreislaufkollaps.** **Stühle spärlich.**
Cantharis D 6	Tenesmus, **Schreien bei der Stuhlentleerung.** V nach Nahrungsaufnahme. **Heftiger Durst.**
Carbo veg. D 30	**Intoxikationserscheinungen** schwerster Art: Leichenblässe, Körper kalt, Fontanelle eingesunken. **Trommelbauch.** Stühle stinkend, blutig.

Cepa allium D 4—D 6	Durchfälle **nach wasserhaltigen, sauren Speisen** (Salat!) Blähungskoliken. Polyurie.
Chamomilla D 6—D 12	Stuhl **schleimig-grünlich** oder wie gehackte Eier. Trommelbauch. **Blähungen nach faulen Eiern riechend.** Bauchweh: Gesicht knallrot, Kind zieht die Beine an und schreit unbändig. Darmstörungen **während der Zahnung.** Freche Kinder, die nur beim Herumtragen etwas **ruhiger werden.**
Chelidonium D 3—D 6	**Gelbe oder graue Stühle.** Dick-gelb belegte Zunge. **Dunkler Urin mit gelblichem Satz.** B durch Wärme, Warmtrinken.
China D 6—D 12	Erbrechen erst Stunden nach der Mahlzeit. Durchfälle bald nach dem Essen. **Reichlicher Blähungsabgang** bei der Stuhlentleerung. V durch Milchgenuß und Obst. **Periodizität:** Durchfall jeden 2. Tag.
Colocynthis D 3—D 4	Stühle wäßrig-blutig. Außerordentlich **starke Leibschmerzen.** V **nach der geringsten Nahrungsaufnahme,** nach Kalttrinken.
Crotalus D 12	**Erbrechen von Hämatin.** **Schwärzliche, übelriechende Stühle.** Zunge trocken. **Septischer Verlauf.**
Crot. tigl. D 10—D 12	Stühle wäßrig-gelb, **nicht fötide.** **Gußweise Entleerungen von großen Mengen.** Große Erschöpfung. V durch die geringste Nahrungsaufnahme.
Cupr. ars. D 4	Brechdurchfall schwerster Art. Stühle wäßrig-schleimig. **Intoxikationserscheinungen.** **Krämpfe.**
Dulcamara D 4—D 6	Durchfälle **bei naß-kaltem Wetter,** besonders nach vorhergehendem warmem Wetter. Heftige Bauchschmerzen. Durchfall wechselt mit Hauterscheinungen.
Ferrum D 6	Erbrechen gleich nach der Mahlzeit oder nächtliches Erbrechen bei verzögerter Magenentleerung. **Anämische Kinder.**
Ferr. phos. D 12	**Durchfall mit Fieber** und Katarrh der oberen Luftwege. Saures Aufstoßen. Stuhl unverdaut mit roten Blutstreifen, kein übler Geruch. Stuhl wundmachend.

Hep. sulf. D 6	Stuhl sauer oder übelriechend. **Skrofulöse Kinder.** Schweiße auf der Brust.
Ipecac. D 6	**Übelkeit und Brechwürgen auch bei leerem Magen,** vorher Zuckungen um den Mund. Nach dem Erbrechen besteht die Übelkeit weiter. **Zunge rein** oder wenig belegt. Abneigung gegen jede Nahrungsaufnahme. Stuhl schleimig, schaumig, grünlich, blutig.
Jalapa D 12	**Durchfall nur nachts** mit heftigem Schreien.
Kal. bichr. D 6	Stühle gallertartig oder schaumig-blutig. Zunge trocken, rot, rissig. **Geschwürige Veränderungen der Mundschleimhaut.** Dicke Kinder mit trockener Haut.
Kal. brom. D 6	**Durchfall bei Zahnung.** Stühle grün-wäßrig. **Sehr unruhige Kinder,** ständig in Bewegung.
Kreosot D 4—D 6	Erbrechen mehrere Stunden nach der Mahlzeit. Stühle widerlich stinkend, wundmachend. Häufig **zugleich Gingivitis** mit schwammigem Zahnfleisch.
Magn. carb. D 4—D 6	**Saures Erbrechen, besonders bei Muttermilchernährung.** **Stühle sauer,** grünlich-schleimig, wie Froschlaich. Fröstelige, müde Kinder. Abneigung gegen Milch.
Merc. sol. D 6	**Stühle schleimig,** schaumig, stinkend, wundmachend. Tenesmus kann fehlen. Zunge breit, schleimig, Speichelfluß. **Fötor ex ore.** Viel Durst. **Beteiligung der Mundhöhle** (Stomatitis, Angina).
Natr. carb. D 6	Durchfall nach Genuß von Milch und Gemüse. Schwächliche, frostige Kinder, fühlen sich schlechter nach Nahrungsaufnahme.
Natr. phos. D 6	Saures Erbrechen, saure Stühle, saure Schweiße. Viel Blähungen. **Zunge nur an der Basis belegt,** weiß oder gelb.
Natr. sulf. D 4	**Stühle wäßrig mit Kotknöllchen.** Entleerungen vorwiegend morgens, spritzend, **mit viel übelriechenden Blähungen.** Zunge an der Basis braun oder grün-gelb. **Leberbeteiligung.** Kinder außerordentlich frostig, selbst im Bett. V bei feuchtem Wetter (Asthmakinder).

Nux vom. D 6	**Erbrechen nach Überessen,** einige Stunden nach der Mahlzeit. Verlangen nach sauren Speisen und Obst, das unverträglich ist. Magere, schlecht gelaunte Kinder.
Oleander D 6—D 12	Stühle unverdaut. Viel Blähungen. Große Schwäche. Atrophische Kinder mit Ekzemneigung.
Podophyllum D 4	Stuhl gelb-schleimig, ekelhaft stinkend. Spritzende Entleerung. **Durchfall zur Zeit der Zahnung.**
Pulsatilla D 6	**Stuhl wechselnd in Farbe und Konsistenz.** **Zunge schmutzig-weiß.** Morgens Fötor ex ore. Kein Durst. V nach Genuß von Backwerk und fetten Speisen.
Rheum D 4—D 6	Stühle sauer, schaumig, mehr breiig als flüssig. Schmerzen vor und bei der Stuhlentleerung. Diarrhöen im Sommer, nach unreifem Obst, bei Zahnung.
Rhus t. D 6	Stuhl **ruhrartig,** schleimig-blutig, stinkend. Tenesmus vor und nach der Entleerung. Zunge trocken. **Herpes labialis.** Große **Unruhe und Schwäche.**
Robinia D 6	Unverträglichkeit von Fett. Scharfer Körpergeruch.
Rumex cr. D 4—D 6	Durchfall, wenn er mit dem charakteristischen Rumex-Husten zusammentrifft (trockener, anhaltender Reizhusten). V in den ersten Morgenstunden.
Secale D 6	Stuhl grünlich-schleimig-blutig, Außerordentlich starker Durst. **Kollapsneigung.** Kälte des ganzen Körpers, trotzdem ist **Wärme unerträglich** (Bettdecke!).
Senna D 3—D 6	Unstillbares Erbrechen. **Azetongeruch.** Durchfall gelb oder grün. Stinkende Blähungen.
Staphisagria D 6	Durchfall **bei Kindern mit schwammigem Zahnfleisch.** Erschwertes Aufstoßen. Viel Blähungen.
Taraxacum D 3	Erbrechen und Durchfall **nach fetten Speisen.** Viel Blähungen. **Landkartenzunge.** Speichelfluß.

Sulfur D 6—D 12	**Durchfall stinkend, wundmachend.** Blähungen nach faulen Eiern riechend. Entleerungen vorwiegend morgens. **After und Umgebung gerötet.**
Thuja D 6—D 12	Erbrechen und Durchfall **nach Pockenimpfung.** Entleerungen morgens, gußweise.
Veratr. a. D 4—D 6	Erbrechen, V nach der leisesten Bewegung. Durchfall grünlich oder wie Reiswasser, profus. **Erbrechen und Stuhl zu gleicher Zeit.** Gesicht rot, bei Aufrichten blaß. Trockene, kalte Zunge. **Intoxikationserscheinungen,** Kollaps, Stirnschweiße.

Chronische Ernährungsstörungen

Abrotanum D 3—D 6	Pädatrophie, **abgemagerte Kinder mit dickem Bauch.** Appetitlosigkeit oder Bärenhunger. **Kälteempfindlichkeit.** **Wechsel von Durchfall und Verstopfung.**
Calc. carb. D 6—D 30	Skrofulose. **Dicker Kopf und dicker Bauch.** **Frostigkeit. Kalte Schweiße an Kopf und Extremitäten.** Appetitlosigkeit oder Gefräßigkeit. **Verlangen nach Eiern** und Unverdaulichem. Abneigung und Unverträglichkeit von Milch.
Carbo veg. D 12	**Unverträglichkeit von Milch und fetten Speisen.** Abneigung gegen fette Speisen. **Beine kalt** bis über die Knie, besonders abends im Bett.
Ferrum D 6	**Stühle unverdaut,** Entleerung schon während der Nahrungsaufnahme. Keine Schmerzen. Wechsel von Durchfall und Verstopfung. **Anämie.**
Natr. mur. D 12	Durchfall wäßrig. **Viel Durst.** **Verlangen nach Salz** und Pikantem. Abmagerung am Hals.
Podophyllum D 4	**Immer Leberbeteiligung.** Subikterus. Massige gelb-braune Stühle, stinkend. Entleerungen meist morgens. Wechsel von Durchfall und Verstopfung.
Psorinum D 12	Bei schlechtem Gedeihen. **Übler Körpergeruch.** Frostempfindlichkeit. **Ekzeme im Winter.**

Silicea D 12—D 30	Durchfall als Pockenimpffolge. **Extreme Abmagerung.** **Schweiße am ganzen Kopf** (und Nacken). **Kälteempfindlichkeit.** Verzögerte Entwicklung.
Sulfur D 12—D 30	**Stinkende Stühle, Entleerungen meist morgens.** Unverträglichkeit von Eiern und Milch. Viel Durst. **Schmutzige, scheinbar ungepflegte Kinder.** Schlechter Körpergeruch.
Thuja D 30	Durchfall jeder Art **nach Pockenimpfung.**
Tuberk. Koch D 200	Familiäre Tuberkulose-Belastung, auch wenn keine Infektion nachzuweisen ist. Große Schwäche. Schweiße in den frühen Morgenstunden.

Wegweiser zur Erleichterung der Mittelwahl

Erbrechen	**anstrengend**	Aeth. cyn. Antim. tart. Apocynum Arsen Ipecac.
	atonisch	Acid. sulf. Antim. crud. Ferrum
	beim Aufstoßen	Arg. nitr.
	mit Azetongeruch	Aceton Senna
	mit Hämatin	Arg. nitr. China Crotalus Kreosot
	nach Milchgenuß	Calc. carb. Magn. carb. Silicea
	nervös	Aeth. cyn. Baptisia Belladonna Cuprum Ignatia

	nach Trinken	Aeth. cyn. Apocynum Arsen **Baptisia, 2. Hälfte wird behalten.** Bism. nitr. Bryonia Ferrum Phosphor
	nach Kalttrinken	Arsen Chelidonium Phosphor
	sauer	Acid. lact. Acid. sulf. Aeth. cyn. Calc. carb. Magn. carb. Natr. phos.
	Zunge, bei reiner	Aeth. cyn. Ipecac. Pyrogenium
	bei belegter	Acid. nitr., gelb oder weiß Antim. crud., dick-weiß Arsen Chelidonium, gelb China Crotalus, braun Natr. phos., an der Basis Pulsatilla, dick-weiß Taraxacum, landkartenartig
	bei trockener	Antim. tart. Apocynum Arsen Baptisia Belladonna Bryonia Crotalus Kal. bichrom. Lachesis Phosphor Pyrogenium
Durchfall	**mit Abneigung gegen jede Nahrungsaufnahme**	Acid. mur. Antim. tart. Ipecac.

mit Durst	Acid. lact. Aeth. cyn. Apoc. Arsen Bism. nitr. Bryonia Campher Cantharis Crotalus Merc. sol. Podophyllum Secale
ohne Durst	Ipecac. Pulsatilla
mit Erschöpfung	Acid. mur. Acid. sulf. Aeth. cyn. Aloe Antim. crud. Antim. tart. Arg. nitr. Arsen Campher Carbo veg. Oleander Tabacum Veratr. a.
mit Kollapsneigung	Aeth. cyn. Antim. tart. Campher Carbo veg. Cupr. ars. Secale Veratr. a.
mit Krampfneigung	Aeth. cyn. Cupr. ars. Kal. brom.
mit Bauchschmerzen	Chamomilla Colocynthis Cuprum ars. Magn. carb.
witterungsabhängig	Aeth. cyn., bei heißem Sommerwetter. Bryonia, wenn warmes Wetter auf kaltes folgt. Dulcamara, wenn kaltes Wetter auf warmes folgt, bei feuchter Kälte. Pulsatilla bei warmem Wetter.

bei Zahnung	Chamomilla Ferr. phos. Merc. sol. Podophyllum Staphisagria
bei Unverträglichkeit	
von Backwerk	Pulsatilla
kalten Speisen	Ant. crud. Arsen Bryonia
Fett	Carbo veg. Pulsatilla
Milch	Calc. carb. China Magn. carb. Natr. carb.
Obst	China Rheum
sauren Speisen	Antim. crud. Cepa
wasserhaltigen Speisen	Cepa

Stuhlbeschaffenheit

gelb-schleimig	Bryonia Chelidonium (auch grau) Podophyllum
grün-schleimig	Arg. nitr. Chamomilla Cupr. ars. Ipecac. Kal. brom. Magn. carb. Secale
blutig-schleimig	Acid. nitr. Aloe Arnica Carbo veg. Ipecac. Merc. cyan. Merc. sol. Rhus t. Secale
massig	Bism. nitr. Podophyllum Veratr. a.

sauer riechend	Acid. lact. Calc. carb. Hep. sulf. Magn. carb. Natr. phos. Rheum
schaumig	Ipecac. Kal. bichrom. Merc. sol. Rheum.
schaumig-blutig	Ipecac. Kal. bichrom. Merc. sol.
schleimig, rein	Borax
spärlich	Campher
stinkend	Acid. sulf. Arnica Arsen Asa foetida Bism. nitr. Borax Carbo veg. Chamomilla Crotalus Hep. sulf. Kreosot Phosphor Rhus t. Sulf.
nicht stinkend	Aeth. cyn. Croton Ferr. phos.
wäßrig	Acid. mur. Ant. crud. (mit Klumpen) Ant. tart. Apocynum Asa foet. Bism. nitr. Campher (wie Reiswasser) Colocynthis Croton Kal. brom. (grünlich) Natr. sulf. (mit Knötchen) Veratr. a.
wäßrig-schleimig	Aloe Arsen

unverdaut	Ant. crud. Arsen Ferrum Ferr. phos. Oleander
wundmachend	Acid. nitr. Arsen Chamomilla Ferr. phos. Kreosot Merc. sol. Sulfur

Stuhlentleerung

mit viel Blähungen	Aloe Arg. nitr. Croton Natr. sulf. Podophyllum Staphisagria
Erbrechen und — zu gleicher Zeit	Arsen
sofort nach Nahrungs- aufnahme	Aeth. cyn. Aloe Arg. nitr. Arsen China Croton Podophyllum
schmerzhaft	Acid. nitr. Aloe Lycopodium Ruta Sulfur
spritzend	Apocynum Arg. nitr. Arsen Croton Natr. sulf. Podophyllum

Blähungskoliken

Sie treten vorwiegend im 2. bis 5. Lebensmonat auf. Schon während des Trinkens oder kurz nachher wird das Kind unruhig, schreit heftig und krümmt sich zusammen.

Belladonna D 12—D 30	Anfallsweise. Roter Kopf, heiße, feuchte Haut, weite Pupillen.
Carbo veg. D 6—D 12	Unruhe und Schreien schon während des Trinkens. V beim Niederlegen. **Gesicht blaß, Trommelbauch.** Aufstoßen erst lange Zeit nach der Mahlzeit, vorher Unruhe. **Beine kalt bis über die Knie** (wenn dieses Symptom fehlt, ist Carbo veg. nicht angezeigt).
Chamomilla D 6	Hemmungsloses, lautes Schreien. Kind krampft sich zusammen und zieht die Beine an. Kopf heiß, rot, feucht. Herumtragen beruhigt das Kind für kurze Zeit.
Lycopodium D 6	**Schreitouren vorwiegend zwischen 16 und 20 Uhr** (ausschlaggebendes Symptom!). Quälendes Aufstoßen. Abgang von Blähungen bringt nur kurzdauernde Besserung. Leichte Ermüdbarkeit beim Trinken. **Urin rötlich.** Stühle hart, trocken.
Magn. carb. D 4	Vor allem **Brustkinder.** Wütendes Schreien, dabei reichliche, saure Schweiße. Beine krampfhaft an den Bauch gezogen.
Magn. mur. D 4	Symptome wie bei Magn. carb. Stühle hell, bröckelig.

Obstipation

Die ernährungsbedingte Obstipation ist heute selten. Immerhin hilft bei manchen Kindern die Verordnung, vor den 3 Hauptmahlzeiten eine Frucht (Apfelsine, Banane, Apfel) zu essen, wobei Wert darauf zu legen ist, daß die ganze Frucht gegessen, nicht nur der Saft getrunken wird.

Die am häufigsten in der Kinderpraxis angezeigten Mittel:

Alumina D 12	Stuhl hängt wie Kitt am After, läßt sich schwer aus der Windel auswaschen. Oder Stuhl hart, kleinkugelig, mit Schleim überzogen. **Entleerung auch von weichem Stuhl schwierig.** Entleerung von hartem Stuhl schmerzhaft.
Bryonia D 30	**Stuhl kleinknollig, sehr dunkel.** Kein Drang. Leber-Gallen-Krankheiten in der Familie.

Calc. carb. D 30	**Kind fühlt sich wohl bei Verstopfung.** Calcarea-Konstitution beachten!
Echinacea D 1	Obstipation **bei eitrigem Hautausschlag.**
Graphit D 12	Massige, knollige, stinkende Stühle, Schleimauflagerung. **Kein Drang.** Dicke, faule, gefräßige Kinder.
Ignatia D 30	Obstipation als **Folge von Eifersucht** oder Schreck.
Lycopodium D 12	Harte, trockene Stühle. **Schmerzen vor der Entleerung** durch Afterkrampf. Magere, alt aussehende, charakterlich schwierige Kinder.
Magn. mur. D 4	**Stühle bröckelig, hell** trocken. Große Mengen. Das Hauptmittel **bei Brustkindern!** Es ist aber zu prüfen, ob die Menge der Muttermilch ausreichend ist. In diesen Fällen ist natürlich Beifütterung angezeigt.
Natr. mur. D 12—D 30	**Stühle trocken.** Magere Kinder, besonders am Hals. **Viel Durst** und **Verlangen nach Salz.** Oft genügt es bei diesen Kindern (Natr.-mur.-Konstitution!) jeder Flasche eine Messerspitze Salz zuzufügen.
Nux vomica D 6—D 12	Stuhl kleinkugelig, dunkel, hart. **Vergeblicher Drang,** ungenügende Entleerung. Magere Kinder mit dunkler Komplexion. Schwierige Charaktere, zänkisch, uneinsichtig.
Opium D 30	Atonisch, kein Drang. **Folge von Schreck.**
Sanicula D 6	Atonisch. Mager trotz guten Appetits (Hals, Oberkörper). Verdrießliche, zänkische Kinder.
Silicea D 6—D 30	**Stuhl tritt hervor und schlüpft wieder zurück.** Abgemagerte, frostige, verdrießliche Kinder. Drüsenschwellungen.
Sulfur D 12—D 30	**Stinkende Stühle,** erfolgloser Drang. Jucken und **Wundsein am After.** Stuhl wird aus Angst vor Schmerzen zurückgehalten. Schmutzige Kinder mit üblem Körpergeruch.
Eigenblut C 7	In hartnäckigen Fällen immer zu versuchen. Es hat schon oft geholfen, wo alles andere versagte.

Infektionskrankheiten

Die homöopathische Behandlung der Infektionskrankheiten ist auch durch die Entdeckung der Sulfonamide und Antibiotika nicht überflüssig geworden. Sie hat vor der allopathischen Behandlung den großen Vorteil, daß sie die natürlichen Abwehrreaktionen des Körpers unterstützt und nicht unterdrückt. Außerdem ist sie auch wirksam bei den Viruskrankheiten, gegen die die allopathischen Mittel wenig oder nichts ausrichten.

Rachen-Diphtherie

Die echte Diphtherie, insbesondere die schweren Formen, sind heute selten geworden. Seit ungefähr 15 Jahren habe ich in der Praxis keine Diphtherie mehr behandelt, dagegen öfter diphtherieähnliche Anginen mit den plastischen, zusammenhängenden Belägen, die klinisch ganz dem Bild einer Diphtherie entsprachen, bakteriologisch aber nicht bestätigt wurden. Die Behandlung ist – gemäß dem homöopathischen Simile – dieselbe wie bei einer echten Diphtherie.

Es ist ratsam, den Geschwistern des erkrankten Kindes 1 Gabe *Diphtherinum* D 12 oder D 18 zu geben. Wenn sie den Ausbruch der Krankheit nicht verhindert, so mildert sie doch den Verlauf.

Für die Behandlung kommen vor allem *Merc.* und *Kal. bichrom.* in Betracht, man vergleiche hierzu aber auch die unter Angina tonsillaris angegebenen Mittel.

Merc. cyan. D 4—D 6	Schweres Krankheitsbild. Weißgraue Beläge; Fötor ex ore. Starke Drüsenschwellungen, oder nur geringe lokale Entzündung, aber bedrohlicher Allgemeinzustand. V nachts, in Bettwärme, durch Kälte oder Hitze.
Merc. sol. D 6	Ähnlich Merc. cyan., aber die **Beläge** sind mehr **weiß-gelb** als grau. **Infamer Mundgeruch.** Zunge breit-feucht, Speichelfluß. Durst. **Nächtliche Schweiße.** **Drüsenschwellungen.** V nachts.
Kal. bichrom. D 4—D 6	Die Beläge der Tonsillen dehnen sich auf die benachbarten Schleimhäute aus. **Geschwürige Veränderungen der Mundschleimhaut.** **Fötor ex ore.** Trockene Zunge oder **fadenziehender Schleim.** Keine Schmerzen. V durch Kälte. B durch Wärme.

Eigenblut-nosode C 5—C 7	**In den ersten 3 Tagen C 5, 2mal tgl. eine Gabe, dann C 7 in 8tägigem Abstand für 6 Wochen.**

Komplikationen

Lähmungen

Causticum D 6	**Fahles Aussehen, große Schwäche.** Betroffen sind Lider, Stimmbänder, Extremitäten. Bevorzugte Seite: rechts.
Gelsemium D 6	Ähnlich wie Causticum. **Zittrige Schwäche.**
Diphtherinum D 12	Sollte in jedem Fall gegeben werden. Alle 5 Tage 1 Gabe.

Herz-Kreislauf-Schwäche

Digitalis D 4	Blässe des Gesichts. Zyanose der Lippen. **Unregelmäßiger Puls, aussetzend.**
Gelsemium D 6	Außerordentliche Schwäche. **Langsamer, weicher Puls.**

Septischer Verlauf

Lachesis D 12	**Gangränöse, stinkende Beläge.** Äußerste **Empfindlichkeit gegen Berührung,** kann deshalb keinen Schluck trinken und keinen Halswickel vertragen. V **durch Schlaf** und Wärme.

Krupp Stationäre Behandlung erforderlich. Bis dahin kann man versuchen:

Ammon. caust. D 6	Äußerste Erschöpfung. Heiserkeit bis zur Aphonie. **Husten ohne Ende.**
Bromum D 6	**Trockener, anstrengender Husten.** Larynx berührungsempfindlich. V im warmen Zimmer.
Hep. sulf. D 6	**Schmerzhafter, pfeifender Husten.** **Heiserkeit bis zur Aphonie.** Augen treten hervor, wirft den Kopf nach hinten (Voisin). Larynx berührungsempfindlich. Schweiße. V in den frühen Morgenstunden **durch Kälte,** Kalttrinken. B durch Warmtrinken.

Spongia D 2	Heiserer, trockener Husten. Roter Kopf. Unruhe und Angst. **V in der 1. Nachthälfte bis Mitternacht** durch Kalttrinken.

Nasen-Diphtherie

Acid. nitr. D 3	Blutig-schleimiges, wundmachendes Sekret.
Kal. bichrom. D 4—D 6	Zähsträhniges Sekret. Borkenbildung mit Verstopfung der hinteren Nasenpartien.

Erythema infectiosum

Leichter Verlauf. Behandlung meist nicht erforderlich.

Belladonna D 12 und Ferr. phos. D 12	im Wechsel bei höherem Fieber.
Sepia D 4	Kann man versuchen, wenn der Ausschlag wider Erwarten hartnäckig ist.

Exanthema subitum

3 Tage hohes Fieber ohne organischen Befund. Auch hier wird man mit den üblichen Fiebermitteln auskommen. Mit Ausbruch des Exanthems am 4. Tag ist die Krankheit ohnehin behoben.

Röteln

Verlangen im allgemeinen wegen des leichten Verlaufs außer den üblichen Fiebermitteln keine spezifische Behandlung.

Masern

Im Beginn

Belladonna D 12 und	2stündlich im Wechsel mit
Ferr. phos. D 12	

Bei ausgebildetem Exanthem

Ammon. carb. D 6	Dicke, aber schwächliche Kinder. Schnupfen mit verstopfter Nase. Atemnot. **Grobes Schleimrasseln.** **Schwaches Exanthem.** Kreislaufschwäche.
Bryonia D 6	**Husten trocken, schmerzhaft.** V durch Wärme und Essen. Zunge trocken, belegt. **Durst auf große Mengen.** Fieber abends spät ansteigend.
Causticum D 6	Schmerzhafter Husten mit unwillkürlichem Urinabgang.
Cupr. ars. D 4	Livides Exanthem. Hirnreizung. Husten anfallsweise, lange heftige Attacken. V nachts.
Drosera D 6	Trockener, heiserer Husten. V von 24 bis 1 Uhr.
Euphrasia D 4	Wundmachendes Augensekret, Lichtscheu. Milder Schnupfen. Spastischer Husten.
Ipecac. D 6	Grobblasiges Rasseln. Reine Zunge. Abneigung gegen Nahrungsaufnahme. Brechneigung.
Pulsatilla D 6	Starke Konjunktivitis, Lichtscheu. Dick-gelbes Nasensekret. Sekrete mild. Trockener Husten nachts, V in Wärme.
Spongia D 2—D 4	Krupphusten. V in der 1. Nachthälfte.
Sticta p. D 3	Trockener Husten ohne Ende, V nachts. Laufende Nase.

Besondere Verlaufsarten

Sulfur D 10	1 Gabe, wenn der Ausschlag schlecht herauskommt.
Lachesis D 12	Bei septischem Verlauf. Blaurotes, hämorrhagisches Exanthem.
Phosphor D 12	Exanthem mit stichförmigen Blutungen.
Pulsatilla D 12	Der Ausschlag bildet sich nur langsam zurück. Verlangen nach frischer Luft.
Sulf. jod. D 4	Der Husten bleibt lange bestehen.
Rhus. t. D 6	Typhöser Verlauf. Tiefblaues Exanthem. Unruhe, Schwäche und Durchfall.

Komplikationen

Pneumonie	Behandlung siehe unter Pneumonie-Behandlung. In jedem Fall neben der homöopathischen Behandlung eine Eigenblutnosode C 5, 2 Tage 2mal tgl. 1 Gabe. Dann C 7, alle 4 Tage 1 Gabe.
Otitis med.	Behandlung siehe unter Otitis med.
Enzephalitis	Eigenblutnosode. Dosierung wie oben.

In der Rekonvaleszenz

Tuberkul. Koch D 18	Eine Gabe.
Morbillin D 30	Bei Folgen jeder Art.

Scharlach

Im Beginn

Belladonna D 12	Wird bis zum Abfall des Fiebers gegeben, evtl. mit einem der folgenden Mittel kombiniert.

Bei ausgebildetem Exanthem

Ammon. carb. D 4	Dicke, schwache Kinder. **Wenig ausgebildetes Exanthem.** **Kreislaufschwäche.** Nasenbluten.

Apis D 6—D 12	**Ödematöser Rachen,** schwammiges Zäpfchen. Zunge feuerrot. **Trockene Schleimhäute, aber wenig Durst.** **Hirnsymptome:** Betäubung oder gellendes Aufschreien. V durch Wärme, nachts.

Besondere Verlaufsarten

Lachesis D 15	**Septischer Verlauf.** Hämorrhagisches Exanthem.
Phosphor D 12	Hämorrhagisches Exanthem.
Sulfur D 10	**Wenn das Exanthem nicht herauskommt** (1 Gabe).

Komplikationen

Drüsenschwellungen

Hep. sulf. D 6	**Halsdrüsen empfindlich gegen Berührung.** V durch Kälte, kalte Umschläge. B durch Wärme, warme Aufschläge.
Merc. sol. D 6	**Massive Schwellung** der Halsdrüsen. **Profuse Schweiße.** V nachts.

Kreislaufschwäche

Digitalis D 4	Blässe des Gesichts. Zyanose der Lippen. **Unregelmäßiger, aussetzender Puls.**
Gelsemium D 6	Außerordentliche Schwäche. **Langsamer, weicher Puls.**

Nierenbeteiligung

Apis D 6—D 12	**Nephritis mit Ödemen.** Spärlicher Urin. Kein Durst.
Phosphor D 12	Albuminurie.

Rheumatische Beschwerden

Bryonia D 6	Weißbelegte Zunge. **Trockene Schleimhäute.** **Durst** auf große Mengen. **V durch Bewegung.** B durch Ruhe.

Phytolacca D 6	Schwäche und Unruhe. V durch Bewegung, **feuchte Kälte.** B durch Ruhe, trockene Wärme.
Rhus. t. D 6	Unruhe und Schwäche. **B durch Bewegung.**

Otitis med.

Aurum D 12	Bei chronischer Eiterung. Behandlung der akuten Form siehe unter Otitis med.

Varizellen

Im allgemeinen ist außer den üblichen Fiebermitteln keine Behandlung erforderlich. Von den in den Arzneimittellehren angegebenen Mitteln wie *Rhus t.*, *Sulfur, Mezereum* und andere habe ich keine überzeugende Wirkung gesehen.

In schweren Fällen mit unerträglichem Juckreiz oder bei seltenen Komplikationen hilft potenziertes Eigenblut mit ziemlicher Sicherheit.

Eine Mutter bittet mich telefonisch, zu ihrem Kind zu kommen, es habe Windpocken. Was tut man schon als Arzt in einem solchen Fall! Etwas Puder und gütlicher Zuspruch, daß in einigen Tagen die Krankheit überstanden sei. – Hier handelte es sich aber um einen besonders schweren Fall. Das Kind war in einem erbarmungswürdigen Zustand. Über und über besät mit klein- und mittelblasigem Ausschlag. Viele Kratzspuren. 39° Fieber. Die Mutter sagte, sie und das Kind hätten fast die ganze Nacht nicht geschlafen. Ich entschloß mich zu einer Behandlung mit Eigenblut, obwohl ich zu dieser Zeit noch wenig Erfahrung mit dieser Methode und auch wenig Zutrauen zu ihr hatte. Ich erklärte den Eltern kurz mein Vorhaben und potenzierte einen Tropfen Eigenblut bis zur C 7. Davon bekam das Kind alle 2 Stunden (ab 14 Uhr) 2 Tropfen auf die Zunge. Der Juckreiz war nach 3 Stunden schon fast behoben, in der Nacht wurde das Kind nur 1mal wach, um etwas zu trinken. Dem Vater – einem Juristen – kam diese rasche Wendung zum Besseren ganz unwahrscheinlich vor. Er fragte, ob ich dem Kind wirklich nur das verdünnte Blut eingegeben hätte und ob nicht doch etwas anderes dabei gewesen wäre.

Parotitis epidemica

Hier gilt mutatis mutandis dasselbe wie bei der Behandlung der Varizellen. Nie habe ich von *Plumb. acet., Merc., Pulsatilla* und anderen einen eindeutigen Erfolg gesehen. Eindeutig ist der Erfolg für mich nur, wenn das Kind nach

24 Stunden fieberfrei ist und die Drüsenschwellung sich schneller zurückbildet, als es der normale Ablauf der Krankheit erwarten läßt.

Bei auftretenden Komplikationen (Orchitis, Meningitis, Pankreatitis) ist in jedem Fall wegen ihrer sicheren Wirkung eine Eigenblutnosode einzusetzen, eventuell neben dem homöopathischen Mittel, wenn ein solches durch die Symptome eindeutig angezeigt ist.

4jähriger Junge. Seit 4 Tagen Mumps. Bisheriger Verlauf ohne Besonderheiten. Keine medikamentöse Behandlung. Am 5. Tag steiler Fieberanstieg. Rötung und Schwellung beider Hoden. Kind weint vor Schmerzen. Eigenblutnosode C 5. Am nächsten Tage fieberfrei, keine Schmerzen mehr. Rötung und Schwellung der Hoden fast ganz zurückgegangen.

Pfeiffersches Drüsenfieber

Merc. cyan. D 4—D 6	**Graue, zusammenhängende Tonsillarbeläge.** **Fötor ex ore.** Breite Zunge. Viel Durst. **Nachtschweiße.**
Merc. sol. D 6	Ähnlich Merc. cyan., aber **die Beläge sind mehr weißlich.**
Ferr. phos. D 12	Bei hohem Fieber im Wechsel mit einem der Mercur-Präparate.
Apis D 6	**Periglanduläres Ödem.** Kein Durst.
Chin. ars. D 4	**Intermittierendes Fieber.** Große Schwäche. Heftiger Durst. Unruhe. **Milzschwellung.**
Lachesis D 12—D 15	**Septischer Verlauf.** Blutungsneigung (Nasenbluten!) Äußerste Berührungsempfindlichkeit. Bevorzugte Seite links. **V durch Schlaf.**
Phytolacca D 6	**Tiefroter Rachen.** Schlechter Allgemeinzustand. **Gliederschmerzen.**
Eigenblut- nosode C 7	In jedem Fall neben der homöopathischen Behandlung.

Alle 2–4 Tage eine Gabe je nach Befinden.

15jähriges Mädchen.

Seit 3 Tagen erhöhte T., heute 39,2, Schluckbeschwerden, Kopfschmerzen, starke Nachtschweiße.

Tonsillen: zusammenhängende, grau-schmutzige Beläge, starker Fötor ex ore. – Beiderseits dicke, derbe Drüsenpakete, so daß die Halskonturen verstrichen sind. – Die Milz überragt den Rippenbogen um $^1/_2$ cm. Die Leber ist nicht vergrößert. Blutausstrich: St. 12 %, Segm. 16 %, Ly 22 %, mononukleäre „Fieberdrüsenzellen" 50 %.

Verlauf und Behandlung:

1. Tag: 3 Tr. Eigenblut C 7. Quarkwickel (Hals).

2. Tag: Merc. cyan. D 4, 4mal tgl. eine Gabe. T 39,4.

3. Tag: 2. Gabe Eigenblut C 7 und 3 Gaben Merc. cyan. D 4. Wesentliche Besserung des Allgemeinbefindens trotz 39,4 T. Die Tonsillarbeläge stoßen sich ab, die Drüsenschwellungen sind deutlich zurückgegangen. Die Nacht war trotz reichlicher Schweiße erträglich. – Di-Abstrich neg.

4./5. Tag: Merc. cyan. D 4, 4mal tgl. eine Gabe.

6. Tag: 3. Gabe Eigenblut C 7. Fühlt sich nicht mehr krank. Schlaf gut, erstmalig ohne Schweiße. T 37,9.

7./10. Tag: Kein Fieber mehr gehabt. Tonsillen frei. Drüsenschwellungen bis auf ein Minimum zurückgegangen. Milz nicht mehr tastbar. Leuko 7800. Ausstrich: St. 6 %, Segm. 17 %, Ly 63 %, Mononukl. 14 %. Senkung 14/40.

11. Tag: 4. Gabe Eigenblut C 7.

14. Tag: Alles in Ordnung. „Sei nicht mehr zu bremsen!"

17. Tag: Blutbild normal. Senkung 5/17.

Icterus infectiosus

Der Icterus inf. ist nach meinen Erfahrungen im Kindesalter symptomarm. Außer der gelblichen Verfärbung der Skleren, dem dunklen Urin, den hellen Stühlen und der Appetitlosigkeit ist wenig herauszuholen.

Ich habe **bei fehlenden Symptomen** im allgemeinen mit gutem Erfolg die folgenden 3 Mittel im Wechsel gegeben.

Chelidonium D 3	**Dick-gelb belegte Zunge.** Urin mit gelblichem Satz. **Lebergegend druckschmerzhaft.** B durch Wärme, Heißtrinken.
Merc. dulc. D 3	Breite, **belegte, feuchte Zunge,** Zahneindrücke. **Fötor ex ore.** Durst. **Nachtschweiße.**

Phosphor — Schwächliche, inappetente Kinder.
D 6 — **Erbrechen bald nach dem Essen.**

Seltener sind angezeigt:

Carduus mar. — Juckreiz.
D 3 — Bitterer Mundgeschmack.

China — **Große Schwäche.**
D 4 — Schmerzhaft vergrößerte Leber.
Anämie.

Dolich. pr. — **Starker Juckreiz.**
D 3

Podophyllum — Vergrößerte, schmerzhafte Leber.
D 4 — **Kind verlangt, daß man den Bauch** (die Lebergegend!) **reibt,** was ihm offenbar gut tut.
Stinkende, gelbliche Stühle, massig.
Entleerung bald nach dem Erwachen.

Eigenblut — Oft als alleiniges Mittel. Zunächst eine Gabe alle 4 Tage, nach Abklingen alle 8 Tage über längere Zeit.
C 7

Zur Nachbehandlung

China — Schwäche, **Müdigkeit.**
D 4 — **Anämie.**

Podophyllum — Länger anhaltende, **kopiöse Durchfälle.**
D 4

Leberzirrhose mit und ohne Aszites

Arsen — Abmagerung und **extreme Schwäche.**
D 6—D 12 — **Unruhe und Durst.**
Großes Wärmebedürfnis.

Aqua Quassiae ⊖ — Bewährtes Mittel ohne besondere Symptome.

Chelidonium — Symptome wie oben.
D 3

Phosphor — Bei entsprechender Konstitution.
D 6

Eigenblut — Alle 8 Tage eine Gabe für 6 Wochen, dann C 9 in gleicher Weise.
C 7

5¾ Jahre altes Mädchen. Vor 6 Wochen Gelbsucht, die rasch abklang. Vor 2½ Wochen erneut Gelbfärbung der Haut und der Skleren. Behandlung mit Diät, Darmspülungen, *Insulin, Traubenzucker, Campolon, Bilival.* Wegen Zunahme des Bauchumfangs vor 4 Tagen Punktion. Entleerung von 1½ l Aszitesflüssigkeit. 3 Tage später nochmalige Punktion. Danach Einweisung in die Kinderklinik.

Befund: Abgemagertes Kind. Starker Ikterus. Bauch hochgradig aufgetrieben, so daß sich das Kind im Bett nicht aufsetzen kann. Leber und Milz sind nicht zu beurteilen. Ödeme an Füßen und Unterschenkeln.

Behandlung mit Diät, Kurzwellen, *Salyrgan,* Bauchpunktionen. Nach 14 Tagen noch keine Besserung. Jetzt homöopathische Verordnung von *Aqua Quassiae* und *Chelidonium majus* D 3, je 2mal täglich 3 Tropfen. Nach 3 Tagen verminderter Urinausscheidung überschießende Diurese. Nach 7 Tagen Aszites nicht mehr nachweisbar. Die harte Leber überragt den Rippenbogen um 2 Querfinger. Nach 5½ Wochen Entlassung. Es besteht noch eine geringe Gelbfärbung der Skleren und eine unbedeutende Lebervergrößerung. Nachuntersuchung nach 1½ Jahren: Guter Allgemeinzustand, Kind fühlt sich wohl. Kein Ikterus. Die harte Leber ist noch eben am Rippenbogen zu tasten.

Keuchhusten

Die vorbeugende Impfung gegen Keuchhusten – meist in Form der kombinierten DPT-Impfung – vermag den Keuchhusten nicht ganz zu verhüten, mildert aber seinen Verlauf, so daß er oft nur in Form eines Bronchialhustens auftritt. Die Zählung der Leukozyten (über 15 000) kann unter Umständen den spezifischen Charakter des Hustens aufklären.

Die homöopathische Behandlung ist aussichtsreich, erfordert allerdings eine genaue Erhebung der Anamnese. Die Dauer der Krankheit läßt sich bei richtiger Wahl des Simile auf etwa 3 Wochen reduzieren, in besonders glücklichen Fällen sogar auf einige Tage. – Es muß aber eine Einschränkung gemacht werden: Bei Säuglingen in den ersten Lebensmonaten sollte man wegen der hohen Mortalität und der Schwierigkeit, die Modalitäten herauszufinden, auf Antibiotika nicht verzichten.

VOISIN empfiehlt in der Inkubation und auch als Vorbeugungsmittel eine Gabe *Pertussin* C 7, bei Ausbruch des Keuchhustens alle 5 Tage eine Gabe *Pertussin* C 5. Die gleichen oder besseren Dienste leistet potenziertes *Eigenblut,* alle 2–3 Tage eine Gabe C 5, bei Besserung C 7 in Abständen von einer Woche. An den Zwischentagen gibt man das homöopathische Simile.

Arnica D 4—D 30	Angst und Unruhe. **Tiefrotes Gesicht.** Heißer Kopf, kalte Extremitäten. **Blutiger Auswurf, Nasenbluten,** Konjunktivalblutungen. **Das Kind schreit vor dem Anfall** oder gibt sonstwie zu erkennen, daß es den Anfall kommen fühlt. Husten schmerzhaft, Kind weint nachher. V vor Mitternacht, durch Bewegung, Weinen, Ärger.

2½jähriges Mädchen. Typische Keuchhustenanfälle. Nächtliche Verschlimmerung. Bleibt während des Anfalls aus, wird blau, steift den Kopf in den Nacken, erbricht Speise und Schleim. – *Belladonna* und *Cuprum arsenicosum* bringen keine Besserung. Die Anfälle werden sogar häufiger, wenn auch nicht schlimmer. Der Schleim ist jetzt von zäher, blutiger Beschaffenheit. – Kind fühlt die Anfälle kommen, klammert sich ängstlich an die Mutter und weint. Aufgrund dieser Symptome – Vorfühlen und Blutungsneigung – nun *Arnica* D 4, 4mal täglich 1 Gabe. Schon in der darauffolgenden Nacht nur 3 Anfälle. Nach 4 Tagen ist der Husten so gering, daß das Kind nicht mehr davon wach wird. Die Potenzfrage bei *Arnica* ist manchmal schwierig. In einem Fall mußte ich von D 4 auf D 3, in einem anderen Fall auf D 30 (1 Gabe) übergehen, um einen schnellen Erfolg zu erzielen.

Belladonna
D 6—D 12

Gesicht im Anfall rot, weite Pupillen.
Husten trocken, bellend.
Weinen vor dem Anfall (nicht so typisch wie bei Arnica).
Anfall **ausgelöst durch Bewegung,** Weinen, Berührung.
V **nach dem 1. Schlaf,** im Liegen, beim Erwachen.

Ein 4jähriges Mädchen leidet seit 2–3 Wochen an einem Keuchhusten. Die Anfälle sind nur mittelschwer und treten auch nicht allzu häufig auf, nachts sozusagen überhaupt nicht. Die Mittelwahl ist schwer. Ich entschließe mich deshalb zum Konstitutionsmittel, das eindeutig *Belladonna* ist. D 6 bringt eine erhebliche Verschlimmerung. Zum ersten Mal treten auch nachts gehäufte Anfälle auf, um dann in den nächsten Tagen fast ganz zu verschwinden. Die Potenz war – da ich die Konstitution treffen wollte – sicherlich zu tief gewählt. D 12 wäre besser gewesen.

Cina
D 4—D 6

Dunkelhaarige, **reizbare Kinder.**
Würmer!
Schwere Hustenanfälle mit Streckkrämpfen.
Hustenanfälle tags und nachts in gleicher Schwere.
Nach den Anfällen große Erschöpfung (Corall. r., Cupr.).
Hustenanfälle **endigen mit Niesen** (Senega) oder mit Schluckbewegungen.
V durch die geringste Bewegung, durch Ärger.

Coccus cacti
D 3—D 4

Weithin hörbares Rasseln.
Schleim fadenziehend, klar.
Urin sauer mit rötlichem Sediment.
V **beim Erwachen,** durch Wärme, Bewegung, Herumtollen.
B durch kalte Luft, kaltes Trinken.

Kind 10 Monate alt. Vor 10 Tagen Masern. Seit einigen Tagen ziehender Husten mit nächtlicher Verschlimmerung, besonders aber morgens gegen 6 Uhr. Der erbrochene Schleim ist fadenziehend, der Urin sauer mit rötlichem Satz.

Wegen der Masernanamnese stehen neben *Coccus cacti* auch *Morbillin* und *Pulsatilla* zur Wahl. Da aber die Hauptsymptome von *Coccus cacti* gegeben sind, entschließe ich mich für dieses Mittel mit dem Ergebnis, daß der Husten nach 3 Tagen schon fast behoben war.

Corall. r. D 3

Schnappen nach Luft vor dem Anfall (als einziges Mittel), dann erst beginnt der
Husten **in schnell aufeinanderfolgenden, kurzen Attacken.**
Nachher Nasenbluten und große Erschöpfung (Cina, Cupr.).
Gesicht schon vor dem Anfall dunkelrot.

Cupr. ars. D 4

Schwere, **langdauernde Anfälle.**
Lange, hustenfreie Pausen.
Zyanose des Gesichts, Kälte und Bläue der Extremitäten.
Krämpfe tonisch-klonisch (Cina tonisch) mit Bewußtlosigkeit.
Hustenanfall endet mit Erbrechen.
Nach dem Anfall große Erschöpfung (Cina, Corr. rubr.).
V nachts.

Ein praktischer Arzt ruft mich an, ich möchte zu einem Keuchhustenkind kommen, das in einem desolaten Zustand sei. Es bestehe akute Lebensgefahr.

Bei meiner Ankunft erlebe ich einen äußerst schweren Hustenanfall. Das Kind atmet kaum noch, ist dunkelblau, steif wie ein Brett, die Augen verdreht. Nach Angabe der Mutter treten diese Anfälle besonders nachts auf. Verordnung *Cuprum arsenicosum* D 4. In der folgenden Nacht nur eine Hustenattacke. Auch in den nächsten Tagen nur einzelne Hustenanfälle. – Der Kollege fragt empört: „Warum sagt man uns davon nichts auf der Universität?"

Drosera D 6—D 30

Rasch aufeinanderfolgende Hustenstöße.
Erbrechen von Speise und Schleim.
Blutiger Schleim (Arn.), **Nasenbluten** (Arn., Corall. r.)
Keine Erschöpfung nach dem Anfall, Kinder spielen sofort weiter.
V von 24—1 Uhr.

Kein anderes Mittel hat eine so ausgesprochene Verschlimmerung in der ersten Stunde nach Mitternacht wie *Drosera.* Auf dieses Symptom hin gab ich *Drosera* bei einem schon viele Wochen bestehenden Keuchhusten, den ich vergeblich mit homöopathischen Mitteln behandelt hatte, wonach schon in der ersten Nacht Linderung und bald Heilung eintrat.

Die Potenzfrage ist bei *Drosera* schwierig. In diesem Fall gab ich nur ein einziges Mal D 30, in anderen Fällen mußte ich bis D 6 heruntergehen.

Ipecac. D 4—D 30

Kraftloser, trockener **Husten,** oder
hörbares Rasseln, **ohne daß Schleim ausgehustet wird.**

Elendes, blasses Aussehen.
Brechwürgen bei reiner oder wenig belegter Zunge.
Blutungsneigung (nicht so ausgesprochen wie bei Arn. und Dros.).
Erschöpfung nach dem Anfall, aber nur für **kurze** Zeit.

7jähriges Mädchen mit typischen Keuchhustenanfällen, tags ungefähr 6mal, nachts alle ½ Stunde. Das Aussehen ist blaß, nur im Anfall kongestive Röte, nachher erschöpft. Die Atmung ist rasselnd, aber wegen der Schwäche kann nichts ausgehustet werden. Das Kind ist appetitlos. Die wenige Nahrung, die es zu sich nimmt, wird nach kurzer Zeit kraftlos erbrochen. Die Zunge ist intensiv rot.

Ipecacuanha D 30, eine Gabe. Nach 2 Tagen tags kein Anfall, nachts 2 Anfälle. Nach weiteren 5 Tagen noch leichter, katarrhalischer Husten. Allgemeinbefinden wesentlich gebessert.

Kal. carb. D 6	**Große Schwäche.** **Gedunsenes, blasses Gesicht.** Säckchenbildung der oberen Augenlider. Anfälle gehäuft nach Mitternacht, Höhepunkt 3—4 Uhr. Erstickungsgefühl. **Kälte und Luftzug lösen den Anfall aus.**
Mephitis put. D 6	**Heftigste Anfälle,** Kind erstickt fast. **Nach dem Anfall schreit das Kind auf.** Kein oder wenig Auswurf. Brechneigung. V nachts und beim Niederlegen. B **durch Kälte** (anders Kal. carb.), auch kalte Waschungen.
Pulsatilla D 6—D 12	Paßt immer, wenn ein Keuchhusten **im Anschluß an Masern** auftritt.
Senega D 1—D 3	**Schlaffe, dicke, gedunsene Kinder.** Anfälle mit Zyanose. **Niesen** während und besonders am Ende des Hustenanfalls (Cina). Das hervorragendste Symptom von Senega ist der Niesreiz. Wenn er vorhanden ist, kann man mit ziemlicher Sicherheit auch schwere Keuchhustenanfälle in kurzer Zeit bessern.

Für heruntergekommene Patienten und wenn der Keuchhusten sich lange hinzieht, kommen 3 weitere Mittel in Frage.

Carbo veg. D 12	Andauernde Hinfälligkeit, **elendes blasses Aussehen.** **Kühle Extremitäten,** insbesondere abends im Bett. Schlechter Appetit, Unverträglichkeit von Fett. **Bauch durch Blähungen aufgetrieben.**
Chin. ars. D 4	Symptome wie bei Carbo veg., aber mehr **Durst.** **Anämie.**
Veratr. a. D 4	**Äußerste Erschöpfung,** großes Schlafbedürfnis. Kraftloser Husten, **im Anfall leichenblaß.** Kalte **Stirnschweiße.**

Die Behandlung der **Komplikationen** (Pneumonie, Enzephalitis-Meningitis) erfolgt am sichersten mit einer Eigenblutnosode. Vgl. dazu das Kapitel „Behandlung mit potenziertem Eigenblut".

Wegweiser zur Erleichterung der Mittelwahl

Gesicht im Anfall

blaß	Kal. carb., ödematös Veratr. a., kalte Stirnschweiße
rot	Arnica, tiefrot Belladonna, hochrot Corall. r., dunkelrot
zyanotisch	Cupr. ars. Senega

Blutungsneigung	Arnica Cina Corall. r. Drosera Ipecac. Phosphor (Petechien)
Brechneigung	Coccus c., zäher Schleim Cupr. ars. Drosera, Speise Ipecac., Brechwürgen Mephitis put.
Krampfneigung	Cina, vorwiegend tonisch Cupr. ars., tonisch-klonisch

Auslösende Ursachen des Anfalls

Ärger	Arnica Cina
Berührung	Belladonna
Bewegung	Arnica Belladonna Coccus c. Cupr. ars.
Kälte	Ipecac. Kal. carb.
Luftzug	Kal. carb.
Wärme	Coccus c.

Vor dem Anfall

Weinen	Arnica Belladonna
Schnappen nach Luft	Corall. r.

Nach dem Anfall

Erschöpfung	Cina Corall. r. Cupr. ars. Ipecac.
keine —	Drosera
Niesen	Cina Senega
Weinen	Arnica Mephitis put.

V durch

Kälte	Ipecac. Kal. carb.
Schlaf	Arnica Belladonna
Wärme	Coccus c.

B durch

Kälte	Coccus c. Mephitis put.
Wärme	Kal. carb.

Zeiten der Verschlimmerung

Im 1. Schlaf	Belladonna
Vor Mitternacht	Arnica Belladonna Carbo veg.
Nach Mitternacht	Drosera, 24—1 Uhr Kal. carb., 3—5 Uhr
Die ganze Nacht	Cupr. ars. Mephitis put.
Morgens	Belladonna, beim Erwachen Coccus c., beim Erwachen

Tuberkulose. Indikationen für Tuberkulin

Seit der Einführung der Tuberkulostatika mit ihren unbestreitbaren Erfolgen ist die homöopathische Behandlung der Tuberkulose dem praktischen Arzt weitgehend entzogen, zumal fast jedes tuberkulosekranke Kind einer Heilstättenbehandlung zugeführt wird. Trotzdem bleibt für uns homöopathische Ärzte noch einiges zu tun.

Das Hauptmittel ist Tuberkulin. Unterstützend kommen die Konstitutionsmittel zum Zuge, vor allem Arsen, Calc. carb., Calc. phos., Jodum, Natr. mur., Phosphor, Silicea und Sulfur.

Bei der Drüsentuberkulose würde ich Silicea (nicht unter D 12) und bei der Bauchdrüsentuberkulose – auch mit Aszites – Abrotanum in tiefen Potenzen allen anderen homöopathischen Mitteln vorziehen.

Bei den folgenden Krankengeschichten beschränke ich mich mit einer Ausnahme auf die Fälle, bei denen Tuberkulin als einziges homöopathisches Mittel gegeben wurde. Die Beweiskraft der Homöotherapie – auch der Hochpotenzen – wird dadurch erhöht.

Indikationen für Tuberkulin

1. Kinder, die dem Tuberkulinbild entsprechen, ohne mit Tuberkelbazillen infiziert worden zu sein.

Es sind magere, schlaffe Kinder mit flachem Brustkorb. Sie sind ewig müde, trotzdem unruhig, nervös mit Verlangen nach ständiger Veränderung. Sie haben eine Abneigung gegen die geringste geistige oder körperliche Anstrengung, neigen zu Erkältungsinfekten bei Kälte und jedem Wetterwechsel, zu Schweißen in der 2. Nachthälfte. Geistig sind sie frühreif, reizbar. – Alle Symptome bessern sich in frischer Luft.

Das Tuberkulinbild findet sich im Säuglingsalter fast nie, am häufigsten bei Schulkindern.

2. Kinder, die nachweislich mit Tuberkelbazillen infiziert worden sind, also eine positive Tuberkulinprobe aufweisen (ohne vorhergehende BCG-Impfung).

Dazu gehören:

a) **Frühfälle ohne Organmanifestation**. Die Diagnose ist heute leider erschwert durch die bis vor einigen Jahren fast allgemein durchgeführte BCG-Impfung. Ist aber die vordem negative Tuberkulinprobe in jüngster Zeit positiv geworden, so ist eine Behandlung mit Tuberkulin in jedem Fall – unabhängig von den Symptomen – angezeigt. Man ist immer wieder überrascht, in wie kurzer Zeit nach einer einzigen Gabe Tuberkulin eine Wendung zum Besseren eintritt, insbesondere was die Stimmung, den Schlaf und den Appetit angeht.

8jähriger Junge. Seit einigen Wochen ist das Kind nicht mehr so gut dran wie früher. Es ermüdet leicht, ißt schlecht und hat infolgedessen erheblich an Gewicht abgenommen. Auch die Schulleistungen lassen nach. Die körperliche Untersuchung ergibt nichts von Belang. Aber der vor einem Jahr noch negative Moro ist jetzt positiv.

Verordnung: 2 Tropfen Tuberkulin Koch D 200 in der Praxis. Nach 4 Wochen ist das Kind kaum wiederzuerkennen. Es ist – wie die Mutter sagt – wieder der alte Junge: frisch und leistungsfähig. Gewichtszunahme 2 kg. – Das Kind bekommt noch 3mal im Abstand von 6 Wochen eine Gabe Tuberkulin D 200. Zu einer manifesten Tuberkulose ist es nicht gekommen.

b) Das Erythema nodosum als Übergang zu den Fällen von Organtuberkulose. Es ist im Kindesalter nur selten nicht tuberkulöser Genese und geht im allgemeinen der Organtuberkulose voraus.

3jähriges Mädchen. Die Mutter klagt, daß das Kind noch nicht trocken sei. Auch bleibe es manchmal aus, wenn ihm etwas nicht passe. Bei der routinemäßigen Untersuchung fallen blaue Flecken an den Schienbeinen auf, eigentlich nicht viel mehr als man auch sonst an Kinderbeinen zu sehen gewohnt ist. Der zunächst nur vage Verdacht auf ein Erythema nod. wurde durch die beschleunigte Senkung von 40/80 bestärkt und später durch die positive Tuberkulinprobe bestätigt.

Nach einer Gabe Tuberkulin Koch D 200 bleibt das Kind auch in den folgenden Wochen unauffällig. Die gewohnten Begleiterscheinungen des Erythema nod. wie Fieber, Nachtschweiße, Gelenkbeschwerden bleiben aus. Die Senkung geht auf 25/50 zurück. Das Allgemeinbefinden ist gut, die Gewichtszunahme erfreulich. Ausschlaggebend für die Verordnung von Tub. war lediglich die Diagnose.

c) Die Fälle von Organtuberkulose. Meine Beobachtungen erstrecken sich nur auf solche von **Hilus-Lungentuberkulose** und auf die Nachbehandlung von tuberkulöser Meningitis. Auch hier ist Tuberkulin ein nicht zu unterschätzendes Heilmittel, selbst dann, wenn neben der Nosode Tuberkulostatika gegeben werden.

Ein 9 Monate alter Säugling wird wegen einer beidseitigen Hilus- und rechtsseitigen Lungentuberkulose seit 2½ Monaten stationär mit Neoteben behandelt. Mit dieser Behandlung gelang es bisher nicht, den Prozeß zum Stillstand zu bringen. Das Kind hat leichte Temperaturen und nimmt schlecht an Gewicht zu. Die Blutsenkung ist 40/90.

Als ich das Kind übernahm, gab ich eine Gabe Tuberkulin Koch D 200 oral und setzte im übrigen die Behandlung mit Neoteben fort. Das Kind beginnt nun besser zu essen und nimmt in den nächsten 4 Wochen 1 040 g an Gewicht zu, während es in den letzten 4 Wochen vor der Behandlung mit Tuberkulin 20 g abgenommen hatte. Die Blutsenkung betrug nach 3 Wochen 32/65 und nach weiteren 4 Wochen (das Kind hatte inzwischen eine weitere Gabe Tuberkulin D 200 erhalten) 6/12. Das Röntgenbild zeigte nun erstmals eine Rückbildung des Lungenprozesses. Auch in den nächsten Monaten machte das Kind in jeder Beziehung gute Fortschritte und konnte nach etwa einem halben Jahr geheilt entlassen werden.

3jähriges Mädchen. Seit Monaten schlecht gegessen, sonst nichts aufgefallen. Im Röntgenbild Hilustuberkulose mit perihilärem Infiltrat und Interlobärpleuritis. Der Lungenarzt empfiehlt Heilstättenbehandlung. Bis dahin sollen Tuberkulostatika verabreicht werden. Ich versuchte es zunächst ohne diese mit einer Gabe Tuberkulin Koch D 200. Das abgemagerte Kind erholte sich daraufhin prächtig. Die Blutsenkung ging in 14 Tagen von 19/45 auf 2/6 zurück. Entsprechend besserte sich auch der Röntgenbefund. Als nach 4 Monaten der Antrag auf Heilstättenkur genehmigt wurde, hielt der Lungenarzt eine solche eigentlich nicht mehr für notwendig. Das Kind hatte bis zu diesem Zeitpunkt im ganzen 3 Gaben Tuberkulin D 200 bekommen.

Die Behandlung ausschließlich mit Tuberkulin erfolgte nicht ohne Bedenken. Wäre nicht in kurzer Zeit eine deutliche Besserung eingetreten, würde ich nicht auf Tuberkulostatika verzichtet haben.

Die Behandlung der akuten **tuberkulösen Meningitis** wird allophatisch in Kliniken durchgeführt. Es fehlen Erfahrungen, ob durch zusätzliche homöopathische Mittel ein besserer Heilerfolg erzielt werden könnte.

Die Behandlung der **Restzustände der tuberkulösen Meningitis** gehören – ich möchte sagen ausschließlich – in das Aufgabengebiet der Homöotherapie. Da Fälle dieser Art selten sind, möge hier ein einschlägiger Krankheitsfall folgen, obwohl es sich um einen erwachsenen Patienten handelt. Der Facharzt soll sich gemäß der Berufsordnung für Ärzte auf sein Fachgebiet beschränken. Hin und wieder aber steht der Kinderarzt vor der Entscheidung, ob er das Berufsethos über die Paragraphen stellen darf, dann nämlich, wenn er überzeugt ist, einem Kranken, dem anderweitig nicht geholfen wird, durch seine spezifische Heilweise helfen zu können. So wie in folgendem Fall.

> 26jähriger Postbeamter. 5½ Monate Krankenhausbehandlung wegen tuberkulöser Meningitis. 9 Monate nach der Entlassung Rückfall mit 40 Temp., Erbrechen, Kopfschmerzen. Zweite stationäre Behandlung für 5½ Monate mit der Entlassungsverordnung von Polybion und Nicoteben. Nach 8 Monaten nimmt er die Arbeit versuchsweise wieder auf. Der Dienst am Schalter fällt ihm schwer wegen anhaltender heftiger Kopfschmerzen, Schwindel und Ohrensausen. Auf Drängen der Ehefrau übernehme ich die Behandlung. Nach Absetzen aller anderen Medikamente gebe ich dem Patienten 3 Tropfen Tuberkulin Koch D 200. In den ersten Tagen steigern sich die Kopfschmerzen bis ins Unerträgliche. Dann gehen im Laufe einer Woche alle Beschwerden bis auf ein leises Singen im Ohr zurück. Etwa alle 2 Monate klingen die alten Beschwerden wieder an und gehen dann jedesmal auf eine Gabe Tuberkulin D 200 zurück. Pat. ist seit der Behandlung voll arbeitsfähig. Beobachtung 14 Monate.

d) Folgen von BCG-Impfungen, wenn es sich hier auch nur um eine Infektion mit abgeschwächten Tuberkelbazillen oder deren Toxineinwirkungen handelt. Die Behandlung der oft schlecht heilenden lokalen Knötchen- bzw. Geschwürsbildungen mit Tuberkulin Koch D 200 hat sich bewährt. Vgl. die Krankengeschichten in dem Kapitel Schutzimpfungen.
Ein weiterer Fall:

> Ein 8jähriges Mädchen leidet unter einem flächenhaften, impetiginösen Ausschlag in beiden Achselhöhlen, der auf die angrenzenden Brustpartien übergeht. Hausärztliche Behandlung mit verschiedenen Salben war erfolglos. Die Mutter fragte mich nun, ob der Ausschlag vielleicht eine Folge der vor 14 Tagen stattgefundenen BCG-Impfung sein könnte. Der Hausarzt hielte das nicht für möglich. Vor der Impfung aber habe das Kind nie etwas mit der Haut zu tun gehabt. Ich sagte ihr, daß ich etwas Ähnliches als Impffolge auch noch nicht gesehen hätte, wenn aber die Tropfen helfen würden, dann sei es so gewesen. 2 Tropfen Tuberkulin D 200 brachten den Ausschlag ohne äußere Behandlung in einigen Tagen zur Abheilung.

3. Kinder, die nachweislich nicht infiziert sind, aber an einem tuberkulotoxischen Geschehen leiden. Hierher gehören die Fälle mit hereditärer tuberkulöser Belastung.

Ein 6 Wochen alter Säugling leidet seit der Geburt an durchfälligen Stühlen. Alle diätetischen Maßnahmen wie auch ein 4wöchiger Aufenthalt in einer Kinderklinik bringen keine Besserung. Bei Erhebung der Anamnese erfahre ich, daß der Vater des Kindes eine Lungentuberkulose durchgemacht hat, aber schon seit Jahren geheilt ist. Die Mutter ist immer gesund gewesen. Da das Kind nicht gedeiht – es hat seit der Geburt fast nichts an Gewicht zugenommen – kann man sich die Verzweiflung der Mutter vorstellen. Nach einer Gabe Tuberkulin Koch D 200 waren die Stühle am nächsten Tag normal. Das Kind entwickelte sich in den nächsten Wochen ohne Änderung der Nahrung zu einem gesunden, normalgewichtigen Säugling.

5 Monate alter, gesunder, eher dicker als magerer Säugling. Die Mutter hat 2 Jahre vor der Geburt eine Lungentuberkulose durchgemacht. Das Kind, das sich bislang gut entwickelte, will seit Tagen nicht mehr essen. Weiter ist der Mutter nichts aufgefallen, kein vorhergehender Infekt, keine Darmverstimmung noch sonst etwas.

Das Kind bekommt in der Sprechstunde 5 Kügelchen Tuberkulin Koch D 200. Ab nächsten Tag hatte es wieder normalen Appetit. Die Mutter war überrascht und mißtrauisch zugleich. „Von den paar Kügelchen?!“ Nach 6 Wochen kommt die Mutter: „Es will wieder nicht essen!“ Nochmals Tuberkulin D 200 und nach weiteren 2 Monaten nochmals dasselbe. Die Mutter: „Sie können es mir glauben oder nicht, wenn ich nach Hause komme, ißt das Kind wieder.“ Ich glaubte es gerne! – Dann kam die Mutter eines Tages wieder und sagte nur: „Wir brauchen die Kügelchen!“ Ich gab sie dem Kind und war froh, diesen Fall so schnell erledigt zu haben. Aber nach einigen Tagen war die Mutter wieder da und sagte lakonisch: „Nichts geholfen!“ Darauf untersuchte ich das Kind und mußte eine Otitis med. feststellen. So wird man bestraft, wenn man routinemäßig behandelt.

Dieser Fall ist auch in anderer Hinsicht lehrreich. Er widerlegt die immer wieder vorgebrachte Behauptung, daß die Hochpotenzen nur durch die Suggestivkraft des behandelnden Arztes wirken.

4 Monate alter Säugling. Seit der Geburt von der Mutter, die eine Lungentuberkulose hat, getrennt. Das Kind will seit einiger Zeit nicht mehr trinken und nimmt nicht mehr an Gewicht zu. Zur Zeit akuter Infekt, Husten und Schnupfen. Der Großvater ist Kinderarzt, der Vater Internist, die Mutter ebenfalls Ärztin. Ich war etwas nervös, als ich diesen „Anders-

gläubigen" eine homöopathische Behandlung mit Tuberkulin, dazu noch in Hochpotenz, vorschlug. Aber eine Gabe D 200 tat ihre Schuldigkeit: nach 2 Tagen trank das Kind wieder und entwickelte sich in der Folgezeit normal.

4. Krankheiten, die keine direkten Beziehungen zur Tuberkulose haben, die aber erfahrungsgemäß auf Tuberkulin gut reagieren.

a) **Otitis med.** Tub. Marm. D 18	bei plötzlichem, hochfieberhaftem Beginn mit starker Schmerzhaftigkeit, evtl. neben den angezeigten homöopathischen Mitteln.
Tub. Aviaire D 18	bei schleichendem Beginn, geringer Schmerzhaftigkeit, Schwerhörigkeit. Schwächliche, appetitlose Kinder.
Tub. Koch D 18	bei perforierter Otitis mit purulentem, stinkendem Sekret. Die homöopathische Behandlung der akuten Otitis verhindert nicht die Neigung zu Rezidiven. Eine Nachbehandlung mit Tuberkulin Aviaire D 18, 3mal eine Gabe im Abstand von 14 Tagen, ist ratsam.
b) **Tonsillenhypertrophie** Tub. Marm. D 18	alle 14 Tage eine Gabe über längere Zeit.
c) **Asthma bronchiale** Tub. Aviaire D 18	Beginn mit fieberhaftem Infekt. Alle 2–3 Wochen eine Gabe über längere Zeit als Zwischenbehandlung.
d) **Schlafstörungen** Tub. Koch D 200	Zweite Nachthälfte gestört. Kopfrollen. Erwachen mit Angst. Wenn auf die erste Gabe keine Änderung eintritt, ist Tub. nicht angezeigt.
e) **Kopfschmerzen** Tub. Koch D 18	Nach jeder Anstrengung, nach Schularbeiten. Alle 2–3 Wochen eine Gabe.
f) **Neurodermitis Lidrandekzem** Tub. Koch D 30—D 200	auf tuberkulösem Terrain. Alle 4 Wochen eine Gabe neben homöopathischer Behandlung.
g) **Albuminurie** Tub. Marm. D 18	Symptomloser Verlauf. Als Zwischengabe neben anderen homöopathischen Mitteln.
h) **Zystitis** Tub. Koch C 200—1000	Alle 4 Wochen eine Gabe, evtl. neben anderen homöopathischen Mitteln.

i) **Rheumatoide Arthritis**
Tub. Koch
D 200

3¾jähriges Mädchen. Seit einem Jahr ist das Kind viel müde, will nicht mehr laufen, geht steif. Dann bemerkten die Eltern eine Schwellung beider Knie, später auch des rechten Hand- und linken Ellbogengelenks. Vom Hausarzt wurde eine Kniegelenkspunktion gemacht, danach erfolgte Überweisung an einen Universitätsprofessor. Behandlung: Penizillin und lokale hyperämische Maßnahmen.
Seit 3 Monaten ist das Kind bettlägerig.

Befund: Rechtes Kniegelenk verdickt. Passive Streckung bis etwa 150 Grad möglich. Linkes Kniegelenk: Bewegungen leicht eingeschränkt. Umfangsdifferenz der Kniegelenke 1 cm. Linkes Ellbogengelenk läßt sich nicht ganz durchstrecken. – Rechtes Handgelenk „flossenförmig“, nur minimale Beuge- und Streckbewegung möglich. Gang unbeholfen, steif, schont das rechte Bein und drückt das linke Knie nicht durch.

Senkung 15/35. Moro neg.

Ich erinnerte mich nun an einen Fall, der von Dr. STOCKEBRAND erfolgreich mit Tuberkulin behandelt worden war, und gab dem Kind Tuberkulin Koch D 200, 0,5 ccm sc. Nach Ablauf von 14 Tagen soll Sulfur D 6 gegeben werden, 3mal tgl. 3 Tropfen. Tuberkulin wurde gegeben aus der Erfahrung am Krankenbett, Sulfur wegen seiner engen Beziehungen zu chronischen Gelenkerkrankungen.

5 Wochen später beginnende Beweglichkeit im rechten Handgelenk wird von der Mutter als Besserung registriert. Senkung 16/28. – Nach weiteren 3 Wochen nun auch bessere Beweglichkeit in beiden Knien. – Nach weiteren 5 Wochen: Flossenform des rechten Handgelenks weniger ausgeprägt, Handgelenke besser konturiert. Über die Beweglichkeit der Knie habe ich mir an diesem Tag leider keine Notizen gemacht. – Senkung 7/18. 2. Gabe Tuberkulin D 200.

7 Wochen später die 3. Gabe Tuberkulin, zugleich aber wegen einer beträchtlichen sekundären Anämie (Hb 59%) Ferr. phos. D 3. 8 Monate nach der 1. Konsultation: Geringe Sperrung im linken Ellbogen- und rechten Handgelenk. Die übrigen Gelenke frei beweglich und nicht schmerzhaft.

$1^1/_2$ Jahre später Rezidiv. In der Zwischenzeit keine Behandlung. Rechtes Kniegelenk geschwollen. Umfangsdifferenz gegenüber links 2 cm. Senkung 32/60. Das Kind macht zu gleicher Zeit einen Keuchhusten durch. Behandlung wie oben! Nach 4 Wochen ist das Knie abgeschwollen, die Senkung normal. – Auch in der Folgezeit treten bei Infekten immer wieder leichtere, vorübergehende Gelenkbeschwerden auf, die ohne Behandlung verschwinden. Beobachtung über 10 Jahre.

Die rheumatoide Arthritis ist selten. Wichtiger für die Praxis sind die nicht so seltenen abortiven Fälle.

3jähriger Junge. Die einzige Angabe der Mutter: „Der Junge will nicht mehr laufen." Das Kind schont beim Gehen das rechte Bein. Das Knie ist leicht geschwollen, die Senkung 24/45, die Tuberkulinprobe neg. Das Kind bekommt in der Praxis 2 Tropfen Tuberkulin Koch D 200. Nach 8 Tagen keine Klagen mehr, Knie abgeschwollen, Senkung normal.

Man könnte hier auch an eine Infektarthritis denken, aber ein Infekt war nicht nachweisbar. Auch hätte Tuberkulin dann wohl keine Wirkung gehabt.

Wie unterscheiden sich die Indikationen von Tuberkulin in der Kinderpraxis von denen in der Erwachsenenpraxis?

1. Die Verordnung erfolgt weniger häufig aufgrund der Ähnlichkeitssymptome als aufgrund der Diagnose. Tuberkulinsymptome können ganz fehlen oder es sind nur Einzelsymptome vorhanden wie Inappetenz, Schweiße, Appetitlosigkeit oder durchfällige Stühle, Symptome, die auch vielen anderen Arzneibildern zugehören. Treten besondere Symptome auf, die dem Tuberkulinbild nicht entsprechen aber auf Tuberkulin reagieren, dann sollten diese als Erfahrungen am Patienten in die Arzneimittellehre aufgenommen werden.

2. Die vorhergehende Drainage, die bei Erwachsenen angezeigt ist, ist bei Kindern nicht erforderlich, auch nicht bei floriden Lungenprozessen. Ich habe niemals bedrohliche Erstverschlimmerungen gesehen.

3. JULIAN [1]) schreibt: „Tuberkulin braucht lange Zeit, um seine Wirksamkeit zu manifestieren" und SCHILSKY [2]): „Tuberkulin hilft nicht von heute auf morgen." Demgegenüber stehen die Erfahrungen bei Kindern: Tuberkulin wirkt – wenn angezeigt – in wenigen Tagen, ja manchmal in einigen Stunden.

---

[1]) JULIAN: Materia medica der Nosoden. 5. Aufl., Karl F. Haug Verlag, Heidelberg 1983.
[2]) SCHILSKY: Mündliche Mitteilung.

KENT schreibt: „Es wird immer wieder behauptet, daß alles, was zu Syphilis Beziehungen habe, mit Syphillinum behandelt werden müsse, und so auch Tripper mit Medorrhinum, ... Tuberkulose mit Tuberkulinum und so weiter. Das wird eines Tages außer Gebrauch kommen, denn es ist Isopathie und keine reine Homöopathie." KENT kann sich dabei nicht auf HAHNEMANN [3]) berufen, der zwar die Isopathie zunächst ablehnt, aber – so sagt er im Organon – „bis eine so unwahrscheinliche Behauptung durch unzweifelhafte Beobachtungen und Erfahrungen bestätigt worden ist". Diese von HAHNEMANN geforderte Bestätigung ist durch die Praxis erbracht worden.

[3]) HAHNEMANN: Vorwort zum „Organon". 6. Auflage. Leipzig 1921.

Krankheiten der Nieren und der Blase

Die homöopathische Behandlung der Nierenkrankheiten ist in jedem Falle lohnend, dagegen ist die Behandlung der Zystitiden und Pyelozystitiden auch homöopathisch schwierig. Ich bin in der Mehrzahl der Fälle nicht ohne Sulfonamide oder Antibiotika ausgekommen, aber auch diese versprechen nur in einer Minderheit der Fälle Aussicht auf dauernden Erfolg. Unter dauernd verstehe ich hier Symptomlosigkeit für die Dauer von wenigstens 1 Jahr bei regelmäßigen Urinkontrollen, das heißt alle 2–3 Wochen 2 Urine untersuchen, eine Probe vom Abend, die andere Probe vom Morgen. Daß auch eine gezielte diätetische Behandlung erforderlich ist, bedarf wohl keiner Erwähnung.

Albuminurie

Die bei fieberhaften Erkrankungen häufig auftretende leichte Albuminurie verschwindet meist nach Abklingen der akuten Krankheitserscheinungen von selbst.

Die Albuminurie ohne nachweisbare anderweitige Erkrankung verlangt folgende Mittel:

Aconit D 6	Auslösend wirkt **trockene Kälte,** kalter Wind.
Dulcamara D 4—D 6	Nach **feuchter Kälte,** insbesondere nach nassen Füßen.
Phosphor D 6	Ist mit Acid. phos. D 3 das Hauptmittel. Die Albuminurie tritt besonders **nach Ermüdung** auf. Phosphaturie.
Tuberkul. Marmorek D 18	Als Zwischenmittel (3 Gaben im Abstand von 14 Tagen) **bei leicht erschöpfbaren, unruhigen Kindern.** Appetitlosigkeit.
Tuberkul. Koch D 200	Große Empfindlichkeit gegen Kälte und Wetterwechsel. In jedem Fall von hereditärer, **tuberkulöser Belastung.**

Akute, hämorrhagische Nephritis

Meist postinfektiös. Nach der Infektquelle suchen (Tonsillen, Ohren, voraufgegangene Infektionskrankheiten).

Aconit D 4	Im Beginn bei hohem Fieber mit Unruhe und Angst. **Urinverhaltung bis zur Anurie.** Sobald die Urinabsonderung in Gang kommt, werden andere Mittel eingesetzt.

Apis D 6	Plötzlicher Beginn. **Starke Ödeme,** blasse Haut. Feuerrote, dicke Zunge. **Wenig Durst** trotz trockener Schleimhäute. Appetitlosigkeit, Erbrechen. Spärlicher Urin. **V durch Wärme,** will nicht zugedeckt sein.
Apocynum D 3—D 6	Haut und Zunge trocken. Ödeme. **Durst groß** (anders Apis). **V durch Kälte,** Kind will zugedeckt sein (anders Apis).
Cantharis D 6	**Schreien beim Wasserlassen** und auch noch nachher.
Merc. subl. D 4—D 6	Schreien beim Urinieren. **Nächtliche Schweiße.** V nachts und in Wärme.
Terebinthina D 8	Trockene, rote, glatte Zunge. Schmerzen in der Nierengegend. **Bauch druckempfindlich.** **Urin spärlich, sanguinolent, eiweißreich.**
Nosoden D 30	In jedem Fall je nach vorausgegangener Krankheit 1 Gabe in Hochpotenz zur Einleitung der Behandlung.
Eigenblut C 7	**Ebenfalls in jedem Fall. Alle 8 Tage 1 Gabe zur Hebung der allgemeinen** Widerstandskraft.

Der Behandlungsplan bei einer Nephritis nach Scharlach würde etwa so aussehen:

1. Tag: 1 Gabe Scarlatina D 30.
2. und 3. Tag: 1 Gabe Organpräparat Niere und das homöopathische Simile.
4. Tag: Eigenblut C 7
5.—7. Tag: wie 2. und 3. Tag.
8. Tag: Eigenblut C 7 usw.

Chronische Nephritis und Nephrose

In der Wahl des homöopathischen Mittels werden bei diesen beiden Erkrankungen keine Unterschiede gemacht, so daß sie zusammenfassend behandelt werden.

Berb. vulg. D 3	**Urin wechselnd in der Farbe,** rötlich-braun oder hellgelb. **Urin wechselnd auch in der Menge,** spärlich oder Harnflut. Auch die ausstrahlenden Schmerzen sind wechselnd, aber wegen der ungenauen Angaben der Kinder muß man sich mehr auf die Charakteristika des Urins stützen.

Calc. ars. D 3	**Große Erschöpfung.** Blasse Haut. **Ödeme.** **Viel Durst.** Empfindlichkeit der Nierengegend. Häufige Urinentleerungen.
Cupr. ars. D 4	**Zyanose** oder Blässe der Haut. Ödeme. Oligurie.
Natr. mur. D 3	**Ödeme.** **Durst.**
Phosphor D 12	Das Mittel der Wahl bei rezidivierender Nephritis als Teilerscheinung der Schönlein-Henochschen Erkrankung.
Solidago D 3	Als **Drainagemittel,** **Brennen,** Tenesmus. **täglich 1 Gabe im** Wechsel mit Calc. ars.
Organpräparat Niere D 10	Täglich 1 Gabe.
Eigenblut- nosode C 7	Alle 14 Tage 1 Gabe. Zur Behebung der häufig vorhandenen Infektanfälligkeit.

Urämie

Arsen D 6	Unruhe und Angst, Benommenheit. Erbrechen und Durchfall. Kälte des Körpers.
Calc. ars. D 3	s. unter „chronische Nephritis und Nephrose".
Cupr. ars. D 4	**Zyanose** oder Blässe der Haut. Ödeme, Oligurie. **Krämpfe.** **Erbrechen und Durchfall.**

Zystitis und Zystopyelitis

Im Kindesalter oft ohne charakteristische Symptome. Am häufigsten finden sich unklare Bauchbeschwerden, besonders bei Mädchen. Deshalb ist es notwendig, in allen unklaren Fällen von blassem Aussehen, Inappetenz, Müdigkeit, Leibschmerzen den Urin zu untersuchen. Es genügt nicht eine einmalige Untersuchung, sondern es sind mindestens 2 Urinproben erforderlich, eine vom Abend (nach Bewegung) und eine vom Morgen. Es ist nicht ungewöhnlich, eher die Regel, daß der eine Urin ohne Befund, der andere Eiweiß und viele Leukozyten enthält.

Cantharis D 6—D 12	**Kind schreit vor, während und nach dem Wasserlassen.** Häufige Entleerungen von kleineren Mengen. Cantharis ist mitunter auch hilfreich, wenn die Zystitis stumm verläuft.
Dulcamara D 4	Fortgesetzter Harndrang mit häufigen Entleerungen. In jedem Fall angezeigt, wenn **V durch Nässe oder Kälte** oder in jedem Winter Rezidive auftreten. Urin übelriechend, trübe.
Petroselinum D 6	Kinder sind unruhig, trampeln hin und her. Können wegen **unwiderstehlichem Drang** den Urin auch kurze Zeit nicht halten.
Sarsaparilla D 6	Symptome wie bei Cantharis. **Weißer Harnsand in den Windeln.** Bewährt im Wechsel mit Cantharis.
Tuberkul. Koch D 200—D 1000	In seltenen Gaben, etwa alle 4—6 Wochen. Hat sich in vielen Fällen bewährt, allein oder als Zwischenmittel, vor allem, wenn die Erkrankung symptomlos verläuft.

Eigenblutnosoden und Potenzierungen von Urinsedimenten oder eine Kombination von beiden haben sich in meiner Praxis nicht bewährt.

Krankheiten des Nervensystems

Krampfkrankheiten

Fieberkrämpfe

Sie können bei Säuglingen und Kleinkindern zu Beginn jeder fieberhaften Erkrankung auftreten und haben im allgemeinen eine günstige Prognose.

Belladonna D 12—D 30	**Plötzliches Auftreten des Fiebers.** **Delirien** als Vorboten der Krämpfe. Klonische Krämpfe am ganzen Körper. **Hochroter Kopf,** klopfende Karotiden. **Körper feucht-heiß, dampft.** Extremitäten können auch kalt sein. **Überempfindlichkeit gegen Geräusche und Licht.** Zähneknirschen.
Chamomilla D 6—D 12	**Zur Zeit der Zahnung.** Dicke, rote Zahntaschen. **Krämpfe** meist **vor Mitternacht.** Eine Backe rot und heiß, manchmal auch der ganze Kopf. Warme Kopfschweiße. **Kind ist unerträglich schreierig und unruhig.**
Helleborus D 12	Erst Unruhe, dann Schlummersucht und **Benommenheit.** **Meningismus.** **Automatische Bewegungen** eines Armes oder eines Beines. Cri encéphalique. **Kaubewegungen.** Starre, weite Augen, langsamer Puls. Durst, Flüssigkeit läuft gurgelnd die Kehle hinaub. Spärlicher Urin mit dunklem Satz. Häufiger Drang.

Epilepsie

Die Behandlung ist äußerst schwierig. Selbst der erfahrene Dr. STAUFFER schreibt: „Die Aussichten bei homöopathischer Behandlung sind, was die idiopathische Epilepsie anlangt, keine glänzenden . . . Den ziemlich zahlreichen Berichten über Heilungen von Epilepsie muß man skeptisch gegenüberstehen. Definitive Heilungen habe ich nur ganz wenige erzielen können, wohl aber sah ich zahlreiche Besserungen, Abkürzung und Leichter- und Seltenerwerden der Anfälle. Auch den geistigen Verfall der Patienten schwerer und langwieriger Epilepsieanfälle sieht man bei homöopathischer Behandlung nicht so leicht auftreten."

Vielleicht sind die Aussichten bei Kleinkindern etwas günstiger als bei Erwachsenen. Jedoch sicher ist, man muß sich in jeden Fall hineinknien und mit viel Geduld alle Symptome, auch die zunächst bedeutungslos erscheinenden, zusammentragen. In manchen Fällen habe ich durch das interponierte Konstitutionsmittel wenigstens eine erhebliche Besserung des Allgemeinbefindens erreichen und in anderen die Menge der allopathischen Antikonvulsiva herabsetzen können.

Arg. nitr. D 15	**Vor dem Anfall Pupillenerweiterung,** schon Tage vorher. Magere, ängstliche Kinder, vertragen kein warmes Zimmer.
Bufo rana D 6—D 30	Vor dem Anfall unverständliche Reden. Im Anfall weite Pupillen. **Sexuelle Übererregbarkeit.** Onanieren.
Calc. carb. D 12—D 200	In jedem Fall von Calcarea-Konstitution. Ferner in jedem Fall, wenn es sich um **Absencen** handelt, auch wenn der Calcium-Typ nicht ausgesprochen ist.
Cic. vir. D 12	**Vor dem Anfall ängstlicher Schrei.** Kinder klammern sich an die Mutter. Berührung, Erschütterung oder Schreck können den Anfall auslösen. Der Krampf beginnt im Gesicht und breitet sich von da über den Körper aus (VOISIN).
Cina D 12	Kind schreit aus dem Schlaf auf, blickt starr, wird steif. Krämpfe mehr tonisch als klonisch. Dunkle Komplexion, weite Pupillen, Augenringe. **Würmer!** Schwer zugängliche Kinder.
Cuprum D 30—D 200	Das Hauptkrampfmittel überhaupt, besonders in der **Neugeborenenperiode** (vgl. dieses Kapitel). Vor allem Zucken der Gesichtsmuskeln und der Hände. Eingeschlagene Däumchen. **Tiefblaue Zyanose.** Man gibt längere Zeit alle 4 Wochen eine Hochpotenzgabe.
Helleborus D 12—D 15	Schrilles Aufschreien, starre, weite Augen. Automatische Bewegungen eines Armes oder eines Beines. Kaubewegungen. **Lähmungen im Anschluß an den Krampfanfall.**
Hyoscyamus D 15—D 30	Im Anfall **rotes, gedunsenes Gesicht.** Zuckungen vorzugsweise im Gesicht, aber auch am ganzen Körper. Nach dem Anfall schnarchende Atmung. Krämpfe ausgelöst durch Schrecken. Später geistige Störungen.
Stramonium D 30	Krämpfe bei erhaltenem Bewußtsein. **Ausgelöst durch Schreck, den Anblick glänzender Gegenstände** oder fließenden Wassers. **Kopfkongestion,** im Anfall kalte Schweiße. Sexuelle Erregung. Onanie.

Strychn. nitr. D 12	Mit Cuprum **eines der Hauptmittel!** Immer zu versuchen, wenn Hinweise auf andere Mittel fehlen. Nach VOISIN lösen Berührung oder Erschütterung den Anfall aus.
Visc. alb. D 4—D 18	Absencen bei schwächlichen Kindern. **Kälte des Körpers.** Schwindel nach dem Anfall.
Zincum D 30	**Kontraktionen einzelner Muskeln.** **Unruhe, vor allem der Beine.** Zähneknirschen und Kopfrollen. Nervöse, schwächliche Kinder. Tags schläfrig, nachts schlaflos.

Organisch bedingte Krämpfe

Als Folge von **Geburtsschäden.**

Cuprum steht an erster Stelle (siehe Krankheiten in der Neugeborenenperiode).

Als Folge von **infektiösen, pränatalen Schädigungen** wie Toxoplasmose und Listeriose.

Man gibt zu Beginn der Behandlung die entsprechende Nosode in Hochpotenz, einige Tage später eine Eigenblutnosode, beginnend mit C 7 und steigend bis C 15 wie in dem Kapitel „Behandlung mit potenziertem Eigenblut" angegeben. An den Zwischentagen die homöopathische Behandlung gemäß der Simileregel.

Als Folge von **infektiösen und neurallergischen Meningo-Enzephalitiden** nach Masern, Varizellen, Keuchhusten, Parotitis epid., Pockenimpfungen u. a.

Behandlung wie bei Folgen von infektiösen pränatalen Schädigungen. Im übrigen vergleiche man die unter Epilepsie angegebenen Krampfmittel.

Einige Krankengeschichten zum Kapitel „Krampfkrankheiten".

9 Monate alter Säugling. Das Kind war 3 Wochen in einer Universitäts-Kinderklinik gewesen. Aus dem Bericht der Klinik: Diagnose: Bösartige Blitz-Nick-Streck-Krämpfe. – Die Pneumenzephalographie ergab einen deutlichen Hydrocephalus internus, außerdem Porenzephalographien im Bereich der Großhirnhemisphären. – Zur Dämpfung gaben wir täglich ¼ Tabl. *Mylepsin.* Wir rieten den Eltern, die Medikation weiter fortzuführen und besprachen mit ihnen die ungünstige Prognose des vorliegenden Krankheitsbildes." – Trotz der Mylepsin-Behandlung treten die Krämpfe in den nächsten 3 Monaten gehäuft auf.

Das Kind ist in einem guten körperlichen Zustand, aber unruhig und schlecht gelaunt. Geistig ist es weit zurück: es erkennt die Eltern nicht, fixiert nicht, lacht nicht.

Verordnung: Eine Gabe *Cuprum* D 28 und ab 4. Behandlungstag *Strychn. nitr.* D 12, 2mal täglich 1 Tropfen. *Mylepsin* wurde versuchsweise abgesetzt. Bericht nach 14 Tagen: Das Kind sei in den ersten Tagen gar nicht mehr aus den Krämpfen 'rausgekommen, nach 8 Tagen aber hätten sie ganz aufgehört. *Strychninum* wird weiter gegeben. In den nächsten 4 Monaten macht das Kind zur Freude der Eltern auch geistige Fortschritte: es lacht, fixiert und erkennt die Umgebung. Dann bekam es erneut einen schweren Krampfanfall. Nun eine Gabe *Cuprum* D 200. Seit dieser Zeit sind keine Krämpfe mehr aufgetreten. Geistig macht es weiter kleine Fortschritte, es ist aber fraglich, ob es schulfähig werden wird.

10jähriges Mädchen. Bis jetzt immer gesund gewesen. Seit 3 Monaten Krampfanfälle. Beginn mit Schwindel, dann Aufschreien, die Arme hängen zunächst schlaff herunter, dann klonische Zuckungen am ganzen Körper. Der Mund ist nach links verzogen. Schweiße auf der Stirn. Diese Art der Anfälle tritt sowohl tags wie nachts mehrmals auf. Außerdem häufige Absencen. In der anfallsfreien Zeit Kopfschmerzen.

Belladonna D 12, gegeben wegen des Typs und der Stirnschweiße, bleibt ohne Erfolg.

Calc. carb. D 6, gegeben wegen der häufigen Absencen, bringt deutliche Besserung. Die großen Anfälle wie auch die Absencen treten weniger häufig auf. Nach *Calc. carb.* D 12 in 4 Wochen nur 2 Absencen.

10 Wochen alter Säugling. Die Mutter hat während der Geburt 20 Minuten in Narkose gelegen. Schon in den ersten Tagen habe das Kind viel erbrochen, der ganze Körper habe sich dabei ineinander gekrampft. – Jetzt: Vor 14 Tagen kurzdauernder Krampf, Kind war steif, verdrehte die Augen, war nicht dabei. Solche Zustände wiederholen sich seitdem alle paar Tage. – Weil ein Zusammenhang mit der Geburt besteht: *Cuprum* D 200, 5 Kügelchen. Am nächsten Tag eine Absence. Seitdem anfallsfrei. Beobachtungszeit mehrere Monate.

3½ Monate alter Säugling. Das Kind leidet seit der Geburt an Krämpfen. Es war 6 Wochen in einer Kinderklinik, die die

Diagnose „Pränatale Toxoplasmose“ gestellt hatte. Sie empfahl weitere stationäre Behandlung, da es unter dem verordneten *Daraprim* mitunter zu gefährlicher Leukopenie käme. Die Eltern nahmen das Kind trotzdem mit nach Hause. Trotz *Daraprim* treten die Krämpfe jetzt häufiger und stärker auf als früher. Es handelt sich um allgemeine tonisch-klonische Anfälle. Besonderheiten konnte ich bei Erhebung der Anamnese nicht erfahren. – Das Kind ist organisch gesund, geistig aber deutlich retardiert.

Eine Gabe *Cuprum* D 30, dann täglich eine Gabe *Strychnimum* D 12 bringen keine merklichen Fortschritte. Nach *Eigenblut* C 9 4 Tage krampffrei, dann Krämpfe bei Zahnung. Die Eigenblutbehandlung wird ohne andere Medikamente weiter durchgeführt: 3mal C 9 im Abstand von 3 Wochen, 3mal C 12 im Abstand von 4 Wochen. Nach der 1. Gabe C 15 war das Kind 2 Tage auffallend müde, nachher gut dabei. Krämpfe sind nicht mehr aufgetreten. Zur Freude der Eltern hat das Kind auch geistig gute Fortschritte gemacht. Die Mutter sagt sogar, daß es „sehr aufgeweckt“ sei.

3½jähriger Junge. Das Kind ist vor einigen Wochen nach 3monatiger stationärer Behandlung in 2 Kinderkliniken entlassen worden.

Aus den Berichten der Kliniken: Mit 3 Jahren traten im Anschluß an einen Sturz auf das Gesicht zeitweise Krampfanfälle von ganz kurzer Dauer auf. In der Klinik bot das Kind ausfahrende, unkontrollierte Bewegungen der Extremitäten, ein läppisches Wesen und zeitweise verwaschene Sprache. Der hinzugezogene Neurologe stellte die Diagnose Leukencephalitis van Bogaert. Auf sein Anraten bekam das Kind 10 Tage 1mal täglich 5 mg *Dexa-Scheroson,* dazu am 1. und letzten Tag 25 mg ACTH. Während und nach Absetzen des Medikaments traten je ein tonisch-klonischer Krampfanfall auf sowie bis zu 8 Absencen am Tag. Der Junge bekam dann 2mal täglich ½ Tablette Apidan. Blut- und Liquoruntersuchungen ergaben keinen sicheren pathologischen Befund. – Über das Ergebnis der mehrfach gemachten Enzephalogramme liegt leider kein Bericht vor.

Aus dem Arztbericht der 2. Klinik:

Das Kind sprach verwaschen, fast unverständlich. Zeitweise gab es guten Kontakt, oft blickte es aber verständnislos und begriff nicht, was man von ihm wollte. Es konnte sich für kurze

Zeit beschäftigen, wußte jedoch nichts mit seinen Spielsachen anzufangen. Es versteckte sie vor Fremden unter der Bettdecke, lachte dabei unmotiviert und benahm sich läppisch. Seine Bewegungen waren unkoordiniert und ausfahrend, der Gang unsicher, ataktisch. – Das Kind wurde mit *Apidan* weiterbehandelt, aber trotz Steigerung der Menge traten häufig generalisierte tonischklonische Krämpfe, Nickkrämpfe und Zustände von Bewußtseinsverlust auf. Man hat den Eindruck einer Progredienz des Leidens. Auch das EEG verschlechtert sich. Die Behandlung wird auf *Mylepsin* umgestellt. Bei dieser Behandlung nahm die Häufigkeit der Anfälle zu, deshalb wieder zurück auf *Apidan*. Die größeren Anfälle wurden nun seltener, das Kind aber allmählich teilnahmsloser und stumpfer und sprach noch schlechter. Die Veränderungen im EEG waren gleichfalls progredient. Trotz zusätzlicher ACTH-Behandlung nahm die Demenz weiter zu. Große Anfälle traten zwar nicht mehr auf, die Absencen aber blieben gleich häufig. Es handelt sich um eine progrediente Enzephalopathie, am ehesten um einen degenerativen Prozeß im Sinne eines Morbus Schilder. Weitere Behandlung mit *Apidan* und *Decortin* wird empfohlen. Nachdem das Kind einige Wochen zu Hause ist und der Zustand sich nicht bessert, nehmen die Eltern ihre Zuflucht zur Homöopathie. Die Erhebung der Anamnese ergibt noch einige neue Gesichtspunkte. Nach der Geburt war das Kind blau, hatte kleine rote Pünktchen auf der Stirn. – Schon vor dem Fall auf den Kopf beobachteten die Eltern, daß der Mund des Kindes zeitweise schief stand. Ebenso war es schon vor dem Unfall nachts 2–4 Stunden wach und unruhig. Vor ungefähr 1 Jahr hat es eine Polio-Schutzimpfung bekommen. 4 Wochen später beobachteten die Eltern erstmalig Charakterveränderungen. Das Kind wurde bockig und unzugänglich. – Zur Zeit steht das Kind unter *Comital*. Die Krämpfe treten einige Minuten nach dem Aufwachen auf. Das Kind schreit, zuckt mit der Hand, der Kopf fällt nach vorn oder hinten, dann sackt es zusammen. Diese Anfälle wiederholen sich mehrmals am Morgen. Ab 15 Uhr wird alles besser. Gegen Abend ist das Kind so mobil, daß es nicht einschlafen kann.

Während der 1. Beratung, die ungefähr eine Stunde dauert, macht das Kind einen somnolenten Eindruck. Plötzlich fährt es hoch, springt mit einem Satz vom Schoß der Mutter, läuft im Zimmer umher, interessiert sich für Spielsachen und Instrumente. Dann sackt es wieder zusammen und ist teilnahmslos wie vorher. Das Kind bekommt in der Sprechstunde eine Gabe *Cuprum* D 30, die angezeigt ist, weil eine Geburtsschädigung nicht auszuschließen ist. *Apidan* und *Decortin* werden abgesetzt. Einige Tage später bekommt es eine Gabe *Poliomyelitis-Nosode* D 30, die angezeigt ist wegen des zeitlichen Zusammenhangs von Polio-Impfung und Charakterveränderungen.

Bericht am 6. Behandlungstag: Keine wesentliche Änderung. Jetzt *Hyoscyamus niger* D 15, täglich 2mal 2 Tropfen aufgrund der Symptome: epileptiforme Krämpfe, hochgradige motorische Unruhe mit nachfolgender Müdigkeit, unmotiviertes Lachen, Mißtrauen (versteckt die Spielsachen unter der Decke, wenn Fremde ins Zimmer kommen), Schlaflosigkeit. – Außerdem bekommt das Kind 2mal täglich eine Gabe *Strychninum* D 12, das sich allgemein als ausgezeichnetes Krampfmittel bei Kindern bewährt hat.

Bericht am 9. Behandlungstag: Nach der 1. Gabe *Hyoscyamus niger* war das Kind den ganzen Vormittag mehr abwesend als bei Bewußtsein. Erstverschlimmerung nach *Hyoscyamus niger?* Krampfanfälle wie bisher. Ein neues Symptom: Zucken der Lider. *Hyoscyamus niger* D 30, alle 2 Tage eine Gabe.

Bericht am 12. Behandlungstag: Nach der 1. Gabe *Hyoscyamus niger* D 30 wieder stundenlang abwesend. Eindeutig besser sind die motorischen Störungen. Das Kind hält den Kopf besser und läuft sicherer. Beim Spielen ist es geschickter. Es schneidet weniger Grimassen. Die Sprache ist deutlicher geworden. Dagegen traten am vorletzten Tag gehäufte Krampfanfälle auf. Angeblich war das Kind nicht 10 Minuten frei von Anfällen. Der letzte Tag war anfallsfrei. Der Schlaf ist im allgemeinen auch besser. Obwohl der Verlauf noch nicht befriedigend, bleibt es zunächst bei der obigen Verordnung.

20. Behandlungstag: Die Krampfanfälle und die zeitweise Bewußtlosigkeit haben seit 3 Tagen aufgehört. Die Gemütsverfassung hat sich total geändert. Das Kind lacht viel, springt lustig in der Wohnung und im Garten herum, engagiert sich gern in jedem Spiel, das man mit ihm anfängt.

22. Behandlungstag: Kurzer, aber starker Krampfanfall. Lidzucken. Verordnung: *Agaricus muscarius* D 30, alle 3 Tage eine Gabe, und *Calc. hypophos.* D 3, 3mal täglich an den Zwischentagen. Beide Mittel haben im Arzneibild hochgradige Unruhe und geistige Rückständigkeit, *Agaricus muscarius* außerdem Lidzucken und Grimassieren. – Bei Schlaflosigkeit soll bei Bedarf *Coffea cruda* D 30 gegeben werden. – Ich habe außerdem noch *Cocculus* in meinen Aufzeichnungen, weiß aber nicht mehr, aus welchem Grund es gegeben wurde.

Erst 2½ Monate später bekomme ich einen Bericht des Vaters. Der Krampfanfall am 22. Behandlungstag war der letzte gewesen. Aus dem Brief des Vaters: „Wir haben seitdem nicht mehr das Geringste beobachtet. Die körperliche Leistungsfähigkeit steht jetzt zu seiner 1½ Jahre älteren Schwester im richtigen Verhältnis ... Im Rollerfahren ist er sehr geschickt. Auch geistig macht er gute Fortschritte. Er fragt viel und zwar ergibt sich eine Frage aus der anderen. Er macht durchaus den Eindruck eines 4jährigen. Er schläft gut, nachts 11 Stunden und mittags 1 Stunde. – Kurz gesagt, wir meinen, daß er die Krankheit ohne Schaden überstanden hat."

Die oben genannten Mittel wurden bis vor 14 Tagen weiter gegeben.

7 Monate später: telefonischer Anruf des Vaters: Er möchte sich noch mal bedanken. Dem Kind gehe es ausgezeichnet.

Meningitis und Enzephalitis

Die Behandlung der akuten Erkrankungen des Gehirns und der Gehirnhäute ist heute eine Domäne der Schulmedizin, abgesehen von den Meningitiden, die als Komplikation bei Masern, Keuchhusten, Mumps auftreten und schon bei diesen Krankheiten besprochen wurden. Niemand würde sich vermessen, eine tuberkulöse oder epidemische Meningitis mit homöopathischen Mitteln behandeln zu wollen.

Nach Abklingen der akuten Erscheinungen bleiben oft unangenehme Beschwerden zurück wie allgemeine Abgeschlagenheit, Kopfschmerzen, Schwindel und anderes, gegen welche die Schulmedizin außer symptomatischen Mitteln nichts zu bieten hat. Die Homöopathie aber vermag hier überraschende Erfolge zu erzielen.

Am sichersten geht man, wenn man bei der Behandlung dieser Restzustände eine Nosode des betreffenden Erregers in Hochpotenz gibt, also *Tuberkulin* D 200 nach tuberkulöser Meningitis, alle 6 Wochen eine Gabe, oder entsprechend *Meningococcinum* nach epidemischer Meningitis. Sind die Erreger unbekannt, leistet eine *Encephalitis-Nosode* in Hochpotenz gute Dienste. – In jedem Fall würde ich auch eine Eigenblutnosode – nicht unter C 12 – dazu geben.

In der Zwischenzeit kann man das homöopathisch angezeigte Mittel verordnen. Ich habe aber mehrere Fälle gehabt, die nach einer einzigen Gabe der entsprechenden Nosode in Hochpotenz – allerdings nach einem Tag mit übler Erstverschlimmerung – beschwerdefrei wurden.

Ein 3jähriges Kind ist vor 4 Wochen nach einer Meningokokken-Meningitis aus der Klinik entlassen worden. – Die Mutter klagt: Das Kind benimmt sich so komisch. Mal ist es unnatürlich munter, dann plötzlich wieder verkehrt. Nachts spielt es stundenlang, als ob Tag wäre.

Nach einer Gabe *Encephalitis-Nosode* D 30 schläft das Kind sofort durch und ist tags in ausgeglichener Stimmung.

Eine weitere Krankengeschichte betreffs Restzustand nach Keuchhusten-Enzephalitis findet sich in dem Kapitel „Behandlung mit potenziertem Eigenblut."

Poliomyelitis

Seit den Schutzimpfungen nach SALK und SABIN ist die Erkrankungszahl an Kinderlähmung so zurückgegangen, daß der praktische Arzt nur noch sehr selten in die Lage kommt, eine Poliomyelitis zu behandeln, zumal die wenigen Fälle, die noch auftreten, fast immer stationärer Behandlung zugeführt werden.

Ich habe zuletzt während des 2. Weltkrieges während einer Poliomyelitis-Epidemie 4 Fälle behandelt, die alle unter *Causticum* D 6 und *Gelsemium* D 6 zu einer restitutio ad integrum kamen. – Damit ist wenig gesagt. Es kann sein, daß *Causticum* und *Gelsemium* die epidemischen Mittel waren; es kann aber auch sein, daß es damals eine besonders leicht verlaufende Epidemie war. Die Lähmungen wären vielleicht auch ohne Behandlung zurückgegangen.

Nach der Entlassung aus stationärer Behandlung aber sollte man sich sehr um die Kinder bemühen. Selbst nach Monaten läßt sich noch einiges erreichen. Die Mittel können in mittleren Potenzen gegeben werden. Alle 4 Wochen sollte man eine Hochpotenz der Poliomyelitis-Nosode interponieren.

Causticum D 6—D 12	**Körperlich und geistig schwache Kinder.** Großes Schlafbedürfnis. Unterschattete Augen. Trockene Haut. **Blasenschwäche.** Die Lähmungen setzen langsam ein und bevorzugen die rechte Seite. V bei trockener Kälte. B bei feuchtwarmem Wetter.
Curare D 4—D 6	**Vor allem Hirnnerven und Zwerchfell betroffen.**
Gelsemium D 6—D 12	**Zittern** nach Erregung und körperlicher Anstrengung. Allgemeine **Schwäche und Müdigkeit.** **Vorwiegend Augennerven und Extremitäten betroffen.** V bei feuchtwarmem Wetter. B in frischer Luft.

Plumbum D 6—D 12	Im allgemeinen Mittel der Greise. Bei Kinderlähmung kann es in Erwägung gezogen werden bei folgenden Symptomen: **Altes Aussehen, Magerkeit.** Überempfindlichkeit gegen Berührung. Zähne locker mit schwarzem Saum am Zahnhals. **Hartnäckige Verstopfung.**

Nach Impfungen gegen Kinderlähmung sieht man mitunter in der Praxis **abortive Formen** von Poliomyelitis.

2jähriges Mädchen. Mit 1½ Jahren und 1¾ Jahren Schluckimpfung. Schon nach der 1. Impfung war das Kind nicht mehr so gut dabei wie vordem. Nach der 2. Impfung, die vor einigen Wochen stattfand, ist es ausgesprochen verdrießlich. Es läuft ungeschickt, stolpert mehr als daß es geht, fällt häufig hin.

Nach einer Gabe *Poliomyelitis-Nosode* D 30 ist nach einigen Tagen eine deutliche Besserung zu konstatieren. Nach 14 Tagen ist alles gut. Das Kind ist wieder fröhlich und läuft sicher.

Neuropathische und psychopathische Störungen

Die abnormen Reaktionen des kindlichen Nervensystems sind das Ergebnis zweier ursächlicher Faktoren, einer endogenen, meist hereditären Anlage und einer für das Kind nicht zuträglichen Umweltsituation, wie sie zum Beispiel durch unwissende oder neuropathische Eltern und die daraus resultierende Fehlerziehung gegeben ist.

Der Pädiater Prof. IBRAHIM sagt: „Jedes nervöse Kind ist ein Problem für sich. Mit schematischen Verordnungen wird man nie etwas erreichen." Und Prof. MAI schreibt in seinem Kinderlehrbuch: „Die Therapie der funktionellen Übel gehört zu den höheren Regionen der ärztlichen Kunst." Wenn man etwas erreichen will, muß man hier mit ganz besonderer Sorgfalt nach dem homöopathischen Simile suchen. – Daß man ohne pädagogische Maßnahmen – bei Kind und Eltern – nicht auskommt, versteht sich von selbst.

Im folgenden werden diejenigen Formen der „Kinderfehler" – wie der Schweizer Pädiater FANCONI die kindlichen Neurosen nennt – behandelt, die sich täglich in den Klagen der Mütter wiederholen, die sozusagen das tägliche Brot in der Sprechstunde des Kinderarztes sind.

Der zappelige Säugling

Das normale Kind schläft in den 1. Lebenswochen fast ständig, wenn es nicht gerade gefüttert wird, oder es schreit kurze Zeit, wenn der Hunger es plagt. Bei den nervösen Säuglingen fällt die geringe Schlaftiefe auf. Ein Lichtstrahl oder das leiseste Geräusch weckt sie auf. – Dazu kommt eine außerordentliche motorische Unruhe. Die Kinder strampeln sich bloß, liegen quer am Kopf- oder Fußende des Bettchens, wetzen sich die Haare vom Hinterkopf oder scheuern sich die Fersen durch. An 1. Stelle steht in der Behandlung:

Cuprum D 30	Ist das Kind nach 24 Stunden nicht merklich ruhiger, muß Cuprum noch mal gegeben werden, jetzt besser eine Gabe von D 200.
Chamomilla D 6—D 30	**Zur Zeit der Zahnung,** aber auch dann, wenn folgende Symptome vorliegen: **Unerträgliches, schrilles Schreien.** Roter Kopf mit warmen Schweißen. V nachts. B **durch Tragen auf dem Arm,** Hin- und Herwiegen. Der Kamillentee ist ein altes, bewährtes Hausmittel. Nun hört man mitunter von der Mutter, sie habe schon Kamillentee gegeben, aber danach sei es noch schlimmer geworden. Hier handelt es sich um eine Verschlimmerung des zu stark dosierten Simile. In einem solchen Fall sollte man nicht unter der 12. Potenz verordnen.

Belladonna D 12	Oberflächlicher Schlaf. **Rotes Gesicht, warme Stirnschweiße.** Schreien weniger intensiv als bei Chamomilla. **V in den Abendstunden,** vor allem von 20—22 Uhr. Belladonna ist mitunter schwer von Chamomilla zu unterscheiden. Einen Konstitutionstyp kann man in diesem Alter noch nicht erwarten. Mitunter gibt die Konstitution der Mutter einen Hinweis: Ist sie zart und intelligent, würde ich Belladonna geben; ist sie grob und dreist, würde ich Chamomilla vorziehen.
Kal. brom. D 6—D 12	**Unruhe, vornehmlich der Hände,** die ständig hin- und herfahren, Kratzspuren im Gesicht. **Schreitouren zwischen 18 und 21 Uhr.**
Lycopodium D 12	**Schreizeiten zwischen 16 und 20 Uhr.** Die Abendmahlzeit wird schlechter genommen als die übrigen Mahlzeiten. **Viel Blähungen.** Blähungsabgang bringt keine oder nur kurzdauernde Besserung.

Ein 7 Wochen alter Säugling hat seit der Geburt fast jede Nacht pausenlos geschrien. Auch tags ist das Kind sehr unruhig. Die Eltern waren zwar am Ende ihrer Kraft, meinten aber, das wäre nun mal so bei Säuglingen. Es war ihr 1. Kind und sie hatten noch keine Erfahrung.

Das Kind war organisch gesund und offenbar in besserem Gesundheitszustand als die Eltern.

Nach einer Gabe *Cuprum* D 30 schlief das Kind die nächste Nacht durch. Die Eltern waren glücklich. „Wir konnten es kaum fassen, als wir am nächsten Morgen um 6 Uhr wach wurden, ohne durch das Kind geweckt worden zu sein."

Das unruhige Kleinkind

Es ist schwer oder unmöglich, aus einem von Natur aus unruhigem Kind ein ruhiges zu machen! Doch kann man die pathologische Unruhe bis zu einem gewissen Grade erträglicher machen.

Agar. musc. D 12	**Verzögerte geistige Entwicklung.** Neigung zu **Tics.** Kälteempfindlichkeit, immer fröstelnd.
Calc. brom. D 6	Unruhe **bei schlaffen, dicken Kindern.**
Calc. hypophos. D 3	**Verzögerte körperliche und geistige Entwicklung.** Inappetenz. Durchfallneigung.

Calc. phos. D 6—D 12	Draufgängerisch oder scheu-ängstlich. **Tonsillenhypertrophie.** **Inappetenz.** **Nabelkoliken.**
Kal. brom. D 6—D 12	**Unruhe, besonders der Hände.** Kinder müssen immer etwas zu tun haben.
Tub. Aviaire D 12—D 18	Extreme **Unruhe bei großer Schwäche.** Langwierige Inappetenz. Neigung zu Otitiden.

1½jähriges Kind. Von jeher schwächlich gewesen. Nie gut gegessen. Jetzige Klagen: „Ich kann das Kind nicht auf dem Arm halten, dann schlägt es sofort mit dem Kopf hintenüber. Beim Füttern ist es so unruhig, daß ich kaum einen Löffel hineinbekomme. Es schläft sehr spät ein und ist trotzdem früh wach. Bis zum Einschlafen macht es Schaukelbewegungen mit dem Kopf." Auf Grund der Symptome: Schwäche, Unruhe, Inappetenz bekommt das Kind *Tuberkulinum Aviaire* D 16, 1 Gabe.

Nach einigen Tagen schlief das Kind ruhig und hatte besseren Appetit. Auch tagsüber war das Kind merklich ruhiger geworden. – *Tuberkulinum Aviaire* wurde noch 2mal im Abstand von 10 Tagen gegeben.

Das nervöse Erbrechen mit dyspeptischen Stühlen und Inappetenz

Es läuft hier alles auf eine gut gezielte Konstitutionsbehandlung hinaus. Im Vordergrund stehen folgende **Konstitutionsmittel:**

Belladonna
Calc. phos.
Lycopodium
Natr. mur.
Nux vom.
Phosphor
Pulsatilla
Sulfur

Man vergleiche dazu die Arzneimittellehren. — Abgesehen von den Konstitutionsmitteln sind die am häufigsten angezeigten Mittel:

Ignatia D 30	Es sind die **launenhaften Kinder,** die durch ihre Kaprizen die Eltern zur Verzweiflung bringen. Heute wollen sie nur trinken, morgen nur Fleisch oder Süßigkeiten essen, am nächsten Tag verweigern sie jegliche Nahrung. Oft werden schwerverdauliche Speisen leichter behalten als leichtverdauliche.

Eine Mutter kommt in die Sprechstunde. „Dieser Bengel macht mich verrückt! Wenn er am Küchentisch seine Mahlzeiten einnehmen soll, rührt er nichts an oder erbricht, wenn er zum Essen gezwungen wird. Ich muß erst ein Tischtuch auflegen und das feine Porzellan aus dem Schrank holen, dann ißt er!"

Ignatia D 30, 5mal im Abstand von 2 Tagen tat – wie erwartet – seine Schuldigkeit.

Gelsemium D 12 — Durchfall **bei Aufregungen,** vor Klassenarbeiten und Prüfungen.

Opium D 30 — Erbrechen und Diarrhöe nach **Schreck.**

Nabelkoliken

Praktisch kann sich unter dem Bild der Nabelkoliken jede andere organische Erkrankung im Bereich der Bauchhöhle verbergen. Nun kann man in der Praxis bei Klagen über Schmerzen um den Nabel nicht in jedem Fall den ganzen Apparat moderner Diagnostik auffahren lassen. Doch sollte man die Diagnose Nabelkoliken nur stellen, wenn die Leukozytenzahl nicht erhöht, die Senkung nicht beschleunigt und der Urinbefund normal ist.

Man sollte auch nicht vergessen, daß Bauchschmerzen gelegentlich von den Kindern fingiert werden, um unangenehmen Folgen aus dem Wege zu gehen. Intelligente Kinder können sich dieser Zusammenhänge auch schon selbst bewußt sein. So erzählt Frau Elly HEUSS-KNAPP in ihrem Büchlein „Ausblick vom Münsterturm", daß sie nach einer kindlichen Unart weinend in einer Ecke gestanden und auf die Frage, was ihr fehle, schluchzend geantwortet habe: „Ich weiß nicht, ob ich Bauchweh habe oder ein schlechtes Gewissen!"

Wie der Name besagt, handelt es sich um Koliken. Dem Simile muß also ein Arzneibild entsprechen, das plötzlich auftretende, heftige Schmerzen aufweist und außerdem Beziehungen zum Bauch hat.

Belladonna D 6—D 12	Bauch empfindlich gegen Berührung. **B durch Überstreckung.**
Calc. phos. D 6—D 30	Kopfschmerzen. **Vergrößerte Tonsillen.** **Inappetenz,** aber Verlangen nach Geräuchertem.
Chamomilla D 6—D 12	Unruhiges Sich-Hin- und Herwerfen. **Wütendes Schreien.** Auslösende Ursache: Ärger.
China D 6—D 12	**Periodisches Auftreten.** Durch Gasansammlung aufgetriebener Bauch. Abgehende Blähungen bessern nicht. **V nachts.**

Cina D 6	Unwirsche, schwierige Kinder. Harter, aufgeblähter Bauch. **Würmer.** B durch Druck.
Colocynthis D 3—D 4	Plötzliches Kommen und Gehen der Schmerzen. Ärger kann einen Anfall auslösen. **B durch Druck, Zusammenkrümmen,** Wärme und Ruhe.
Dioscorea D 6—D 12	B durch Überstrecken.
Magn. phos. D 4	Plötzlich kommend und gehend. B durch Wärme, Bewegung, Zusammenkrümmen.
Mandragora D 6	**V in den frühen Morgenstunden.** **B durch Rückwärtsbeugen.**
Plumbum **D 6**	Stuhl kleinkalibrig. B durch Zusammenkrümmen.
Spigelia D 4	Augenringe. **Würmer!**
Veratr. a. D 4—D 8	Leichenblässe. Kälte der Extremitäten. **Kalte Stirnschweiße.** Erbrechen.
Eigenblut C 7	Alle 8 Tage 1 Gabe.

Der respiratorische Affektkrampf

Das sogenannte „Wegbleiben" der Kinder. Infolge eines Schreckens oder einer Erregung, zum Beispiel wenn das Kind hingefallen ist oder seinen Willen nicht bekommt, tritt in der Exspirationsphase ein Atemstillstand ein. Das Kind wird blaß, verdreht die Augen, läßt sich hängen und wird bewußtlos. Für die Mutter ist das, besonders wenn dieser Zustand erstmalig auftritt, ein beängstigendes Ereignis. Doch in dem Augenblick, da die Mutter glaubt, das Kind stirbt, macht es einen tiefen Atemzug, schlägt die Augen auf, bekommt wieder Farbe und alles ist gut. – Bei diesen Störungen hat sich bewährt:

Ignatia D 30	**Bewährt!** Wegen der kurzdauernden Wirkung ist trotz der Hochpotenz eine mehrmalige Gabe angezeigt (5mal im Abstand von 2 Tagen). Nur in seltenen Fällen muß Ignatia nach einigen Monaten bei erneut auftretenden Affektkrämpfen nochmals gegeben werden.
Opium D 30	Wenn der Affektkrampf eindeutig eine **Schreckfolge** ist. Hier genügt eine einzige Gabe D 30. Ignatia ist ungleich häufiger angezeigt als Opium.

Wutanfälle

Acid. nitr. D 12—D 30	Keine Freude am Spiel, vor allem aber nicht an geistigen Arbeiten. Wirft die Schulbücher in die Gegend, wenn die Arbeiten nicht gleich gelingen.
Aconit D 30	**Vollblütige, robuste Kinder.** Zerstörungswut!
Anacardium D 12—D 30	**Jähzornig wegen Kleinigkeiten.** Unverträglichkeit, schlägt auf die Umgebung ein.
Chamomilla D 30	**Sinnlose Wut über Kleinigkeiten,** schlägt um sich. Wirft sich auf den Boden, trampelt.
Cuprum D 30	Brüllt bis zur Atemlosigkeit. **Blaurotes Aussehen,** Krampfneigung.
Ignatia D 30	**Rascher Stimmungswechsel.** Verhältnismäßig leicht zu beruhigen.
Lycopodium D 12—D 30	Unleidlich, verträgt keinen Widerspruch. Schimpft und schlägt um sich. **Trotz Intelligenz schwer zur Einsicht zu bringen.**
Magn. carb. D 12	Abweisend. **Wütend und ängstlich zugleich.**
Nux vom. D 12—D 30	Außerordentlich reizbar, **egozentrisch.** Eine Kleinigkeit führt zum Wutausbruch. **Uneinsichtig,** läßt nicht mit sich reden.
Stramonium D 30	Stimmungswechsel wie bei Ignatia. Intensiv rote Wangen und Ohren, glänzende Augen. Der Anblick glänzender Gegenstände regt auf. Gewalttätig, zerstörungswütig. **Stramonium ist bei Wutanfällen das am häufigsten angezeigte Mittel.**

Stottern

Die psychische Behandlung und Beratung der Eltern steht im Vordergrund. Medikamentös kommen in Frage:

Agar. musc. D 12—D 30	Neben Stottern **ticartige Muskelzuckungen.**
Calc. phos. D 12—D 30	**Unruhige, appetitlose Kinder.** **Vergrößerte Tonsillen.** Kopfschmerzen. Nägelbeißen. Nägelknibbeln.
Causticum D 6—D 12	Schwächliche, **leicht ermüdbare Kinder.** Blaß-graues Aussehen, **Augenringe.**

Cuprum D 30	Unruhige Kinder mit **Krampfbereitschaft.**
Gelsemium D 12	**Folge von Aufregung** und Schreck.
Kal. brom. D 6—D 12	**Unruhige Kinder,** Hände ständig in Bewegung. V in den Abendstunden.
Opium D 30	Stottern als **Schreckfolge.**
Phosphor D 12	Magere, schwächliche, **schnell gewachsene Kinder.** Empfindlich und ängstlich. Sexuell übererregbar. **Onanie.**
Stramonium D 30	**Angst vor Dunkelheit.** Zähneknirschen, Kopfrollen. Erregung beim Anblick glänzender Gegenstände. **Onanie.**

„Nervöse Tics"

Die sogenannten „Nervösen Tics" treten vorwiegend im Alter von 4—12 Jahren auf (mehr Knaben als Mädchen). Die Krankheit äußert sich in unwillkürlichen nur für kurze Zeit beherrschbaren Bewegungen: Die Lider sind in ständigem auf und ab, die Gesichtsmuskulatur zuckt, die Lippen werden unaufhörlich gespitzt, die Zunge vorgeschnellt und zurückgezogen. Das Sprechen ist langsam und abgehackt oder sprudelnd mit plötzlichen Pausen, so daß die Worte nur mühsam herausgebracht und unverständlich werden, die Schrift wird durch die ausfahrenden Bewegungen undeutlich. Auffallend ist, daß die am Tag „nervösen" Kinder ruhig schlafen. — Die Neigung zu Rezidiven ist groß und kann sich über Jahre erstrecken. Die Prognose wird als ungünstig angesehen.

Die Krankheit wird im allgemeinen als Ausdruck einer psychopathischen Veranlagung gewertet und von der Chorea minor mit ähnlichem Symptomenbild als eigene Krankheit abgegrenzt. In dieser Richtung gehen auch die therapeutischen Bemühungen: Psychotherapie, Diätetik, gezielte Übungen, Milieuänderung, Heimerziehung, Trennung von der Familie bis zur Isolierung, Sedativa. — Ich nehme an, daß sowohl der Chorea minor wie auch den „nervösen Tics" eine organische Ursache zugrunde liegt, wahrscheinlich eine Affektion des Corpus striatum (bakteriell, viral oder durch Toxine?) sind, und daß die „nervösen Tics" nur eine Abart der Chorea minor darstellen.

Homöopathisch bieten sich die Unruhemittel an wie Agaricus, Cimicifuga, Ignatia, Tarantula, Stramonium.

Bewährt haben sich mir vor allem Mygale (Gift einer kubanischen Spinne) und Lycopodium.

Dennis, 6 Jahre. Seit einigen Monaten: Wischt sich unmotiviert über das Gesicht. Während des Essens läßt er das Besteck fallen. Während er mit dem Fahrrad unterwegs ist, muß er in einer Kurve absteigen, da der Drang, sich über das Gesicht zu wischen, unwiderstehlich-zwanghaft ist und er sonst Gefahr läuft, mit einer Hand am Lenkrad nicht die Fahrtrichtung einhalten zu können. Alles steigert sich bei Aufregung. Sein ganzes Wesen ist überaus hastig. Die Mutter: „Das ist eine ganz unannehmbare Sache!" 1 Gabe *Mygale* D 30 mit sofortiger Wirkung. Schon nach 3 Tagen ist das Wischen seltener und das Besteck fällt nicht so oft. Die Mutter meint: „das hat auf jeden Fall geholfen!" Aber nach 3 Wochen stellen sich die Zwangsbewegungen wieder ein, jedoch nicht so stark wie früher. Nochmalige Gabe von *Mygale,* dieses Mal D 200. — 2 Wochen später — nach einem fieberhaften Infekt — fängt das Kind nach vorheriger Besserung wieder an über das Gesicht zu wischen. *Lycopodium* LM XII, täglich nüchtern 3 Tropfen.

Nach 5 Wochen: Es wurde von Tag zu Tag besser und hat nun ganz aufgehört. *Lycopodium* abgesetzt.

Nach 7 Wochen: Es fängt langsam wieder an! *Lycopodium* LM XVIII, tägl. 1 Gabe.

Die weitere Entwicklung bleibt abzuwarten.

Joachim, 6 Jahre. Vor 3 Jahren vorübergehend nervöses Augenzwinkern, vor 2 Jahren Augenzwinkern rechts, rechte Backe zuckt, Sprache überhastet, Kind hält mit dem Sprechen inne und bekommt die Worte nicht raus.
Behandlung mit *Agaricus* D 30 und anschließend *Hyoscyamus* D 200. — Da keine Besserung eintrat, ging die Mutter mit dem Kind zum Hausarzt. Dessen Diagnose: Chorea minor. Auf seinen Rat wurde ein Neurologe hinzugezogen. Dessen Meinung: „Das ist keine Chorea minor. Das Kind ist nur nervös. Es sind gewohnheitsmäßige Verlegenheitsbewegungen bzw. neurotische tic-artige Hyperkinesien der Gesichtsmuskulatur im kindlichen Entwicklungsalter. Hinweise für ein organisch bedingtes Psychosyndrom fanden sich nicht (neurologisch und EEG normal). Es besteht eine leichte legasthenische Schwäche. Therapeutisch sollten heilpädagogische und allgemeine Förderungsmaßnahmen im Vordergrund stehen. Eine Teilnahme am Legasthenieunterricht ist zu empfehlen. Medikamentöse Behandlungsmaßnahmen sind wahrscheinlich nicht erforderlich."

Die Eltern gingen zunächst zu einem anderen Kinderarzt (ambulant). Aus dem Bericht: „Während des Sprechens kommt es zu einem ruckartigen Werfen des Kopfes nach hinten, wobei der Junge gleichzeitig mit der Sprache hängen bleibt . . . . . . Die Mutter ist gegenüber dem Jungen liebevoll umsorgend, fällt aber durch ihre altmodisch-naturverbundene Enge auf: verordnete Penizillin-Präparate wurden nicht genommen . . . . . . Von der Dauer des Verlaufs und vom Beschwerdebild her kann eine Chorea minor ausgeschlossen werden. Es dürfte sich am ehesten um einen Tic nerveux handeln . . . . zu vermuten sind innerfamiliäre Ursachen." — Dann wurde das Kind von einer Ärztin für Kinder- und Jugendpsychiatrie behandelt. Aus deren Bericht: „Die Krankheit ist verursacht durch eine erhebliche legasthenische Schwäche . . . . . verkompliziert durch wohlmeinende Dauerübungen des Elternhauses." Vorgeschlagen wird Behandlung der Legasthenie und Behandlung in einer psychologischen Beratungsstelle.

In der Folgezeit wurde es langsam so schlimm, daß die Eltern das Kind kaum noch verstehen konnten. Es wurde eine weitere Kinderärztin zugezogen. Deren Diagnose: Nervöser Tic. Verordnung: *Triabridex.* Danach unerträgliche Verschlimmerung. Als letzten Ausweg sahen die Eltern nur eine stationäre Behandlung in der Kinderneurologischen Abteilung einer größeren Kinderklinik. Diagnose: Nervöser Tic. Verordnung *Haldol,* welches nach der Entlassung weiter gegeben wurde. Neben den unverändert fortbestehenden Tics traten nun auch charakterliche Veränderungen auf. Die Mutter: „Das war unser Kind nicht mehr." Es wurde aggressiv, schlug die Geschwister. Die Mutter rief in der Klinik an, ob das die Wirkung von dem Medikament sein könnte. Die Klinik: Das könne nicht sein, sei mehr ein Zufall. *Haldol* müsse weiter gegeben werden. Die verzweifelte Mutter setzte es trotzdem ab.

Die Mutter kam nun — nach 2 Jahren — wieder in meine Sprechstunde. Verordnung: *Lycopodium* LM XII, täglich 1 Gabe. Nach einem Tag war das Kind ruhiger, konnte wieder verständlich sprechen. Das Kopfnicken war geblieben, aber keine Aggressivität mehr. Die Wirkung hielt jedoch nicht lange an. Nach 8 Tagen nahmen die Tics wieder zu. Nun 1 Gabe *Mygale* D 30 und nach 2 Wochen eine Gabe *Mygale* D 200. Nach 4 Tagen geschwätzig, ist kaum zu stoppen. Ohne weitere Medikation Besserung. — Das Kind fährt einige Wochen zu Verwandten nach Israel. Dort normales Verhalten. Nach Rückkehr wieder Tics, nicht so schlimm wie früher. „Der Zustand ist zu ertragen". Zurück auf *Lycopodium* LM XII und einige Wochen später *Lycopodium* LM XVIII, beides wurde tgl. 1mal gegeben. 2 Monate später: Habe nur noch ganz geringes Augenzwinkern, sei locker und gelöst. Ist Klassensprecher geworden.

Mutter glaubte, nun sei alles gelaufen und setzte *Lycopodium* ab. Nach Schwimmen (Kopfsprünge!) 3 Tage Augenzwinkern; dasselbe noch einmal nach Schwimmen/Tauchen. — Die weitere Entwicklung bleibt abzuwarten.

Diese beiden Krankengeschichten zeigen die Schwierigkeiten bei der Behandlung der „nervösen Tics". Von einer echten Heilung kann wegen der Rezidivhäufigkeit und der Kürze der Beobachtungszeit noch nicht gesprochen werden, andererseits ist die prompte wenn auch nicht andauernde Wirkung der homöopathischen Medikamente unverkennbar, auf jeden Fall so, daß auf allopathische Medikamente verzichtet werden kann und wegen ihrer nachteiligen Nebenwirkungen auch verzichtet werden muß.

Kopfschmerzen

Acid. phos. D 3	Leicht ermüdbare, **schwächliche Kinder.** Die Kopfschmerzen treten in und nach der Schule auf. **Sexuelle Übererregbarkeit.**
Belladonna D 12	Während der Kopfschmerzen **hochroter Kopf.** Klopfende Karotiden. **Weite Pupillen, Glanzaugen.** Kopfschmerzen nach Haarwäsche oder Haarschneiden.
China D 6—D 30	Blasse, **anämische,** leicht ermüdbare Kinder. **Periodisches Auftreten.**
Ferrum D 6	Anämische Kinder, kalte Extremitäten. **Gesicht wechselnd rot und blaß.** Klopfende Gefäße.
Gelsemium D 12	Migräneartig mit **Sehstörungen.** Beim Nachlassen der Schmerzen reichlicher Urinabgang. Kopfschmerzen mit Übelkeit und Durchfall vor Klassenarbeiten.
Medorrhinum D 18	Tags unerträglich, hindern aber nicht am Einschlafen. **Treten nie nachts auf.**
Natr. mur. D 12	**Kümmerlinge,** schwächlich, aber ehrgeizig. **Salzhunger.** V durch geistige Arbeit, nach der Schule.
Phosphor D 12	**Hochgeschossene,** leicht ermüdete **Kinder.** Glanzaugen, feuchte Hände. **Onanie.**

Ruta gr. D 4—D 6	**Röte und Brennen der Augen** nach Lesen und Schreiben.
Tuberkul. Koch D 18	Schlaffe, **immer müde, aber unruhige Kinder.** Abneigung gegen die Schule.

Migräne

Ihr Vorkommen schätzt man heute auf 5 % der Gesamtbevölkerung. Migräne kann in jedem Alter auftreten. Nach dem 2. Weltkrieg kam eine Mutter mit einem 8jährigen Mädchen in die Praxis und sagte, daß das Kind seit der Geburt Migräne habe. Auf meine skeptische Frage, woher sie das wissen könne, berichtete sie: Von Geburt an war das Kind alle 4 Wochen elend und blaß. Es schrie heftig und erbrach unaufhörlich. Am nächsten Tag war alles vorbei. Später — als das Kind sich äußern konnte — wurde dieser Zustand als Migräne erkannt.

Die von mir behandelten Kinder waren im Alter von 2—15 Jahren, 10 Mädchen und 8 Jungen; davon wurden 16 anfallsfrei. Die Diagnose wird erleichtert, wenn man nach der familiären Belastung fragt (meist mütterlicherseits). Es können dann früh auftretende einzelne Migränesymptome schon als Vorstadien einer später auftretenden Migräne erkannt werden, wie in folgendem Fall.

Marieluise, 5 Jahre, leidet seit Wochen unter Schwindel, der alle 2—3 Wochen auftritt und sich im Liegen bessert. Wer wird auf Anhieb die Diagnose Migräne stellen? — Nach Migräne in der Familie gefragt: „Ja, die Großmutter."

Verordnung: *Digitalis* D 3, 3mal tgl. 2—3 Tropfen auf die Zunge vor den Mahlzeiten. Da kein Schwindel mehr auftrat, wurde *Digitalis* abgesetzt. — Nach 2 Monaten typischer Migräneanfall.

Alle in der Literatur angegebenen Migränemittel können bei Symptomenähnlichkeit auch bei Kindern zum Erfolg führen. Unter ihnen deckt *Digitalis* fast alle vorkommenden Migränesymptome.

Anne, 7 Jahre, hatte im letzten Jahr wiederholt heftige Kopfschmerzen, die ich nicht als Migräne erkannt hatte. Behandlung mit *Natr. mur.* D 12 und *Calc. phos.* D 12 war erfolglos.

Jetzt: Alle 3 Wochen heftige Kopfschmerzen, die allopathisch behandelt werden (*Novopetrin*). Beginn der Beschwerden am Spätnachmittag mit stechenden, stoßweise auftreten-

den Schmerzen in der Stirn; Erbrechen. B durch Ruhe, Flachlage.
Verordnung: *Digitalis* D 4. 6 1/2 Monate später: 1mal leichte Kopfschmerzen, kein Anfall. Weiter *Digitalis* D 4. Nach weiteren 7 Monaten wieder Migräne, aber nur alle 2—3 Monate. *Digitalis* D 3. Nach weiteren 4 Monaten ein heftiger Anfall nach Zahnextraktion. Das Kind hat *Digitalis* D 3 mit 1- oder 2wöchiger Pause regelmäßig genommen. Weiter *Digitalis* D 3. Danach 9 Monate anfallsfrei. Keine weitere Beobachtung.

Markus, 8 Jahre, ab 4. Lebensjahr alle 3 Monate Migräne. Beginn morgens in der Schule; die Kopfschmerzen steigern sich tagsüber; abends Erbrechen von Nahrung/Galle. Schmerzen von der Stirn zum Hinterkopf. — Im Anfall blaß, Frieren, Augen verquollen, häufiges Wasserlassen.

Verordnung: *Digitalis* D 4. Nach 8 Monaten: Keinen Anfall gehabt. Nach Herumtollen Kopfschmerzen. Mutter gibt von Zeit zu Zeit immer wieder *Digitalis* D 4. 1 Jahr später: alles in Ordnung. 10 Monate später: Schwerer Anfall wie früher, der erste seit Beginn der Behandlung vor 2 1/2 Jahren. *Digitalis* wurde längere Zeit nicht genommen. Nun *Digitalis* D 3. 14 Monate später: Anfall wie früher. *Digitalis* wieder längere Zeit nicht genommen. Rep. 10 Monate später: Hatte im Sommer 1 Anfall. Rep. Nach 2 1/2 Jahren telefonisch erkundigt, da nichts mehr gehört. Dem Kind geht es gut. Mutter gibt von sich aus von Zeit zu Zeit *Digitalis*.

Kristin, 8 Jahre. Mutter Migräne. Kind hatte schon öfter mal Kopfschmerzen, so heftig, daß es weinte. Letzte Nacht durch Kopfschmerzen wach, schrie wie am Spieß; Mutter dachte an Hirnhautentzündung. — Betroffen Stirn und beide Schläfen. Schmerzen wie Stiche. B durch Liegen, Ruhe. V durch Geräusche.

Verordnung: *Digitalis* D 3. Nach 14 Monaten: Hat 8 Monate *Digitalis* genommen; in den letzten 6 Monaten nicht mehr. Vor 2 Wochen erstmalig wieder 1 Anfall, nicht so schlimm wie früher. Öfter Kopfschmerzen, sieht dann müde aus den Augen. Nochmalige Verordnung: *Digitalis* D 3. 2 1/2 Monate später: Keinen Anfall gehabt, aber auch keine Kopfschmerzen mehr.

In der Mehrzahl der Fälle habe ich *Digitalis* D 3 verordnet, seltener D 4, 3mal tgl. 3 Tropfen auf die Zunge vor den Mahlzeiten. Nebenwirkungen habe ich bei diesen Potenzen nicht beobachtet. In einem Fall, wo ich versuchsweise D 2 gegeben hatte, klagte das Kind über ein „blödes" Gefühl im Mund, fühlte sich auch allgemein nicht wohl; sicher eine Kumulationswirkung von *Digitalis* bei zu niedriger Potenz.

Die Digitalistherapie ist eine Intervallbehandlung. Wie lange? Ungefähr 1 Jahr mit mehrmaligen Pausen von höchstens 10 Tagen. — Wenn nach etwa 8 Wochen die Anfälle in unverminderter Stärke oder Häufigkeit auftreten, kann man die Behandlung abbrechen. In diesen Fällen ist von *Digitalis* nichts mehr zu erwarten.

Enuresis

Die medikamentöse Behandlung ist fast immer erfolglos, wenn sie nicht psychotherapeutisch unterstützt wird. Dazu braucht man Zeit und Geduld.

Organische Ursachen wie Mißbildungen, Pyurie usw. sind auszuschließen.

Praktisch kommen außer den folgenden Mitteln auch alle anderen Konstitutionsmittel in Frage.

Acid. benz. D 3	**Urin** stechend riechend **wie Salmiakgeist.** **Wundmachend.**
Belladonna D 12	**Häufige, kleine Entleerungen.** Heller Urin. Inkontinenz auch am Tage.
Calc. phos. D 30	**Unruhige Kinder mit großen Tonsillen.** Tiefer Schlaf vor Mitternacht. Kind ist nur schwer wach zu bekommen und läßt dann nur wenig Urin. Alle 8 Tage 1 Gabe über längere Zeit.
Causticum D 6—D 30	**Schwache Kinder** mit fahlem, ungesundem Aussehen. **Unterschattete Augen.** Einnässen im 1. Schlaf. Urin reich an Uraten. **B im Sommer.**
Cina D 12	Inkontinenz auch am Tage. Urinmengen reichlich, Urin wird im Stehen trübe. **Würmer.**
Dulcamara D 4—D 6	**Nach Durchnässung,** bes. nach naßkalten Füßen. Nach Sitzen auf kalten Steinen.
Equisetum D 3—D 6	Häufiger Drang. **Urin trübe mit viel Satz.**
Ferrum **D 12**	**bei Anämie.**
Gelsemium D 12	Inkontinenz auch am Tage. Reichlicher, heller Urin. **V bei seelischen Erregungen.**

Kal. carb. D 6—D 12	**Anämische, schlaffe Kinder.** Immer müde und **fröstelig.** Neigung zu Schweißen.
Kreosot D 12	Einnässen im 1. Schlaf. **Schlaf bleiern, tief.** Harn reichlich, blaß.
Lycopodium D 12	Schwierige, intelligente Kinder. **Urin übelriechend, mit rötlichem Satz.**
Medorrhinum D 18	Urin dunkel, enorme Mengen. B am Meer.
Natr. sulf. D 4—D 6	V **bei feuchtem Wetter,** an der See. B bei trockenem, warmem Wetter.
Psorin D 18	**Bei Ekzemkindern.** **V im Winter.**
Pulsatilla D 12	Plötzlicher, unwiderstehlicher Harndrang. **Vermehrter Urinabgang im Liegen.** Inkontinenz auch am Tage.
Tuberkul. Koch D 200	Bei entsprechender Konstitution und als Zwischenmittel.

Enkopresis

Aloe D 4	**Stuhl mit wäßrigem oder blutigem Schleim.** Viel Blähungen, dabei Abgang von Stuhl. Gleichzeitiger Abgang von Urin und Stuhl.
Causticum D 6	**Stuhl hart, kleinknollig,** mit Schleim oder Blut überzogen. Selbst harter Stuhl geht unbemerkt ab. **Stuhl kann nur im Stehen entleert werden.**

Schlafstörungen

Fast täglich kommen Mütter in die Sprechstunde, die über Schlafstörungen ihrer Kinder klagen. Die Kleinen sind dadurch in ihrer gesunden Entwicklung beeinträchtigt, die Eltern werden durch die dauernd unterbrochene Nachtruhe nervös, so daß schließlich die ganze Familie darunter leidet.

Die Symptombilder sind vielgestaltig. Die Kinder bohren den Kopf in die Kissen oder rollen den Kopf hin und her, sie machen rhythmische Bewegungen im Sitzen, wiegen den Körper in Knie-Ellenbogen-Lage, knirschen mit den Zähnen, zerfetzen die Bettdecke, stoßen mit den Armen und Beinen oder der ganze Körper fährt ruckartig zusammen.

Bei dieser Art von Störungen scheint die Psyche nicht – oder doch nicht vorwiegend – beteiligt zu sein. Anders beim Pavor nocturnus. Da schreckt das Kind plötzlich aus dem Schlaf auf und schreit, es klammert sich ängstlich an die Mutter, ohne recht wach zu werden, so daß wohlmeinende Beruhigungsversuche nichts nützen. In anderen Fällen steigt es im Schlaf aus dem Bett und wandert im Zimmer umher. Am nächsten Morgen kann es sich an nichts erinnern. – Der Anlaß zu diesen Abwegigkeiten können unruhige Träume sein, deren Inhalt oft schwer zu bestimmen ist. Häufig sind sie Folgen von aufregenden Erlebnissen des voraufgegangenen Tages: Der Hund erscheint wieder, der das Kind so geängstigt hat oder die Hexe aus dem kurz vorher erzählten Märchen verfolgt es. Auch das Fernsehen ist sicher für einen Teil dieser Störungen verantwortlich zu machen.

Im folgenden werden die homöopathischen „Sedativa" an Hand von Krankengeschichten erläutert.

Belladonna

7jähriger Junge. Er hat die üblichen Kinderkrankheiten durchgemacht und ist bisher nicht auffällig gewesen. Der kleine Patient ist von kräftigem Körperbau, hat einen ziemlich dicken Kopf und ein helles Kolorit. Geistig ist er lebhaft und interessiert.

Seit 8 Wochen ist das früher recht ruhige Kind nervös. Es ist ständig in Bewegung, besonders beim Essen. Im Schlaf spricht es vor sich hin und schlägt um sich. Kurz nach dem Einschlafen stehen Schweißperlen auf der Stirn; auch die Hände sind klamm. Tagsüber ist der Junge schreckhaft und überempfindlich gegen Geräusche. Das früher leicht erziehbare und einsichtige Kind ist ausgesprochen widerspenstig geworden. Auch lassen die Schulleistungen nach.

Verordnung: *Belladonna* D 12, morgens und abends eine Gabe. Die Mutter berichtet 3 Wochen später: Schon nach kurzer Zeit sei eine wesentliche Besserung eingetreten, der Schlaf ungestört, keine Nachtschweiße mehr, auch die Schulleistungen seien besser geworden. Dagegen habe das Kind noch feuchte Hände und sei auch noch schreckhaft. – Der Erfolg ist somit nicht ganz befriedigend. Wahrscheinlich hätte *Belladonna* in höherer Potenz auch diese Restzustände beseitigt.

Die Mittelwahl war hier recht einfach, da die körperliche Konstitution und die geistige Verfassung wegweisend waren. Aber auch alle anderen Symptome lassen sich in das Belladonna-Bild einordnen: die schweren Träume, die Unruhe, die Schreckhaftigkeit, die Überempfindlichkeit gegen Geräusche. Besonders möchte ich hinweisen auf das Belladonna-Symptom: Schweiße im 1. Schlaf an Stirn und Vorderkopf.

Zur Vervollständigung des Belladonna-Bildes in bezug auf Schlafstörungen seien noch folgende Symptome genannt: Patient kann nicht einschlafen trotz Müdigkeit. Infolge schwerer Träume fährt er aus dem Schlaf auf und schreit, oder er stöhnt im Schlaf und zuckt zusammen. NASH sagt: „Dann wirkt *Belladonna* wie Öl auf stürmischer See!“ Ferner hat *Belladonna* noch: Hochfahren aus dem Schlaf als sinke oder falle man, Auffahren mit Halluzination von Geistern oder Tieren, Kopfrollen, Kopf in die Kissen bohren, Zähneknirschen. – Alle Symptome finden sich verstärkt beim Einschlafen, im 1. Schlaf oder doch vor Mitternacht.

Es folgen 2 Mittel, die Belladonna nahestehen.

Stramonium

11jähriges Mädchen. Seit einiger Zeit ist das Kind schlechter Laune. Es ist sehr ängstlich, besonders im Dunkeln. So will es nicht ohne Licht einschlafen. Im Schlaf selbst ist es unruhig, wälzt sich hin und her, oder schreit plötzlich auf, ohne wach zu werden. Es träumt laut, fühlt sich von Tieren bedroht.

Stramonium D 30. Schon in der darauffolgenden Nacht hat das Kind besser geschlafen, nur noch 1mal kurz aufgeschrien. In der Folgezeit ist der Schlaf zwar noch etwas unruhig, aber die beängstigenden Träume bleiben aus. Infolgedessen auch kein Aufschreien mehr.

2½jähriges, zappeliges Kind. Es hat keine Schwierigkeiten mit dem Einschlafen. Kurz nachher aber wird es unruhig und rollt unentwegt mit dem Kopf hin und her. Die Mutter gibt ferner noch an, daß das Kind onaniere.

Stramonium D 30, 1mal abends 10 Kügelchen.

4 Tage später berichtet die Mutter, daß das Kind völlig ruhig geworden sei und gut schlafe. Auch onaniere es nicht mehr.

Im 1. Fall können alle Symptome (Ängstlichkeit, unruhiger Schlaf, schreckhaftes Aufschreien, unangenehme Träume) auch für *Belladonna* sprechen, aber das „Verlangen nach Licht" und „will nicht ohne Licht einschlafen" hat kein anderes Mittel so stark wie *Stramonium.*

Ergänzend zum Bild von *Stramonium* ist noch zu sagen: Rhythmische, unwillkürliche Bewegungen des Kopfes, der Arme oder Beine, Zähneknirschen. – In den Traumbildern überwiegen Vorstellungen von schreckenerregenden Tieren.

Chamomilla

Ein 1½jähriges Kind stört die ganze Familie durch seine nächtliche Unruhe. Es wehrt sich mit Händen und Füßen, wenn es zu Bett gebracht werden soll. Ist dieses schließlich geschehen, will es nicht schlafen, stößt aus Ärger heftig mit dem Kopf gegen das Bett. Nach dem Einschlafen schreckt es häufig auf (Träume?) und schreit frech. Es will dann aus dem Bett und herumlaufen. – Auch tagsüber ist das Kind immer verkehrt.

Chamomilla D 4, 4mal täglich 3 Tropfen. Nach 10 Tagen ist das Kind merklich ruhiger, nach weiteren 10 Tagen sind die Eltern zufrieden. Das Kind schläft durch, wälzt sich allerdings noch im Schlaf hin und her. – *Chamomilla* in höherer Potenz hätte wahrscheinlich einen prompteren Erfolg gehabt.

In dieser Krankengeschichte finden wir nur einige Chamomilla-Symptome. Es fehlen: Zusammenfahren und Zuckungen im Schlaf, Schlaflosigkeit trotz Müdigkeit. Außerdem sprechen alle genannten Symptome auch für *Belladonna.* Dagegen hat die Eigentümlichkeit „will nicht im Bett bleiben" außer *Chamomilla* nur noch *Stramonium,* dieses aber nicht die verdrießliche Stimmung, die für *Chamomilla* so charakteristisch ist.

Es folgen nun 2 Mittel, die als hervorragendes Symptom „Folge von Schreckwirkung" haben.

Aconit.

Im Alter von 9 Monaten schrie das jetzt 1¼ Jahre alte Kind nachts oft vor Angst auf. Die Mutter sagte: Wir konnten damit rechnen, daß das Kind Punkt 12 Uhr nachts anfing zu schreien.

Eine Gabe *Aconit.* D 30, gegeben wegen der Verschlimmerung um Mitternacht, bewirkte sofort ruhigen und durchgehenden Schlaf.

Nach 5 Monaten hat das Kind wiederum eine Schlafstörung.

Opium

Jetzt klagt der Vater: Seit Wochen lasse das Kind die ganze Familie nicht zur Ruhe kommen. Er, der Vater, habe zur Zeit Urlaub, könne sich aber wegen der gestörten Nachtruhe nicht erholen (Vater, Mutter und 4 Kinder schlafen in einem Zimmer). Das Kind schrie regelmäßig nachts gegen 10 Uhr vor Angst auf. *Belladonna* D 12, gegeben wegen der Verschlimmerung in den ersten Abendstunden, bringt keine Besserung. – Ich erhebe nochmals die Anamnese und erfahre, daß das Kind abends schlecht einschlafe. Es sei sehr ängstlich, fürchte sich vor irgend etwas. Die Schlafstörung sei eingetreten nach einem Gewitter, durch welches das Kind sich sehr erschreckt habe.

Opium D 30, abends 10 Kügelchen. Am nächsten Morgen berichtet der Vater, das Kind habe „ohne einen Muck" geschlafen. Weitere Gaben von *Opium* waren nicht erforderlich.

Arsen

Auch *Arsen* gehört in die Reihe der „Schreckmittel". Es hat mit *Aconit.* und Opium die hochgradige Unruhe gemeinsam. Charakteristisch für *Arsen* aber ist die Angst vor Alleinsein. Das Kind fühlt sich erst beruhigt im Bett der Mutter. – Auffahren aus dem Schlaf mit Angstschrei kommt auch bei *Arsen* gelegentlich vor.

Calc. hypophos.

Zu den Unruhemitteln gehört auch *Calc. hypophos.* Die körperliche Unruhe ist oft mit verzögerter geistiger Entwicklung verbunden.

Ein 3jähriger Junge wird zur Beobachtung ins Krankenhaus aufgenommen. Er hat erst kürzlich laufen gelernt und spricht jetzt noch nicht. – Das Kind faßt alles an, ohne sich auf etwas zu konzentrieren, versucht die Spielsachen zu zerstören und wirft sie dann weg. Sobald das Kind im Bett liegt, schlägt es rhythmisch mit dem Kopf an das Gitter. Die Mutter hat sich mit der mangelhaften Entwicklung des Kindes abgefunden, aber dieses Kopfschlagen nachts läßt die ganze Familie nicht zur Ruhe kommen. Im Krankenhaus konnten wir beobachten, wie das Kind stundenlang mit großer Heftigkeit mit dem Kopf gegen das Bett bumste, als ob es keine Schmerzempfindung hätte. Morgens war das Bettchen etwa ½ m von der Wand abgerückt.

Calc. hypophos. D 3, 3mal täglich 1 Messerspitze. Nach 2 Tagen ist das Kind tagsüber merklich ruhiger und schläft nachts ohne Kopfschütteln durch. Auch die geistige Entwicklung schien nach einigen Wochen durch *Calc. hypophos.* günstig beeinflußt worden zu sein.

Cypripedium

Unruhe nicht nur nachts, sondern auch am Tage, hat neben *Calc. hypophos.* auch *Cypripedium* (D 6). Diese Kinder sind nachts unnatürlich lebhaft und lustig. Sie machen die Nacht zum Tage.

Coffea

Steht *Cypripedium* nahe. Die Aktivität und Redseligkeit ist beiden gemeinsam, die Coffea-Kinder sind daneben auch reizbar. Sie können Gemütserregungen, besonders freudige, schwer verkraften. Die Schlaflosigkeit kann in der 1. oder auch 2. Nachthälfte auftreten. Das Kind singt oder will spielen.

D 30, abends eine Gabe an 3 aufeinanderfolgenden Tagen.

Jalapa

Diese Kinder sind tags im Gegensatz zu *Cypripedium* und *Coffea* ruhig, schreien aber nachts aus unerklärlichen Gründen stundenlang.

NASH empfiehlt die 200. Potenz. Mit D 12–D 30 kommt man meines Erachtens auch zum Ziel.

Tarantula

Es gehört ebenfalls zu den Mitteln, denen Unruhe in besonderem Maße eignet.

5 Jahre altes Kind. Seit 2 Monaten ist es zappelig. Nicht einen Augenblick ist es ruhig, hat die Hände im Gesicht, zupft an den Lidern, beißt an den Nägeln. Im Schlaf wiegt es den Oberkörper hin und her. Auf die Frage, ob es vor oder nach Mitternacht größere Unruhe zeige, sagt die Mutter: „Wir brauchen keinen Wecker! Wenn das Kind anfängt unruhig zu werden, ist es 12 Uhr.“ Die Unruhe hält bis 4 oder 5 Uhr morgens an. Die Mutter bemerkt weiter, daß das Kind onaniere.

Wegen der hochgradigen Unruhe, dem fortgesetzten Bewegungsdrang, besonders der Hände, dem nächtlichen Kopfrollen, der Periodizität und der geschlechtlichen Erregbarkeit *Tarantula* D 30, 1mal abends vor dem Schlafengehen 10 Kügelchen. Schon in der 1. Nacht schlief das Kind bis 3 Uhr und hörte nach Anruf sofort auf, mit dem Oberkörper zu wiegen. Auch die folgenden Nächte waren ruhig.

Leitend für die Mittelwahl war hier die Periodizität, die *Tarantula* in besonderem Maße eignet.

Die Verschlimmerung zu bestimmten Zeiten ist auch ausschlaggebend in den folgenden 2 Fällen.

Lycopodium

Ein 1jähriges Kind schläft seit Monaten schlecht. In der 2. Nachthälfte sitzt es im Bett und schreit, oder es wirft sich hin und her, liegt auf dem Bauch und schläft erst wieder ein, wenn es auf den Rücken gelegt und warm zugedeckt wird. – Der Junge ißt im allgemeinen gut, jedoch muß die Abendmahlzeit eingezwungen werden.

Lycopodium D 15, gegeben wegen der Verschlimmerung am Nachmittag und gegen 2 Uhr morgens, brachte guten Erfolg.

Lycopodium hat außerdem noch verdrießliche Stimmung, Stoßen der Glieder im Wachen und Schlafen und geschlechtliche Erregbarkeit. Mit *Phosphor* gemeinsam hat es das Symptom: Aufwachen gegen 2 Uhr morgens mit Hungergefühl.

Nux vomica

Die Schlafstörung liegt etwas später als die von *Lycopodium*, nach 2 Uhr bis gegen 5 Uhr. Das Kind ist munter und will spielen, schläft erst gegen 6 Uhr wieder ein und wacht nach Stunden müde und unlustig auf.

Kal. brom.

9 Monate alter Säugling. Tagsüber ein ganz manierliches Kind, aber jeden Abend von 7 bis 9 Uhr schreit es anstatt zu schlafen. Es hat die Hände im Mund, reibt sich mit den Händchen die Zahnleisten und seibert stark.

Kal. brom. D 6, 3mal täglich eine Gabe, beseitigt die Störung.

Neben der zeitlichen Gebundenheit, zwischen 17 und 22 Uhr, und dem verstärkten Speichelfluß (Zahnung!) weist *Kal. brom.* noch folgende Symptome auf: Kinder schrecken nachts auf und schreien, kennen die Umgebung nicht, zittern vor Angst. Zu den bei Schlafstörungen in der 1. Nachthälfte angezeigten Mitteln gehören auch *Calc. carb.* und *Bar. carb.* Sie wirken naturgemäß nur, wenn die entsprechende Konstitution gegeben ist.

Calc. carb.

So schläft ein 3jähriges Mädchen vom Calcium-Typ, das jede Nacht gegen 22 Uhr träumt und im Schlaf wimmert, nach einer einmaligen Gabe von *Calc. carb.* D 30 ruhig die ganze Nacht durch. – Zugleich verschwinden die nächtlichen Kopfschweiße und die feuchten Füße.

Bar. carb.

Ein 12jähriger Junge mit hypophysärer Fettsucht schläft in der 1. Nachthälfte unruhig und wird oft wach. – Er lernt schlecht und ungern, ißt viel und gern. Die Schlafstörung wird behoben durch eine Gabe *Bar. carb.* D 30, welches sonst als Schlafmittel der Alten gilt. – Auch das Kopfschütteln – wie ich später erfuhr – hörte auf.

Unter den Konstitutionsmitteln sind auch *Phosphor* und *Sulfur* öfter angezeigt.

Phosphor

Das Phosphor-Kind schläft spät ein und ist trotzdem zu früh wach. Es verlangt Licht beim Einschlafen, schaukelt in Knie-Ellbogen-Lage oder schüttelt mit dem Kopf und hat im Schlaf eine erschreckend blasse Gesichtsfarbe. Die geschlechtliche Übererregbarkeit (Onanie) verstärkt die Anzeige für *Phosphor* (D 12).

Sulfur

Das Kind leidet tagsüber an kalten Füßen, die unangenehm heiß werden, sobald es im Bettchen liegt, so daß die Beine immer auf der Decke liegen. Erwacht beim leisesten Geräusch.

Zinc. val.

Auch bei *Zinc. val.* liegen die Beine auf der Decke, hier aber wegen nervöser Unruhe, die vorwiegend in den Beinen lokalisiert ist (D 3).

Leider gibt es auch iatrogene Schlafstörungen. Einen sehr schweren Fall sah ich nach längerem Gebrauch von Ungt. praec. alb. bei rezidivierendem Wundsein.

Mercur. sol.

12 Monate altes Kind. Seit 8 Wochen neigt das Kind zu Wundsein, welches mit Praecipitatsalbe behandelt wurde. Jetzt klagt die Mutter, daß das Kind auffallend müde sei. Es kommt schlafend auf dem Arm der Mutter in die Sprechstunde, wird nach Anruf nur kurz wach, um dann sogleich weiterzuschlafen.

Nachts dagegen kann es keine Ruhe finden. Da eine Quecksilbervergiftung wahrscheinlich ist, gebe ich *Merc. sol.* D 30. Es ändert sich nichts. Ich mache noch einen Versuch mit *Merc. sol.*, dieses Mal eine Gabe D 200. Der Bericht der Mutter am folgenden Tage ist dramatisch:

> Nachmittags gegen 4 Uhr, 1½ Stunden nach Einnahme der Medizin, war das sonst immer schläfrige Kind wie aufgedreht. Es lachte, spielte, war fröhlich, rannte von einer Zimmerecke in die andere, nahm seinen Teddybär, stellte sich vor das Radio und tanzte. Nach dem Abendessen, bei dem das Kind am ganzen Körper schwitzte, so daß es umgekleidet werden mußte, schlief es ununterbrochen bis 6 Uhr morgens. – Die Besserung hielt ohne weitere Medizin an.

Ebenso wichtig wie die Frage nach Medikamenten ist die Frage nach voraufgegangenen Impfungen. Schlafstörungen, die zeitlich mit einer Schutzimpfung zusammenhängen, erfordern den entsprechenden Impfstoff in Hochpotenz. Eine Ausnahme bildet die Pockenimpfung, deren Folgen – ganz gleich wie die Schlafstörung auch geartet sein mag – besser auf *Thuja* ansprechen als auf *Variolin.*

Wegweiser zur Erleichterung der Mittelwahl

Es sind noch einige bisher nicht erwähnte, seltener angezeigte Mittel in das Verzeichnis aufgenommen. – Es haben im Arzneibild:

Ängstlichkeit		Aconit Arsen, vor Alleinsein Belladonna Bismut. nitr., klammert sich an die Mutter, schlaflos am Tage. Borax Calc. carb. Gelsemium, läßt die Hand der Mutter nicht los. Merc. sol. Phosphor, will Licht beim Einschlafen Stramonium, Angst vor Dunkelheit Tuberkulin
Folgen von	Gemütsbewegung	Chamomilla, von Ärger Coffea, von freudiger — Ignatia, jeder Art
	Pockenimpfung	Thuja Variolinum

	Schreck	Aconit Arsen Belladonna Gelsemium, auch nach Erschöpfung. Hyoscyamus Opium
Geschlechtliche Übererregung		Lycopodium Phosphor Stramonium Tarantula
Schweiße		Belladonna, im 1. Schlaf Calc. carb., Hinterkopf Mercur, ganzer Körper Tuberkulin
Träume,	aufregende	Belladonna Calc. carb. Mercur Stramonium Zinc. val.
Überempfindlichkeit gegen Geräusche		Belladonna Borax Chamomilla Coffea Opium Sulfur
Unruhe	Auffahren aus dem Schlaf mit Schreien	Arsen Belladonna Borax Calc. carb. Chamomilla Hyoscyamus Ignatia Kal. brom. Opium Stramonium Zinc. val.
	Herumwerfen im Bett	Aconit Arsen Kal. brom. Stramonium
	Kopf in die Kissen bohren	Belladonna
	Kopfrollen	Bar. carb. Belladonna Calc. hypophos. Cypripedium Hyoscyamus Stramonium

	Thuja Tuberkulin Zinc. val.
Schaukeln	Phosphor, in Knie-Ellbogen-Lage Tarantula, im Sitzen
Stöhnen	Belladonna Calc. carb.
Stoßen der Glieder	Lycopodium, im Wachen und Schlafen
Zähneknirschen	Belladonna Cina Hyoscyamus Kal. brom. Stramonium Tarantula Zinc. val.
Zusammenfahren, Zuckungen	Belladonna Chamomilla Hyoscyamus Stramonium Tarantula Zinc. val.

Zeiten der Schlaflosigkeit

18—21 Uhr	Kal. brom.
vor Mitternacht	Belladonna Bar. carb. Calc. carb. Coffea (auch 2. Nachthälfte)
um Mitternacht	Aconit
nach Mitternacht	Arsen Lycopodium Thuja
2—4 Uhr	Nux. vom. Tuberkulin
spätes Einschlafen	Belladonna Calc. carb. Coffea Ferr. phos. Mercur Nux vom. Teucr. m. Zinc. val.
spätes Einschlafen und zu frühes Erwachen	Cyclamen Phosphor
Nichteinschlafen trotz großer Müdigkeit	Belladonna Chamomilla Opium

Schlafumkehr	Mercur Sulfur Zinc. val.
Periodizität	Arsen Tarantula

Belladonna deckt fast alle vorkommenden Symptome. *Stramonium* steht ihr in dieser Beziehung am nächsten. Trotzdem sind *Belladonna* und *Stramonium* nicht so häufig angezeigt, wie man vermuten sollte, weil die Symptome nicht gleichwertig sind. Bei der Wahl des Simile sollte man sich vor allem leiten lassen von der Zeit der Arznei und der auslösenden Ursache, soweit eine solche zu eruieren ist. – Steht eine Schreckfolge eindeutig fest, rangiert *Opium* vor *Aconit*, *Belladonna* und *Hyoscyamus*.

Krankheiten auf vorwiegend allergischer Basis

Asthma bronchiale

Die Aussichten auf Heilung, zum mindesten auf ganz wesentliche Besserung bei homöopathischer Behandlung des kindlichen Asthmas sind durchaus gut.

Die am häufigsten indizierten Mittel im akuten Anfall sind:

Ipecac. D 1—D 3	**Viel Rasseln.** **Wenig oder kein Auswurf.** Brechreiz bei reiner Zunge. V bei feuchtwarmem Wetter.
Arsen D 6—D 12	Schwächliche Kinder, **unruhig und ängstlich.** **Großer Durst.** Neigung zu Erbrechen und Diarrhöe. Warme Getränke werden besser behalten als kalte. **Periodizität** der Anfälle. **V um Mitternacht.**
Cupr. ars. D 8—D 10	**Zyanose.** Unruhe und Angst. Anstrengender Husten, anfallsweise. **V nachts.**
Hedera h. D 4—D 12	**Fließschnupfen.** V nachts und gegen Morgen. B in frischer Luft.
Kal. jod. D 3—D 4	Reichlicher, **wäßriger Schnupfen.** Festsitzender Bronchialschleim. **V in den frühen Morgenstunden,** durch Wärme. B in frischer Luft.
Sambucus D 1	**Luftnot in höchstem Grade,** Kind erstickt fast. **Zyanose.**
Tub. Aviaire D 18	Beginn mit fieberhaftem Infekt, alle 2–3 Wochen eine Gabe als Zwischenbehandlung.
Eigenblut C 5—C 7	Immer dann, wenn ein akuter Infekt vorausgegangen ist. Im Beginn C 5, alle 2 Stunden 1 Gabe, dann ansteigende Potenzen, C 7, C 9, C 12, C 15, C 18, je 4mal in 8tägigem Abstand.

Ipecacuanha und *Arsen* sowie *Ipecacuanha* und *Sambucus* ergänzen sich in ihrer Wirkung und werden deshalb gern im Wechsel gegeben. Die medikamentöse Therapie kann durch physikalische Maßnahmen unterstützt werden: Bei Kleinkindern ein ansteigendes Bad bis 40° C von 15 Minuten Dauer, bei größeren Kindern heiße, feuchte Brustwickel (so heiß wie möglich!), die eine Stunde lang alle 5 Minuten wiederholt werden. Die Mühe lohnt sich! – Bäder und Wickel sind kontraindiziert, wenn die Kinder sie nur unter Protest über sich ergehen lassen und dadurch Unruhe und Angst gesteigert werden.

Kommt man mit diesen Maßnahmen nicht bald zum Ziel, ist im akuten Anfall eine Palliativbehandlung mit allopathischen Mitteln und ähnlichem nicht zu umgehen.

Zwischenbehandlung bei Asthma bronchiale

Hier liegt das eigentliche Feld der homöopathischen Asthma-Therapie. Man sollte versuchen, das jeweilige Konstitutionsmittel herauszufinden und dieses in seltenen Gaben in Hochpotenz zu interponieren.

Arsen D 15—D 30	Symptome wie oben. Das Hauptsymptom ist die **Periodizität.**
Bromum D 10—D 12	Anfälle **nach Erhitzung mit nachfolgender Abkühlung.** Bellender Husten. V im warmen Zimmer. B **an der See.**
Calc. carb. D 12—D 30	**Ruhige, dicke, schlaffe Kinder.** Kalte **Schweiße** an Kopf und Extremitäten. Anfälligkeit bei jedem Wetterwechsel. V durch Kälte und Feuchtigkeit.
China D 8—D 30	**Anämische Schwäche.** **Periodisches Auftreten.** V durch kalte Luft, durch Berührung, nachts. B durch frische Luft, Wärme.
Chin. ars. D 4—D 6	Ähnlich China, aber mehr **Unruhe und Angst.** **Durst.** Großes Verlangen nach Wärme.
Dulcamara D 12—D 30	Auftreten **bei jedem feuchten** (warmen oder kalten) **Wetter.**
Medorrhinum D 15	Asthma-Anfälle **nur tags.** V durch trockene Kälte. B in Bauch- oder Knie-Ellbogen-Lage, an der See.
Natr. mur. D 12—D 30	**Kümmerlinge!** **Salzhunger, viel Durst.** V am Morgen, bei feuchtkaltem Wetter, aber auch bei Sonnenhitze. bei Seeaufenthalt (oft nach anfänglicher Besserung).
Natr. sulf. D 4—D 10	V **durch Feuchtigkeit** (Nebel, feuchte Wohnung). bei Wechsel zum feuchten Wetter.
Psorinum D 15—D 20	Asthma **in jedem Winter wieder auftretend.** V bei Kälte. B bei flacher Lage. **Wechsel von Asthma und Ekzem.**

Sulfur D 12—D 30	Gleichzeitig Ekzem oder **Asthma mit Ekzem alternierend.** V durch Bettwärme, kaltes Waschen, wollene Kleidung, gegen 11 Uhr morgens.
Thuja D 12—D 15	**Hauptmittel beim kindlichen Asthma!** **Ekzemneigung.** Schweiße an unbedeckten Körperstellen. V nach Durchnässung, Kälte und Wetterwechsel abends und **nachts bis 4 Uhr.** B durch heiße Umschläge.
Tuberkul. Aviaire D 14	Schwache, nervöse, appetitlose Kinder. Der Anfall geht **mit Fieber** einher.
Eigenblut- nosode	Sie ist immer angezeigt, wenn die Modalitäten zur Findung des Simile nicht ausreichen. Das Blut wird möglichst während eines Asthma-Anfalls entnommen. Die „Eigenblutkur" muß mehrere Monate durchgeführt werden. C 7, 4 Gaben im Abstand von 1 Woche, dann in gleicher Weise C 9, C 12, C 15, C 18.

Ein Klimawechsel (mehrere Monate) bewirkt oft eine entscheidende Besserung. Je nach der Konstitution und den Modalitäten wähle man Hochgebirge oder See. Der Aufenthalt sollte mehrere Monate dauern. Mittelgebirge ist weniger günstig.

Wegweiser zur Erleichterung der Mittelwahl

Anämie	China
Diarrhöe	Arsen Sulfur
Durst	Arsen Chin. ars. Cupr. ars.
Ekzem	Arsen Psorin. Sulfur Thuja
Fieber	Tuberkul. Aviaire
Husten	Bromum, bellend Cupr. ars., nachts in Anfällen

Periodizität	Arsen China Chin. ars. Psorin. Sulfur
Schnupfen	Hedera h.
Schweiße	Calc. carb. China Thuja
Unruhe	Arsen Chin. ars. Cupr. ars. Tuberkul. Aviaire
Wetterabhängigkeit	Calc. carb., bei jedem Wetterwechsel China, bei kaltem Wetter Dulcamara, bei feuchtem Wetter, kalt oder warm Ipecac., bei feucht-warmem Wetter Natr. mur., bei feucht-kaltem Wetter Natr. sulf., bei Nebel, Wechsel zum feuchten Wetter Thuja, bei jedem Wetterwechsel
Zyanose	Cupr. ars. Sambucus
V durch Kälte	China Medorrh., trockene Psorin. Thuja
Wärme	Brom, im warmen Zimmer Sulfur, in Bettwärme
Seeaufenthalt	Natr. mur.
Sonne	Natr. mur.
nachts	Arsen, um Mitternacht China Cupr. ars. Hedera h., gegen Morgen Thuja, bis 4 Uhr morgens
morgens	Natr. mur. Sulfur
tags	Medorrhinum

B durch frische Luft		China Hedera h. Kal. jod.
	Schweiße	Thuja
	Seeaufenthalt	Bromum Medorrhinum
	heiße Umschläge	Thuja
	Wärme	China

3jähriges Mädchen. Als Säugling leichter Milchschorf. Seit 2 Jahren nächtliche Asthma-Anfälle, die ungefähr alle 4 Wochen auftreten. Auslösende Ursachen können nicht angegeben werden.

Es ist ein schwächliches, anämisches Kind mit unterschatteten Augen und kalten Extremitäten.

Wegen der Periodizität und der anämischen Schwäche bekommt es *China* D 30, alle 2 Wochen 1 Gabe. – Nach 5 Monaten erfolgt erstmals wieder ein Asthma-Anfall, nachdem *China* 3 Monate nicht mehr genommen worden war. Im Laufe der nächsten 4 Jahre hatte das Kind unter *China* D 30 in größeren Zeitabständen nur 2 leichte Anfälle.

6½jähriges Mädchen. Seit dem 3. Lebensjahr asthmatische Anfälle mit Unruhe und trockenem Husten. Der Schleim will sich nicht lösen. Das Kind braucht jede Nacht Beruhigungsmittel. Verschlimmerung der Anfälle nach körperlicher Anstrengung, bei kaltem Wind, an der Nordsee. Bedrohlich wurden die Anfälle nach Umzug in einen feuchten Neubau. In den ersten 4 Wochen habe das Kind damals keine Nacht Ruhe gehabt. Auch in der anfallsfreien Zeit sei das Kind nicht ganz frei von Husten.

Prima vista macht das Kind den Eindruck eines Natrium-muriaticum-Typs, der auch durch weitere Fragen bestätigt wird (Verlangen nach Salz und anderes). – Man hört über beiden Lungen Giemen und Pfeifen, rechts unten feuchte Rasselgeräusche. Der vorbehandelnde Internist hatte röntgenologisch Bronchiektasen festgestellt.

Das Kind bekommt als Konstitutionsmittel eine Gabe *Natrium muriaticum* D 30, ferner *Kalium jodatum* D 4 zur Schleimlösung.

2 Wochen später: Es sei enorm viel Schleim abgegangen, sonst aber habe sich nichts geändert. Wegen Verschlimmerung durch feuchte Kälte und Besserung in den frühen Morgenstunden bekommt das Kind nun *Thuja* D 12, täglich 1 Gabe. Dazu als bewährte Mittel bei Bronchiektasen *Silicea* D 6 und *Hep. sulf.* D 6.

10 Tage später: Es gehe bedeutend besser. Kind könne selbst bei Ostwind draußen sein.

3½ Monate später: Kind habe mit Asthma nichts mehr zu tun. „Wir sind ganz andere Menschen geworden."

9jähriger Junge. Als Säugling Ekzem. Mit 3 Jahren erstmalig Asthma. Verschlimmerung bei feucht-kaltem Wetter, nachts bis gegen 4 Uhr. Im Anfall nicht erleichternde Schweiße.

Schwächliches Kind. Asymmetrischer Thorax. Kariöse Zähne. Vergrößerte Tonsillen. Lunge o. B. – An beiden Händen breite, zerklüftete Warzen.

Unter *Thuja* D 6 in den nächsten Wochen Häufung und Verschlimmerung der Anfälle, die jetzt auch mit Erbrechen einhergehen. Dagegen sind die Warzen verschwunden!

Nach *Thuja* D 17, zunächst täglich, später in größeren Zeitabständen, bekam das Kind im Laufe der nächsten 10 Monate noch 2 Asthma-Anfälle, während vor der Behandlung jede Woche mit einem Anfall zu rechnen war. – Leider habe ich das Kind dann aus den Augen verloren.

4jähriges Mädchen. In den letzten 2 Monaten 2 schwere asthmatische Anfälle. – In den letzten 3 Tagen jeden Abend von 20–2 Uhr sehr erschwerte, pfeifende Atmung. Temperaturen um 38° C. Das Kind ist sehr schlapp, hat viel Durst.
Wegen der Symptome Hinfälligkeit, Durst, Periodizität und Fieber *Tuberkulinum Aviaire* D 14, alle 10 Tage 1 Gabe; an den anderen Tagen Chininum arsenicosum D 4, 3mal täglich 1 Gabe. Der Erfolg war gut. In den folgenden Monaten traten weder asthmatische Anfälle noch spastische Bronchitiden auf.

2½jähriges Mädchen. Erbliche Belastung durch den schwer asthmatischen Vater. Das Kind bekommt ungefähr alle 3 Wochen einen Asthma-Anfall. Die homöopathische Behandlung mit verschiedenen Mitteln brachte bisher kaum Besserung. Während eines schweren Anfalls wurde ein Tropfen Eigenblut (aus der Vene) entnommen und mit 30%igem Alkohol bis C 4 potenziert. Davon bekam das Kind 3mal 2 Tropfen im Abstand von 4 Stunden, die letzte Gabe um 24 Uhr. – Die nächsten Stunden waren fürchterlich. Nicht endenwollender Husten und äußerste Atemnot. Gegen 6 Uhr morgens endlich wurde das Kind ruhiger. Am 2. Tag bekam das Kind 2 Gaben *Eigenblut* C 5 und schlief in der darauffolgenden Nacht herrlich. – Man könnte einwenden, daß der Asthma-Anfall auch ohne Medikamente abgeklungen wäre. Dagegen spricht die Erstverschlimmerung und der weitere Verlauf. Überraschenderweise trat in den nächsten 1 ½ Jahren kein Anfall mehr auf. Die Behandlung war mit *Eigenblut* C 7 und anschließend C 9 längere Zeit fortgesetzt worden. Andere Medikamente wurden nicht gegeben.

Heuschnupfen

Die Behandlung mit potenziertem Eigenblut hat sich bewährt und ist nach meinen Erfahrungen einer Behandlung mit homöopathischen Mitteln überlegen. Es werden zunächst — möglichst bei den 1. Anzeichen 6 Gaben C 7 gegeben im Abstand von 7 Tagen, dann 6mal C 9 im Abstand von 7 Tagen, dann 3mal C 12 im Abstand von 2 Wochen. — Schon im akuten Stadium bringt die 1. Gabe oder doch wenigstens die 2. Gabe C 7 eine wesentliche Besserung, die nach weiterer Behandlung nach obigem Schema bis zur völligen Beschwerdefreiheit fortschreitet. Nach 1 Jahr kann man die Kur wiederholen. Ich sah aber auch einige Fälle, die ohne nochmalige Behandlung in den folgenden Jahren vom Heuschnupfen verschont blieben.

6jähriger Junge. Seit dem 3. Lebensjahr Heuschnupfen, der regelmäßig im Mai beginnt. Erst Anfang Juni, als der Schnupfen in voller Blüte stand, kommt das Kind zur Behandlung. Nach der 2. Gabe C 7 deutliche Besserung. Trotz der so spät begonnenen Behandlung und trotz des außergewöhnlich heißen Sommers verlief der Heuschnupfen wesentlich milder als in den früheren Jahren. Die Behandlung wurde weiter bis C 15 durchgeführt. – Im nächsten Jahr trat der Schnupfen erst Ende Juli auf. Erneute Eigenblutbehandlung. Nach 10 Tagen (nach einer Gabe C 7!) war der Schnupfen nur noch angedeutet. Es sei nur noch einmal beim Rasenmähen ein leichter Schnupfen und Nasenjucken aufgetreten.

8jähriger Junge. Seit einigen Jahren Heuschnupfen. – Die Behandlung wird im März mit C 7 begonnen. Anfang Mai, nach der 1. Gabe C 9, akuter Schnupfen. Die Nase habe noch nie sooo geflossen. Danach Besserung. Der nun leichte Schnupfen hielt 3 Wochen an. Das Kind bekam anschließend noch 3mal C 9 und dann 3mal C 12. Im nächsten Jahr kein Heuschnupfen.

Beim **allergischen Schnupfen** anderer Genese ist die Eigenblutbehandlung nicht so zuverlässig wie beim Heuschnupfen. In den meisten Fällen hatte ich mit *Arsen* (nicht unter D 12) kombiniert mit der Eigenblutbehandlung gute Erfolge.

Quinckesches Ödem, Milchallergie, Urtikaria

Behandlung mit potenziertem Eigenblut wie beim Heuschnupfen.

3jähriger Junge. Nach Genuß von Milch oder Milchfett treten starke Schwellungen nach Art von Quinckeschem Ödem an Händen, Füßen und Lidern auf. Seit einem Jahr ohne Erfolg in allopathischer Behandlung. Auch die nun folgende homöopathische Behandlung bringt nur einen Teilerfolg: Nach 2 Monaten treten die Ödeme wieder auf, jedoch weniger ausgedehnt und nur für kurze Zeit.

Das Kind bekommt jetzt eine Gabe *Eigenblut* C 7. Am nächsten Tag Schwellung des rechten Daumens für einige Stunden, am übernächsten Tag Schwellung des rechten Knies, auch nur für kurze Zeit. Von da ab traten keine Ödeme mehr auf. Milch und Sahne wurden gut vertragen. Das Kind bekam noch weitere 2 Gaben C 7 und dann 3 Gaben C 9. Beobachtungszeit 2 Jahre.

Ein 4½jähriges Mädchen wurde 1½ Jahre gestillt, da nach der geringsten Menge Kuhmilch asthma-ähnliche Zustände auftraten. – Nach längerer homöopathischer Behandlung treten zwar die bedrohlichen Asthma-Anfälle nicht mehr auf, jedoch wird es dem Kind nach kleinen Mengen Milch oder milchhaltiger Nahrung, zum Beispiel einem kleinen Stückchen Schokolade, übel; es muß husten und erbrechen.

Ich ließ das Kind etwas Milch trinken und entnahm ihm im Zustand der Übelkeit einen Tropfen Blut. Es bekommt 3 Gaben C 7 im Abstand von 14 Tagen, dann 3 Gaben C 9 alle 4 Wochen. 2 Monate nach Beginn der Isotherapie kann das Kind 2 Teelöffel Kuhmilch ohne Beschwerden zu sich nehmen. 3 Monate später fährt es mit den Eltern ins Allgäu, nachdem es vorher eine Gabe C 12 bekommen hatte. Aus dem Allgäu bekomme ich eine Karte: „Wir wollen Ihnen mitteilen, daß Heike schon mehrere Tassen reiner Allgäuer Milch ohne Beschwerden getrunken hat."

Ein 9 Monate alter Säugling wird ins Krankenhaus eingewiesen, weil das Kind keine Vollmilch vertragen kann. Es reagiert darauf mit Erbrechen und Durchfall. Deshalb hat es bisher nur Magermilch bekommen. Entsprechend ist das Gewicht: 6 kg mit 9 Monaten! Ich versuchte es zunächst mit fettarmer Milch, die aber auch nicht vertragen wurde. Nach 3 Gaben *Eigenblut* C 7 und anschließend C 9 hatte das Kind bei 400 g Vollmilch/Tag normalen Stuhl und konnte mit zufriedenstellender Gewichtszunahme entlassen werden.

4jähriger Junge. Seit 2 Tagen juckender, urtikarieller Ausschlag mit verquollenem Gesicht.

Eigenblut C 5. Schon auf der Rückfahrt bildeten sich die Ödeme ganz zurück. Die Mutter: „Zu Hause fragten sie mich, ob ich beim Magier gewesen wäre!"

5jähriger Junge. 2 Tage Quaddeln auf der Haut mit unerträglichem Juckreiz. Kind ist recht hinfällig geworden und will absolut keine Nahrung zu sich nehmen.

Eigenblut C 5. Nach 2 Stunden kein Juckreiz mehr, ißt wieder zu Mittag. Noch eine Gabe C 5. Nach weiteren 2 Stunden war das Kind schon wieder frech. „Der alte Martin ist wieder da!"

Die Behandlung mit potenziertem Eigenblut sollte auch bei Urtikaria mit C 7 und C 9 fortgesetzt werden. Rezidive können dadurch mit ziemlicher Sicherheit vermieden werden.

Bei Urtikaria kommen an homöopathischen Mitteln ferner in Betracht:

Apis D 6	Nach Bienenstichen.
Calc. carb. D 12	Bei entsprechender Konstitution.
Dulcamara D 4—D 6	Ausgelöst oder verschlimmert durch Kälte.
Urt. ur. D 2	Periodisch bei Wetterwechsel auftretend, mit oder ohne Fieber. Außerordentlich starker Juckreiz. Urin reich an Uraten.

Strophulus

Behandlung mit potenziertem Eigenblut. Dosierung wie bei Urtikaria. Ferner hat sich bewährt:

Sulfur D 15	3—4mal täglich 1 Gabe über mehrere Tage.

Arzneimitteldermatosen

Behandlung mit potenziertem Eigenblut oder dem betreffenden Arzneimittel, C 7, 3mal 1 Gabe in 2tägigem Abstand, bei längerem Bestehen eine Hochpotenz.

Ekzem der Säuglinge

Viele Modalitäten fallen aus. Man muß sich um die Konstitution bemühen. Es kommen am häufigsten in Frage:

Arsen D 10—D 12	Mager und fröstelig. Unruhig und ängstlich. Haut trocken. **Ausschlag trocken schuppend auf feuerrotem Grund.** **V des Juckreizes in Kälte.** **B in Wärme.**
Calc. carb. D 12—D 30	Dicke, ruhige, fröstelige Kinder. Feuchte Haut an Kopf und Extremitäten. **Haut kreideartig abschilfernd oder** Ekzem **feucht, serös-eitrig,** dann **Schwellung der regionären Drüsen.**
Graphit D 12—D 30	Dicke, ruhige, gefräßige Kinder mit Obstipation. **Gelb-klebriges Sekret.** **Borkenbildung; übler Geruch beim Lösen derselben.** Regionäre Drüsenschwellung. Wenig oder kein Juckreiz. Lokalisation: behaarter Kopf, hinter den Ohren, Hautfalten, Gelenkbeugen, Lider.
Lycopodium D 12—D 30	Altes Aussehen, oder hübscher, runder Kopf mit jämmerlichem Körper. **Leberbeteiligung.** Rechter Fuß kalt, linker warm. Urin übelriechend mit rötlichem Satz. **Haut trocken, schuppend, juckend,** seltener feuchte Ausschläge.
Natr. mur. D 12—D 30	Kümmerlinge, Abmagerung besonders am Hals. Blasses Aussehen, aber keine Anämie. Verlangen nach Salz, viel Durst. **Ausschlag trocken oder leicht nässend.** Juckreiz mäßig. Lokalisation: **Haargrenzen, Übergang von Haut zu Schleimhaut,** Gelenkbeugen. V **durch Sonne,** längeren Seeaufenthalt. B bei kurzem Seeaufenthalt.

Sulfur D 8—D 30	Das am häufigsten angezeigte Mittel! Kind macht trotz guter Pflege einen ungepflegten Eindruck. **Haut trocken, spröde, rissig.** **Ausschläge trocken oder feucht.** **Heftiger Juckreiz.** Lokalisation: ganzer Körper, bevorzugt Gelenkbeugen. V **durch Wärme,** besonders Bettwärme, **durch Waschen,** durch wollene Kleidung. Dosierung: Von tiefen Dilutionen in häufigen Gaben langsam auf höhere Potenzen in selteneren Gaben übergehen.

Ekzem der älteren Kinder

bei denen mehr Modalitäten zur Similefindung verwertet werden können, kommen aus der Vielzahl der Ekzemmittel außer den Konstitutionsmitteln die folgenden am häufigsten in Frage. (Es ist nur eine Auswahl! Man wird auf die großen Arzneimittellehren nicht verzichten können.)

Acid. nitr. D 6—D 12	Leicht erschöpft, körperlich und geistig. Frostig, Neigung zu Katarrhen. **Rhagaden am Übergang von Haut zu Schleimhaut.** Unverdaulichkeit von Milch und Fett. Verlangen nach Unverdaulichem (Kohle, Erde). Urin von stechendem oder stinkendem Geruch. **Ausschlag serös-eitrig, impetiginös.** Absonderung **übelriechend.** Bevorzugte Lokalisation: Kopf.
Anacard. or. D 6	**Fast immer auch Symptome von seiten des Magens!** Magenschmerzen, die durch Essen gebessert werden. **Ausschlag erysipelartig oder bläschenförmig.** Ekzem tritt nach akuten Krankheiten auf (China).
Arsen D 10—D 12	Vergleiche unter „Ekzem der Säuglinge". V **im Winter.** B im Sommer, **durch Wärme.**
Cic. vir. D 8—D 12	**Pusteln mit klebrigem Inhalt.** Lokalisation: **auf dem Kopf und um den Mund.**
Clematis D 6	**Bläschen, die zu Eiterung und Krustenbildung neigen.** Übelriechende Sekrete. Juckreiz. Lokalisation: **Gesicht und Haargrenzen.** V durch Kaltwaschen, **Bettwärme.**
Crot. tigl. D 10—D 12	**Pusteln mit rotem Rand,** krustenbildend. **Extrem starker Juckreiz.** Überempfindlichkeit gegen Berührung. Bevorzugte Lokalisation: **Gesicht und Genitale.**

Kal. ars. D 6—D 12	Anämische, schwache, reizbare Kinder. **Kleieartige Abschilferungen der Haut.** Starker Juckreiz. **V durch Wärme.**
Natr. mur. D 12—D 30	Vergleiche unter „Ekzem der Säuglinge". Die größeren Kinder sind leicht erschöpft, reizbar und unruhig. Großer Salzhunger, viel Durst.
Natr. sulf. D 4—D 6	Frostige Kinder, empfindlich gegen Feuchtigkeit. **Hautausschläge, die in jedem Frühjahr wiederkommen.** Bevorzugte Lokalisation: **Genitale und Analgegend.**
Oleander D 6—D 12	Schwache, atrophische Kinder mit Durchfallsneigung. Ausschlag **impetiginös,** juckend. Lokalisation: **Haargrenze an Stirn und Nacken, hinter den Ohren.**
Petroleum D 4—D 6	Ausschlag mit **dickklebrigen Absonderungen,** krustenbildend. Neigung zu Eiterungen. **Rhagaden an Fingerkuppen und Händen.** **Ekzeme, die jeden Winter wieder auftreten.** Lokalisation: Hände, Gelenkfalten, hinter den Ohren, Analgegend. V im Winter, durch Kälte. B im Sommer.
Pix liqu. D 3—D 8	Ekzem meist **trocken, rissig.** **Außerordentlich juckend.** Nach Kratzen leicht nässend und blutend. Bevorzugte Lokalisation: **Hände.**
Psorin. D 15	Frostige Kinder, **stechender Körpergeruch.** Schmuddelige, trockene Haut, aber Schweißneigung bei geringer Anstrengung. **Ekzem trocken oder feucht.** Außerordentlich starker Juckreiz. **Ekzem tritt jeden Winter von neuem auf.** V durch Waschen, in Bettwärme, **im Winter, durch Kälte.** B im Sommer, durch Wärme.
Sarsaparilla D 6	Altes Aussehen, Abmagerung besonders am Hals. **Trockene, faltige Haut. Fissuren.** **Ausschläge trocken oder nässend,** juckend. Bevorzugte Lokalisation: **Kopf** (mit Haarausfall). V durch Waschen, im Sommer, durch Wärme.
Selen D 12	**Vorwiegend trockener Ausschlag.** Mäßiger Juckreiz. Ekzem **in jedem Frühjahr wieder auftretend.** Lokalisation: **Gesicht und Hände.** **V durch Sonnenbestrahlung.**
Sepia D 12	**Girlandenförmige Hautausschläge,** vorwiegend trocken. Starker Juckreiz. **Urin mit rotem Satz.**

Staphisagria D 6	Schwache, nervöse, übellaunige Kinder. **Schlechter Körpergeruch.** Sexuelle Übererregbarkeit. Ekzem **trocken an Lidern und im Nacken.** Ekzem **feucht hinter den Ohren,** Sekret übelriechend.
Sulfur D 8—D 30	Vgl. „Ekzem der Säuglinge".
Tellur D 6	**Kreisrunde Effloreszenzen.**
Thuja D 12	Schlaffe, unzufriedene Kinder mit **Asthmaneigung.** **Haut fettig, schmutzig.** Fettansatz um die Hüften. **Ekzem nässend, borkenbildend.** Starker Juckreiz.
Tuberkul. Koch D 200	**Ekzeme jeder Art auf tuberkulösem Terrain.** **Chronisches Lidrandekzem.**
Vinca min. D 6	Ekzem **feucht,** Absonderungen **übelriechend.** Starker Juckreiz. Lokalisation: **behaarter Kopf, Gesicht.**
Viola tr. D 3	**Scharf riechender Urin** (Katzenurin!) **Ekzem am Kopf mit reichlicher, eitriger Absonderung.** Haare verfilzt. **Eingeritzte Ohrläppchen.**
Eigenblut	in steigenden Potenzen wie beim Asthma bronchiale.

Wegweiser zur Erleichterung der Mittelwahl

Ausschläge	**kleieartig**	Arsen, auf rotem Grund Calc. carb. Kal. ars.
	vorwiegend trocken	Arsen Calc. carb. Kal. ars. Lycopodium Natr. mur. Pix liqu. Selen Sepia Staphisagria
	bläschenförmig	Anacardium China Cic. vir. Croton

feucht, borkenbildend	Cic. vir. Croton Graphit Oleander Petroleum Thuja Vinca min. Viola tr.
Sekrete übelriechend	Acid. nitr. Clematis Graphit Staphisagria Vinca min.
zu Eiterung neigend	Acid. nitr. Clematis Petroleum Sulfur
mit Drüsenschwellungen	Calc. carb. Graphit Sulfur
mit Rhagaden	Acid. nitr. Natr. mur., Lippen Petroleum, Finger Viola tr., Ohrläppchen
mit starkem Juckreiz	Clematis Croton Kal. ars. Oleander Pix liqu. Psorin. Sarsaparilla Sepia Sulfur Thuja Vinca min.
mäßiger oder kein Juckreiz	Graphit Natr. mur. Selen
Juckreiz, V durch Kälte	**Arsen** **Dulcamara** **Petroleum** **Psorin.** **Sarsaparilla**
B durch Kälte	Sulfur

V durch Wärme	Clematis, Bettwärme Kal. ars. Psorin., Bettwärme Sarsaparilla Sulfur, Bettwärme
B durch Wärme	Arsen Psorin.
jedes Frühjahr auftretend	Natr. sulf. Sarsaparilla Selen
jeden Winter auftretend	Petroleum Psorin.
V im Winter	Arsen Petroleum Psorin.
V durch Sonnenbestrahlung	Natr. mur. Natr. sulf. Sarsaparilla Selen
V durch Aufenthalt an der See	Natr. mur.
V durch Waschen	Clematis Psorin. Sarsaparilla Sulfur
V durch wollene Kleidung	Psorin. Sulfur
Lokalisation: Gesicht	Clematis Croton Selen Sulfur Vinca min.
um den Mund	Cic. vir. Sulfur
behaarter Kopf	Acid. nitr. Cic. vir. Graphit Sarsaparilla Vinca min. Viola tr.
Lidränder	Graphit Tuberkul.

hinter den Ohren	Graphit Oleander Petroleum Staphisagria Viola tr.
Haut-Haar-Grenze	Clematis Natr. mur. Oleander
Haut-Schleimhaut-Grenze	Acid. nitr. Natr. mur.
Hände	Petroleum Pix liqu. Selen
Hautfalten	Graphit
Gelenkbeugen	Graphit Natr. mur. Petroleum Psorin. Sulfur
Genitale	Croton Natr. sulf.
Analgegend	Natr. sulf. Petroleum

Hautkrankheiten

Pemphigus neonatorum und Pemphigoid

Meist harmlose Erkrankung, die unter Puderbehandlung in 2–3 Wochen abklingt.

Eigenblut C 5	Bei Sekundärinfektion mit Entzündungserscheinungen.

Erythrodermia desquamativa

Apis D 6	Wenn die **ödematöse Schwellung** im Vordergrund steht.
Kal. ars. D 6	Wenn die **Hautabschilferung** im Vordergrund steht. Marasmus und Unruhe. Im Zweifelsfall kann man es im Wechsel mit Apis geben.

Ekzem

Siehe unter „Erkrankungen auf vorwiegend allergischer Basis".

Eitrige Hauterkrankungen

Ant. crud. D 4—D 6	**Impetigo,** besonders **im Gesicht.** Schrunden an Mund- und Lidwinkeln. Kondylome um den After. **Gastro-intestinale Erscheinungen.**
Echinacea D 1—D 3	Eiternde Wunden mit Lymphangitis.
Hep. sulf. D 6	Eitrige Hauterscheinungen jeder Art. **Schlecht heilend,** rezidivierend. Äußerste **Berührungsempfindlichkeit.** **Übelriechende Absonderungen.**
Eigenblut- nosode C 5—C 7	Kann in jedem Fall neben der homöopathischen Behandlung gegeben werden.

Merc. sol. D 6	Impetigo mit **übelriechender Absonderung.** Gelbe Nachtschweiße. **Fötor ex ore.** Bei gleichzeitiger Anwendung von Präzipitatsalbe, die sich bei Impetigo bewährt hat, muß Mercur in höherer Potenz gegeben werden, um unangenehme Nebenwirkungen des Quecksilbers zu vermeiden.
Silicea D 6	**Chronische Eiterungen.** **Fisteln mit Fremdkörpern in der Tiefe.** Fadeneiterungen nach Operationen. Wundsein zwischen den Zehen (Fußschweiße!). Silicea und Hep. sulf. ergänzen sich in ihrer Wirkung.
Sulfur D 6—D 30	Eitrige Hauterscheinungen jeder Art. Schmuddelige Haut, rauh und trocken. Abneigung gegen Waschen. **Röte der Körperöffnungen.** **Alle Absonderungen sind scharf und übelriechend.**
Vinca min. D 3	Impetigo **am behaarten Kopf,** Verfilzung der Haare. Übelriechende Absonderungen.
Viola tr. D 3	Impetigo **am ganzen Kopf.** Reichliche, eitrige Absonderungen. Verfilzung der Haare. **Scharf riechender Urin.**

Blasiger, nicht eitriger Hautausschlag

Calc. carb. D 6—D 30	bei entsprechender Konstitution.
Cantharis D 6	**Kleinblasig,** stark juckend.
China D 6	**Großblasig,** nicht juckend. Tritt auf nach erschöpfenden Infektionskrankheiten.

Abszesse und Furunkel

Arnica D 6	Klein und zahlreich. Oft symmetrisch, **von bläulichem Hof umgeben.** Rezidivierend.
Echinacea D 1—D 3	Multiple Abszesse. Obstipation.
Hep. sulf. D 6	Nur langsam reifend. Äußerst **berührungsempfindlich.** Eiter **übelriechend** (wie alter Käse!). Rezidivierend.

Eigenblut-nosode C 5—C 7	Als Unterstützung der homöopathischen Behandlung aber auch als alleiniges Mittel bewährt.

Verletzungen

Arnica D 4	**Stumpfe Verletzungen.** Blutergüsse.
Calendula D 3	**Rißwunden.** Quetschwunden.
Hypericum D 3	**Schnittwunden.** Nervenverletzungen.

Wundsein der Säuglinge

Acid. benz. D 3	Wundsein trotz jeder Salbenbehandlung. **Urin stechend** wie Salmiakgeist.
Medorrhinum D 18	**Diffuse Röte** um Genitale und Gesäß. Wundsein der Penisspitze.
Thuja D 3—D 6	Proliferativer Ausschlag um Genitale und After.

Rachitis

Die Rachitis ist auch heute noch keine überwundene Krankheit. Die schweren Knochenverformungen früherer Zeiten sehen wir zwar nicht mehr, doch begegnen uns leichte und mittelschwere Formen noch täglich in der Praxis. – Eine floride Rachitis disponiert zu Infektionskrankheiten, insbesondere zu Pneumonien, deren Prognose sie verschlechtert. Prophylaxe und Therapie ist deshalb unbedingt erforderlich.

Die Rachitis beruht auf einem Mangel an Vitamin D, der zu einer Störung im Calcium-Phosphor-Haushalt führt. Vitamin D ist weder in der Muttermilch noch in der Kuhmilch ausreichend vorhanden. Es gibt auch keine anderen Nahrungsmittel, die im frühen Säuglingsalter auf natürliche Weise den Bedarf an Vitamin D decken könnten. Auch die Sonnenstrahlung reicht in unseren Breiten – vor allem im Winter und in den Großstädten – nicht aus, das Defizit auszugleichen.

Bei der Behandlung der Rachitis handelt es sich also um eine Substitutionstherapie, die durch rein homöopathische Behandlung nicht zu ersetzen ist. Das Vitamin D muß dem Körper in irgendeiner Form zugeführt werden, sei es als *Vigantol* oder eines der vielen im Handel befindlichen Lebertranpräparate.

Der tägliche Vitamin-D-Bedarf des Säuglings schwankt zwischen 400 und 1000 E (= 1–2 Tropfen Vigantol-Öl). Erhöhten Bedarf haben Frühgeburten und untergewichtige Säuglinge, ferner Kinder, die öfter Infekte durchgemacht haben. – In früheren Jahren habe ich höhere Dosen verordnet. Die Erfolge waren nicht besser als jetzt bei niedrigerer Dosierung. Disponierte Kinder (schlechte Wohnungsverhältnisse, Kinder, die wenig an die frische Luft kommen) brauchen täglich 500 bis 1000 E. Man gibt das *Vigantol* auf einen Teelöffel Nahrung während der Mahlzeit, nicht in die Flasche, weil einerseits durch das Öl die Reinigung der Flaschen erschwert wird, andererseits es nie sicher ist, ob das Kind die Flasche leer trinkt und ihm so ein Teil des Vitamins verloren geht.

Abzulehnen ist der sogenannte Vigantolstoß. Es ist unbiologisch, dem Körper am Monatsersten die Vitamine für die nächsten 4 Wochen zu geben. Der Darm reagiert mitunter auf eine solche Überstrapazierung mit hartnäckigem Durchfall, der auch homöopathisch schwierig zu behandeln ist. Wenn jedoch in einem asozialen Milieu das Vigantol-Öl in der protrahierten Form unregelmäßig oder gar nicht gegeben wird, ist es wohl besser, das kleinere Übel in Form eines Vigantolstoßes zu wählen, als daß das Kind überhaupt kein *Vigantol* bekommt. Man muß in diesen Fällen den Stoß nach 4–6 Wochen wiederholen und eventuell auch noch ein 3. Mal.

Im Winter ist eine Höhensonnenkur von 4–6 Wochen anzuraten. Theoretisch wird durch die Umwandlung des Provitamins Ergosterin in das Vitamin D dasselbe erreicht wie durch *Vigantol* oder Lebertran. Aus ungeklärten Ursachen führt jedoch die Höhensonne bei manchen Kindern schneller zur Heilung als

Vigantol. Nie aber sollte man – wegen der Gefahr der Hypervitaminisierung – beides zusammen geben. Außerdem ist Zurückhaltung geboten bei neuropathischen Säuglingen. Wenn nach 2 oder 3 Bestrahlungen die Mutter berichtet, daß das Kind unruhig geworden sei oder schlecht schlafe, ist die Bestrahlung sofort abzubrechen.

Jenseits des Säuglingsalters bekommen die Kinder anstatt *Vigantol* Lebertran (bei Säuglingen Gefahr der Öldyspepsie). In der reinen Form des Ol. jec. aselli findet er heute kaum noch Abnehmer. Aber auch die geschmackskorrigierten Präparate leisten Gutes.

Ohne die Vitamin-D-Zufuhr in einer dieser Formen kommt auch der homöopathisch ausgerichtete Arzt nicht aus. Ihm stehen aber unterstützende Heilmittel in Form der potenzierten Kalk-Präparate zur Verfügung, die die Heilung der Rachitis wesentlich beschleunigen können.

Calc. carb. D 6—D 30	**Pastöse, ruhige Kinder,** fühlen sich feucht-kalt an. Schweiße besonders am Hinterkopf und den Extremitäten.
Calc. phos. D 6—D 30	**Lebhafte, unruhige Kinder.** Mager, aber häufig dicker Bauch. Schweiße an Kopf, Händen und Füßen. Vergrößerte Tonsillen.
Calc. acet. D 3—D 6	Dicke, blasse, **lymphatische Kinder.** **Neigung zu sauren Diarrhöen** oder Neigung zu Verstopfung. Anfällig für Bronchitiden.
Calc. fluor. D 8	**Magere Kinder, schlaffes Gewebe.** **Harte, kleine Drüsen.** Kariöse Zähne.

Neben den calciumhaltigen Mitteln wirken die passenden Konstitutionsmittel, obwohl sie nicht eigentliche Rachitismittel sind, günstig auf den Heilverlauf. Es sind vor allem *Ferr. phos.*, *Natr. mur.*, *Lycopodium*, *Phosphor*, *Silicea*, *Staphisagria* und *Sulfur*. – **STAUFFER leitete jede Rachitisbehandlung mit einer Gabe *Sulfur* D 30 ein.**

Vigantolschäden

Daß nach Vigantolstößen, mitunter schon nach dem ersten, Appetitlosigkeit, mangelndes Gedeihen, Durchfall und Obstipation auftreten können, ist seit langem bekannt. In neuerer Zeit werden schwere Formen von Hypokalzämie und Gefäßveränderungen (Intimaproliferation, Mediahypertrophie der Aorta, supravalvuläre Aortenstenose) mit der Vitamin-D-Medikation in Zusammenhang gebracht. Nach meinen Erfahrungen gehören in diese Reihe auch noch Schweiße und übelriechende Stühle oder Durchfall, die in der Literatur nicht angegeben sind. Besonders das Auftreten von Schweißen ist wichtig, da es nicht zu der Fehlinterpretation führen darf, daß noch höhere Vigantolgaben erforderlich seien. „Es muß ein zusätzlicher Faktor wirksam werden, um eine

Intoxikation herbeizuführen. Aber mag sie auch selten sein, im Einzelfall kann sie lebensgefährlich werden und immer ist sie iatrogener Herkuft!“ (JOPPICH).

Ob dieser zusätzliche Faktor bei einem Kind vorhanden ist, läßt sich vor der Behandlung nicht feststellen: Einen diesbezüglichen Test gibt es heute noch nicht. Bisher habe ich bei der oben angegebenen Dosierung des *Vigantols* keine nachteiligen Folgen feststellen können. Allerdings habe ich in jedem Fall *Calc. phos.*, *Calc. carb.* oder *Calc. fluor.* zusätzlich gegeben, um dadurch den Calcium-Phosphor-Stoffwechsel in physiologische Bahnen zu lenken. – Der Vorteil der protrahierten Behandlung liegt auf der Hand. Bei den ersten Anzeichen von Überempfindlichkeit kann das Vigantol abgesetzt und durch andere Maßnahmen (zum Beispiel Freiluftkuren oder Höhensonnenbestrahlung) ersetzt werden. Dagegen ist bei den mit Vigantolstößen „miß“handelten Kindern nichts mehr rückgängig zu machen. — Bei Verdacht auf Vigantolunverträglichkeit kann 1 Gabe Vigantol C 7 die Diagnose bestätigen.

7 Wochen alter Säugling. Kind trinkt angeblich seit der Geburt schlecht. Mutter braucht jeweils eine Stunde zur Fütterung. Auf die Frage: „Hat man Ihnen bei der Entlassung von der Entbindungsstation gesagt, daß das Kind schlecht trinke?“ antwortet die Mutter: „Nein, im Gegenteil, es trinke sehr gut, sogar gierig.“ An der Nahrung kann es nicht liegen, da die gleiche Art (Humana) beibehalten wurde. Am Entlassungstag hat man der Mutter ein Kärtchen Vigantoletten, 1000 IE, mitgegeben, wovon sie dem Säugling nach Anweisung täglich eine Tablette gegeben hat. Die Störung fällt also zeitlich mit der Verabreichung von Vitamin D zusammen. – Das Kind bekommt nun in der Praxis einen Tropfen Vigantol C 7 und nimmt schon die erste Flasche ohne Schwierigkeiten. Vigantoletten wurden abgesetzt. Weitere Entwicklung normal.

3 Monate alter Säugling. Frühgeburt. 3 Vigantolstöße, der 1. mit 8 Tagen, der 2. und 3. mit 6 Wochen an 2 aufeinanderfolgenden Tagen. Das Kind schwitzt enorm am Kopf und Händen. Die Mutter fragt, ob es nicht wieder Vigantol haben müsse oder vielleicht Kalk?

Nach 3 Tropfen Vigantol C 7, hergestellt aus 1 Tropfen Vigantol-Öl, ab nächsten Tag keine Schweiße mehr.

16 Monate alter Säugling. Ab 7. Lebenswoche Blähungen und Verstopfung. Seit 3 Monaten bemerkt die Mutter Knötchen um den After. Obwohl der Stuhl in seiner Konsistenz normal ist, schreit das Kind vor dem Stuhlgang und versucht den Stuhl zurückzuhalten.

Auf Befragen gibt die Mutter weiter an, daß das Kind seit der 6. Lebenswoche laufend *Detavit-Aquat,* täglich 6 Tropfen, bekommen hat. – Im übrigen sei das Kind immer gesund gewesen, Nahrungsaufnahme und Schlaf seien gut. Es habe die Angewohnheit, in Bauchlage zu schlafen und dabei das Gesäß in die Luft zu strecken. – Die vorbehandelnde Ärztin verordnete ein Abführmittel und Salbe. Befund. Organisch gesundes Kind in gutem Allgemeinzustand. Diffuse Röte am Gesäß. Um den After ein Kranz von harten, tiefblauen Hämorrhoidalknötchen.

Medorrhinum D 18, 1 Gabe, wegen der Schlafgewohnheit und des Erythems. 5 Tage später: Knötchen um den After weicher und kleiner, nicht mehr blaurot, sondern grau und schrumpelig. Keine Hautröte mehr. Stuhlgang ohne Schwierigkeiten.

8 Tage später: Verschlechterung. Schreit wieder vor dem Stuhl. Knötchen größer und härter. – 2. Gabe *Medorrhinum* D 18.

5 Wochen später: Nach anfänglicher Besserung wieder Verschlimmerung. Kind schreie entsetzlich vor dem Stuhlgang. Der Stuhl sei mit Blut überzogen.

Detavit-Aquat C 7, alle 10 Tage 1 Gabe. Nach ungefähr 12 Tagen hat das Kind normalen Stuhlgang ohne Beschwerden. Die Hämorrhoidalknötchen sind klein und weich, aber noch nicht zurückgebildet. – Beobachtungszeit 2 Monate.

Rachitogene Tetanie

Sie tritt bei Kindern jenseits des 1. Lebenshalbjahres infolge nicht ausreichender Vitamin-D-Prophylaxe auf. Durch plötzlich einsetzende Sonnenbestrahlung oder einen Vigantolstoß kommt es besonders in den Frühjahrsmonaten bei dazu disponierten Kindern zu einer Verschiebung der Calcium-Phosphor-Ionen zugunsten der Phosphor-Ionen im Blut. Die vorher azidotische Stoffwechsellage schlägt in die alkalotische um. Hormonale, den Stoffwechsel umstimmende Einflüsse sollen ebenfalls eine Rolle spielen. In dieser „Heilkrisis der Rachitis" (ROMINGER) kommt es infolge der gesteigerten Erregbarkeit des Zentralnervensystems zu den gefährlichen Erscheinungen der Tetanie: Karpopedalspasmus, Stimmritzenkrampf, epileptiforme Krämpfe. Außerdem droht die Gefahr eines plötzlichen Todes durch Herztetanie.

Da es sich hier um eine Ersatztherapie handelt, kann man in diesen bedrohlichen Zuständen auf schulmedizinische Behandlung nicht verzichten (massive Kalkzufuhr, Ammoniumchlorid, Chloralhydrat oder ähnliche Sedativa). Dazu kleine Vigantoldosen, beginnend mit 3mal täglich 1 Tropfen, langsam ansteigend bis 3mal täglich 5 Tropfen. – Wichtig ist auch die Diät. Am besten Frauenmilch. Wenn nicht zu bekommen, zunächst für 1–2 Tage milchfreien Mehlschleim mit Nährzucker, gesüßten Tee. Bei Nachlassen der bedrohlichen Symptome langsam mit kleinen Milchmengen beginnen.

Für die hier nur unterstützende, homöopathische Behandlung treten die Mittel ins Blickfeld, die im Arzneibild Krämpfe und Kollaps haben.

Camphora D 3	Plötzlicher Verfall, **leichenhafte Blässe.** **Kaum fühlbarer Puls,** Kälte des ganzen Körpers. Keine oder wenig Schweiße.
Cuprum D 12—D 30	Kälte des Körpers. **Zyanose** des Gesichts und der Extremitäten. Vorwiegend Stimmritzenkrampf und Karpopedalspasmen.
Strychn. phos. D 12	Krämpfe, **ausgelöst durch Erschütterung** und Berührung, z. B. beim Trockenlegen des Kindes.
Veratr. a. D 4	Bleiches Aussehen, Kälte des Körpers. **Puls kaum fühlbar.** **Kalte Schweiße, besonders an der Stirn.**

Folgen von Schutzimpfungen

Die heute fast allgemein durchgeführten Impfungen sind die gegen Diphtherie, Pertussis, Tetanus, Masern, Poliomyelitis, Pocken und Tuberkulose.

Impfungen mit D P T oder **Masern**impfstoff werden im allgemeinen gut vertragen. Sollten doch einmal Folgen auftreten, ist zu empfehlen, das angewandte Impfmittel zu potenzieren und in einer mittleren Potenz (mehrmalige Gaben) oder in einer Hochpotenz (einmalige Gabe) zu verabfolgen.

Dasselbe gilt für die Folgen von Impfungen gegen **Kinderlähmung.** Ich hatte aber auch mehrere Fälle, die auf eine Poliomyelitisnosode in Hochpotenz nicht ansprachen, dagegen prompt auf Mercurius solubilis reagierten.

> 4jähriges Mädchen. Vor 8 Tagen Polio-Schluckimpfung. Nach 24 Stunden wurde es zyanotisch und bekam einen akuten Asthmaanfall, der 3 Stunden andauerte. – Seitdem ist das Kind schlapp, schwitzt furchtbar, schläft schlecht, schreckt nachts auf, schreit ängstlich, hängt am Schürzenzipfel der Mutter, ißt schlecht und neigt zu durchfälligen Stühlen (früher hatte es festen Stuhl). – Außerdem hat es starken Haarausfall.
>
> Das Kind bekommt zunächst eine *Poliomyelitis-Nosode* D 30 ohne Wirkung. Nach einer Gabe *Merc. sol.* D 30 sofortige Besserung des Allgemeinbefindens und der Stimmung, das starke Schwitzen läßt schlagartig nach, auch die ängstliche Unruhe und der Haarausfall bessern sich in den nächsten Wochen.

Bei den Folgen von **Pockenschutzimpfungen** ist *Thuja* im allgemeinen dem Variolinum vorzuziehen, welcher Art die Krankheitserscheinungen auch immer sein mögen. *Thuja* hilft auch dann noch, wenn die Pockenschutzimpfung lange Zeit zurückliegt.

Folgende Krankengeschichte stellte mir Herr Dr. SCHILSKY, Hamburg, zur Verfügung.

> „Ein 12jähriges Mädchen leidet an Jactatio capitis. Es schlägt derart schwer mit dem Kopf, daß es mit einer dicken, harten Beule an der Stirn in die Sprechstunde kommt. Die Mutter gibt mit größter Bestimmtheit an, daß das Kind diese üble Angewohnheit seit der 1. Pockenschutzimpfung habe. Das Kind sei seitdem überhaupt völlig verändert. Aus der Überlegung „Impfvergiftung“ gab ich *Thuja* C 30, 3 Dosen. – Nach 3 Wochen: Nach anfänglicher Verschlimmerung sei das Kind ruhiger gewor-

den. Nach weiteren 2 Wochen ist alles gut. – 1½ Monate später wieder geringe Jactatio capitis nocturna. Darauf wöchentlich *Thuja* C 200 und vollständige Heilung. – Ich habe seitdem die Eltern immer auf die Beziehung zur Impfung hin ausgefragt."

Der nun folgende Fall war für mich selbst – obwohl ich mehrfach Heilerfolge mit *Thuja occidentalis* in Hochpotenz als Mittel gegen Pockenimpffolgen erlebt hatte – eine Überraschung. Wer nie mit Hochpotenzen gearbeitet hat, wird beim Lesen vielleicht ungläubig mit dem Kopf schütteln. Ich halte es aber nicht für richtig, eine Krankenheilung, die – wie ich meine – auf einer einwandfreien Beobachtung basiert, nur deshalb nicht mitzuteilen, weil sie unwahrscheinlich klingt, auch wenn ich damit das Odium der Unwissenschaftlichkeit auf mich nehmen müßte.

1 Jahr altes Kind. Seit 3 Monaten ist das Kind verändert. Es will nicht mehr essen, ist knütterig, weint viel. Vorher sei es ganz in Ordnung gewesen, habe sich normal entwickelt, guten Appetit gehabt und sei immer zufrieden gewesen. Es wurden schon 2 Ärzte konsultiert, die das Kind nach der Untersuchung für organisch gesund befunden hatten, womit den Eltern aber nicht geholfen war. Ich fragte nun noch mal nach dem Beginn der Erkrankung, ob das Kind vielleicht vor 3 Monaten eine fieberhafte Erkrankung durchgemacht habe oder ob es mal nachts längere Zeit heftig geschrien habe (Ohren!) und anderes mehr. Aber die Eltern wußten von nichts. Nun erkundigte ich mich nach den Schutzimpfungen. Es stellte sich heraus, daß das Kind vor 3½ Monaten gegen Pocken geimpft worden war. Da sich aber keine Pusteln gebildet hatten, wurde dieser Impfung von den Eltern keine Bedeutung beigemessen. Auch ich tat es zunächst nicht. Da mir aber nichts Besseres einfiel, gab ich dem Kind im Hinblick auf die – wenn auch erfolglose – Pockenimpfung in der Sprechstunde einige Kügelchen *Thuja occidentalis* D 30. Nach etwa 5–10 Minuten kam ich ins Vorzimmer, wo die Eltern das Kind inzwischen wieder angezogen hatten. Der Vater sah mich, kam mit ernster Miene auf mich zu und sagte: „Haben Sie dem Kind ein Betäubungsmittel gegeben?" Ich fragte: „Wie kommen Sie denn darauf?" „Ja, es knüttert ja nicht mehr!" Dann fragte er noch, wann sie wiederkommen sollten. Ich war mir jetzt meiner Sache sicher geworden und sagte ihm, daß er erst mal abwarten sollte, ich glaubte nicht, daß es noch notwendig wäre. – Nach 3 Wochen rief mich die Mutter an und teilte mir mit, daß das Kind von Stund an in Ordnung gewesen sei.

Als Folgen von Impfungen gegen **Tuberkulose** bilden sich nach einigen Monaten oft Knötchen an der Impfstelle, die durchbrechen und eine eiterähnliche Masse absondern. Diese kleinen Ulcera können monatelang bestehen bleiben und sind bei der Pflege des Kindes, besonders beim Baden, recht unangenehm. Tuberkulinum Koch in Hochpotenz ist hier das Mittel der Wahl.

Ein 7jähriges Mädchen wurde vor 5 Monaten gegen Tuberkulose geimpft. An der Impfstelle findet sich ein rundlicher, im Durchmesser 5 mm großer Epitheldekt mit schmierig bedecktem Grund. Die Umgebung ist in 5-Markstück-Größe gerötet und weist kleinere Pusteln auf. Nach einer Gabe *Tuberkulinum Koch* D 200 heilt die Wunde im Laufe von 8 Tagen ab.

Die folgenden 2 Fälle wurden mir von einem befreundeten, allopathischen Facharzt für Tuberkulose zur Verfügung gestellt.

Ein 4 Monate altes Kind kam in meine Behandlung, da seit 6 Wochen eine sehr starke Impfreaktion nach der BCG-Impfung aufgetreten sei. Das Kind war 8 Tage nach der Geburt geimpft worden. Ich sah 2 Impfstellen in etwa 10-Pfennigstück- bis Markstück-Größe, die sehr stark gerötet waren. In der Mitte hob sich eine Eiterpustel ab. Ich habe daraufhin eine Heftpflasterkammer auf die Impfstelle gelegt und gleichzeitig dem Kind 5 Tropfen *Tuberkulinum Koch* D 200 gegeben. Nach 8 Tagen waren beide Impfstellen als völlig geheilt anzusehen.

Ein 3jähriges Kind wurde vor etwa 1 Jahr BCG-geimpft. 6 Wochen nach der Impfung habe die Impfstelle angefangen sich zu entzünden und zu eitern. Vor 4 Wochen, also nach 11 Monaten, kommt die Frau zum 1. Mal mit dem Kind zu mir. Es war eine gut 5-Markstückgroße Entzündung am linken Oberarm sichtbar, ausgesprochene Ulkusbildung von 10-Pfennigstück-Größe. Die Impfstelle selbst wurde mit Penizillinsalbe behandelt, gleichzeitig wurden 5 Tropfen *Tuberkulinum Koch* D 200 gegeben. Heute – etwa 3 Wochen nach der Tuberkulinverabfolgung – ist noch ein 5-Pfennigstückgroßes Ulkus sichtbar, das aber kaum noch näßt und in der Mitte frisches Granulationsgewebe aufweist.

Behandlung mit potenziertem Eigenblut

Was versteht man unter potenziertem Eigenblut?

Die Herstellung erfolgt im Mehrglasverfahren nach Art der Potenzierung homöopathischer Arzneien in Centesimalstufen, so daß also jeweils 1 Tropfen Blut (möglichst aus der Vene) mit 100 Tropfen 30%igem Alkohol verschüttelt wird. Von der so gewonnenen C 1 wird 1 Tropfen auf 100 Tropfen Alkohol gegeben, verschüttelt = C 2 usw. Verwendet werden Potenzen von C 5—C 18, in seltenen Fällen auch höher. Für die Höhe der Potenzen und die Wiederholung der einzelnen Gaben ist die Reaktion des Patienten entscheidend. Bei einer Erstverschlimmerung nach C 5 oder C 7 wird man sofort auf C 7 bzw. C 9 übergehen. Der zeitliche Abstand der Einnahme der einzelnen Gaben kann nicht in ein Schema gepreßt werden. Im allgemeinen erfordern akute Krankheiten öftere, chronische Leiden seltenere Gaben. Ob 2, 3 oder 4 Tropfen gegeben werden, spielt bei der Höhe der Potenzierung keine Rolle.

Im Gegensatz zur allopathischen Injektionstherapie von *Eigenblut* wird das potenzierte Eigenblut zur oralen Applikation verwendet. In der Homöopathie ist diese Art der Eigenblutbehandlung seit langem bekannt, aber sie wird fast nur als unterstützende Maßnahme neben homöopathischen Medikamenten angewendet. Mein Erfahrungen erstrecken sich auf 947 Krankheitsfälle, bei denen potenziertes Eigenblut als **alleiniges** Medikament gegeben wurde. Es wurden auch keine diätetischen Ratschläge gegeben oder physikalische Anwendungen gemacht oder eine Milieuänderung vorgenommen.

Was bewirkt die Behandlung mit potenziertem Eigenblut?

Sie bewirkt bei geschwächter Immunitätslage eine Anregung der körpereigenen Abwehr, bei Allergien Reduzierung der hyperergischen zur normergischen Reaktion.

Bei den Patienten handelt es sich vorwiegend um Kinder, gelegentlich sind auch die Eltern oder Bekannte in die Versuchsreihe einbezogen worden, sei es, daß allopathische Behandlung bei ihnen versagt hatte, oder ihre Krankheit mir speziell für diese Behandlung erfolgversprechend schien.

In der kinderärztlichen Praxis haben wir es vorwiegend mit den sogenannten banalen Infekten zu tun. Banal, aber deshalb nicht harmlos! Man denke an die Klagen der Eltern: „Das Kind ist leicht erkältet, ißt schlecht, immer müde, kann sich nicht konzentrieren." Oder: „Nun fehlt es schon wieder in der Schule. Es wird wohl das Klassenziel nicht erreichen." — Von 235 Fällen von **rezidivierenden Infekten:** Schnupfen, Anginen (mit und ohne Belag), Otitiden, Bronchitiden oder einer Kombination derselben, konnten 143 mit sehr gutem und 43 mit gutem Erfolg behandelt werden. Bei 49 Kindern wurde keinerlei Umstimmung erzielt.

Bei der Beurteilung „sehr gut" oder „gut" ist die subjektive Komponente nicht ganz auszuschließen. Auch wird man kritisch anmerken, inwieweit die psychische Beeinflussung eine Rolle mitgespielt haben mag. Ich habe mich um eine objektive Beurteilung bemüht und was das zweite — die psychische Beeinflussung angeht — versuche ich diese möglichst auszuschalten, indem ich die Eltern bei der Potenzierung im Vorzimmer zusehen lasse, was dann nicht selten zu der abwertenden Bemerkung Anlaß gibt: „Und das soll helfen?"

Was ich unter „sehr gutem" bzw. „gutem" Erfolg verstehe, mögen einige Krankengeschichte erläutern. Zunächst 2 mit sehr gutem Erfolg:

Sabine, 6 Jahre. Von jeher anfällig für Erkältungen. Der Kindergartenbesuch mußte eingestellt werden, weil sie alle 14 Tage mit fieberhafter Otitis oder Angina zu Bett lag und dabei häufig die jüngeren Geschwister ansteckte.

Nach der Einschulung hatte das Kind schon in den ersten 4 Wochen 6mal gefehlt. Es wurde jedesmal mit Sulfonamid-Saft oder Penizillin behandelt. Die Mutter, Apothekerin, die ich schon als Kind behandelt hatte, rief bei mir an, was zu tun sei. Ich empfahl ihr eine Eigenblutbehandlung.

Sie potenzierte selbst und gab dem Kind einige Tropfen C 7. Nach 2 Tagen konnte es wieder zur Schule gehen. In den nächsten 6 Monaten kein Infekt. Auch die Geschwister blieben gesund. — Es wurde C 7, 3mal im Abstand von 10 Tagen, dann C 9, 3mal im Abstand von 3 Wochen gegeben.

Markus, 5 Jahre. Seit 2 Jahren nie ganz ohne Husten. Der Husten tritt anfallsweise auf und verschlimmert sich nach körperlichen Anstrengungen und im Liegen. Allopathische Behandlung mit den verschiedensten Mitteln war erfolglos.

Die körperliche Untersuchung ergibt nichts von Belang. Insbesondere sind Rachen und Lunge (auch röntgenologisch) o. B.

Das Kind bekommt 3 Tropfen *Eigenblut* C 7. In den ersten beiden Tagen nach der Einnahme auffallende Müdigkeit, aber der Husten wird von Tag zu Tag besser und hört nach 10 Tagen ganz auf. Das Kind nimmt zur Sicherung des Heilerfolges noch 2mal C 7 im Abstand von 14 Tagen. Außer dem Husten verschwinden auch Ohren- und Bauchschmerzen, unter denen das Kind früher öfter gelitten hatte. Beobachtungszeit 6 Monate.

Nun 2 Fälle mit gutem Erfolg:

Anne, 3 Jahre, erkrankt alle 3—4 Wochen an hochfieberhaften Infekten (gewöhnlich Angina oder Otitis med.). Nach *Eigenblut* C 7, 3mal 14tägig, 2 Monate keinen Infekt, dann erstmalig wieder Temperatur mäßigen Grades. Es bekommt nun C 9, 3mal 3wöchig. Danach 9 Monate keinen Infekt mehr.

Ulrike, 3 Jahre. Die Mutter sagt: „Eine Erkältung jagt die andere! Mal sind es die Ohren, mal Schnupfen, Halsschmerzen oder Husten.“ Zur Zeit hat das Kind keine Beschwerden, auch keine Temperaturerhöhung. Bei der Untersuchung stellt sich aber heraus, daß beide Trommelfelle hochrot sind.

Das Kind bekommt 3 Tropfen C 7 schon in der Praxis. In der darauffolgenden Nacht hohes Fieber, wohl eine Aktivierung des schwelenden Ohrprozesses. Das Kind nimmt in den folgenden 2 Monaten alle 8 Tage eine Gabe C 7, anschließend C 9.

Unter C 9 tritt nochmals eine Otitis auf. Erst nach 1 Jahr kommt die Mutter wieder und berichtet, daß erstmalig vor 3 Wochen wieder eine fieberhafte Otitis aufgetreten sei, die vom Hausarzt mit Penizillin behandelt worden wäre. Sie möchte aber lieber noch mal die „Blutkur“. In den folgenden 4 Monaten kein Infekt. Dann habe ich das Kind aus den Augen verloren.

Außer den rezidivierenden Fällen im freien Intervall habe ich **111 akute und subakute Infekte** — mit und ohne Fieber — behandelt. Von diesen verliefen 66 sehr gut, 23 zufriedenstellend und 22 waren Nieten. Bestand vorher Rezidivneigung, so wurde auch diese behoben, selbst bei den akut nicht beeinflußten Fällen. Häufig erwähnten die Mütter, daß sich das Kind nach der Erkrankung wohler fühlte als vorher.

Bei den **Infektionskrankheiten im engeren Sinne,** Scharlach, Masern, Varizellen (vgl. S. 71) wurden von 41 Fällen 28 mit sehr gutem Erfolg behandelt. Erwähnenswert sind die Ergebnisse bei Pertussis: von 23 Fällen 16 mit gutem

Erfolg auch eine Keuchhustenenzephalitis). In keinem Fall dauerte der Keuchhusten länger als 3 Wochen.

Erwähnenswert sind 3 Fälle vom Mumps mit Orchitis. Bei einem 4jährigen Kind waren Rötung und Schwellung schon am nächsten Tag völlig zurückgegangen, bei dem auch erkrankten Vater erst nach 3 Tagen, schmerzfrei war er schon am nächsten Tag (vgl. ähnlichen Fall S. 72).

Bei Kindern mit verlängerter Rekonvaleszenz, mit Inappetenz, Müdigkeit, Schweißneigung, verdrießlicher Stimmung, aber auch bei diesen Symptomen ungeklärter Genese, etwa bei latenten Infekten, läßt sich durch potenziertes Eigenblut in vielen Fällen eine Umstimmung erzielen. Unter 56 Fällen waren nur 7 ohne Erfolg.

Erkrankungen des Magen-Darm-Kanals

Von infektiösen **Durchfallserkrankungen** der Säuglinge wurden 13 ohne diätetische Maßnahmen behandelt, von diesen 8 rasch gebessert, bei 2 Kindern war der Verlauf zufriedenstellend, 3 mußten auf Heilnahrung umgestellt werden.

Auch die Behandlung der **Obstipation** war zufriedenstellend, insbesondere, wenn sie als Folge einer Infektion aufgetreten war.

Von den **Nabelkoliken** (anfallsweise auftretenden Bauchschmerzen ohne diagnostizierbare Ursache) wurden unter 57 Kindern 44 von den Schmerzattacken befreit, 8 gebessert.

Krankheiten der Niere und der Blase

Bei **Zystopyelitis** war die Eigenblutbehandlung ohne Einwirkung. Unter 33 Fällen nur einer mit „Erfolg". Ein Zufallstreffer, der nicht zu bewerten ist. – Dagegen kann die Behandlung einer **Nephritis** nach einer Infektionskrankheit z. B. nach Scharlach durchaus erfolgversprechend sein (Behandlungsschema S. 91).

Krankheiten auf vorwiegend allergischer Basis

Die **asthmatische Bronchitis** wurde in 21 Fällen behandelt, davon 6 mit promptem Erfolg, 8 verliefen leicht.

Beim **Asthma bronchiale** wurden von 19 Fällen 3 mit sehr gut, 5 mit wesentlich gebessert zensiert (Krankengeschichte S. 134). Ich habe den Eindruck, daß eine Behandlung mit C 7 und anschließend C 9 nicht immer genügt. Es muß eine monatelange Behandlung mit ansteigenden Potenzen bis C 18 durchgeführt werden. Ergänzende Behandlung durch das homöopathische Simile ist häufig erforderlich.

Überaus günstig sind die Ergebnisse bei dem immer häufiger — auch bei Kleinstkindern — auftretenden **Heuschnupfen,** sowohl bei Kindern wie bei Erwachsenen. Die Behandlung sollte möglichst bei Beginn der Erkrankung erfolgen.

Waltraud, 15 Jahre. Seit 10 Jahren Heuschnupfen. Kommt im Mai mit den ersten Anzeichen: gerötete Konjunktiven, Nasenjucken. C 7, 4mal 10tägig, anschließend C 9, dann C 12 und C 15 in längeren Intervallen. — Der in früheren Jahren unerträgliche Schnupfen macht sich nur andeutungsweise bemerkbar. Im nächsten Jahr Schnupfen nur minimal, Behandlung nicht erforderlich. Im 3. Jahr Schnupfen in alter Stärke. Behandlung und Verlauf wie im 1. Jahr. Im übernächsten Jahr wegen nur geringfügiger Beschwerden auf Behandlung verzichtet.

3 Brüder, 11, 9 und 5 Jahre alt. Alle 3 seit Jahren Heuschnupfen, selbst der 5jährige schon im 3. Jahr. All 3 behandelt nach demselben Schema: C 7 (3mal alle 8 Tage), anschließend C 9. Bei dem 9- und 15jährigen war der Schnupfen nach einigen Tagen (nach der 1. Gabe C 7) weg, bei dem 11jährigen schlimmer denn je! Auch nach C 9 keine Änderung. War die Allergielage eine andere? Hätte eine höhere oder tiefere Potenz gewählt werden müssen? Ungeklärt!

Eine jetzt 40jährige Lehrerin kommt seit 10 Jahren zur Behandlung. Seit der Kindheit Heuschnupfen. Bei der ersten Konsultation fragte ich sie, welche Medikamente sie schon genommen hätte. Sie sagte lapidar: „Alles, was neu auf den Markt kam!“ Darunter waren auch Kortisone, die sie aber nicht vertragen hatte. Jedes Jahr kommt sie nun Anfang Mai beim ersten Nasenjucken zur Behandlung. Seitdem kein Schnupfen mehr (weitere Heuschnupfenfälle S. 135).

In ähnlicher Weise verliefen von 92 Fällen 54 mit sehr gutem Erfolg, in 26 Fällen waren die Patienten vollauf zufrieden, ich weniger, 12 blieben ungebessert,

Beim **Ekzem** reagierten von 36 Fällen 28 sehr gut oder gut. Die Behandlung erfordert aber Geduld und regelmäßige Einnahme des potenzierten Blutes über Monate in steigenden Potenzen wie beim Asthma bronchiale. Auch hier ist eine unterstützende homöopathische Behandlung oft erforderlich.

Bei **Urtikaria** und anderen allergischen Hauterscheinungen der verschiedensten Genese, bei Nahrungsmittelallergie und beim Quinckeschen Ödem ist die Erfolgsquote wie beim Ekzem.

Sabine, 6 Jahre, reagiert seit Jahren ungewöhnlich stark auf Mückenstiche. Im Gesicht schwellen beide Augen zu oder unförmig an. Bei Stichen am Ohr schwillt die Ohrmuschel in kurzer Zeit zu einem dicken, abstehenden Gebilde an bis die Haut platzt und eine seröse Flüssigkeit absondert. — Gestern wurde das Kind von einem Insekt in den Oberschenkel gestochen. Der Oberschenkel wurde innerhalb einer halben Stunde rot, dick und hart. Der hinzugezogene Internist verordnete Alkoholumschläge, gab antiallergische Tropfen und ein Penizillinpräparat.

Um 11 Uhr bekommt das Kind 3 Tropfen C 7. 5 Stunden später ist das Bein abgeschwollen, um die Einstichstelle noch leicht gerötet, am Abend wieder normal. — C 7 wurde am 1. und 2. Tag je 1mal, dann 14tägig gegeben, im Ganzen noch 3mal, dann längere Zeit C 9, alle 3 Wochen.

Bericht nach einigen Monaten: Das Kind reagiert auf Insektenstiche mit leichter Quaddelbildung, wie es normalerweise der Fall ist.

Im nächsten Jahr wieder hyperergische Reaktion, die in der gleichen Weise und mit der gleichen Wirkung behandelt wurde. Im 3. Jahr nochmalige Behandlung, obwohl die Allergie wesentlich schwächer geworden ist. Seitdem — 8 Jahre — keine Erscheinungen mehr (weitere Krankengeschichten S. 136 und 137).

Hauterkrankungen nicht allergischer Genese

Pyodermien und Abszesse sprachen zu 2/3 der 30 Fälle gut an. Bei **Molluscum cont.** und **Warzen** an den Fußsohlen (nicht Händen) war unter 15 Fällen kein Versager.

Die Fallzahl ist zu klein, um etwas Abschließendes sagen zu können. — Bei **Akne vulg.** waren die Ergebnisse weniger gut. Nur 6 von 23 Fällen reagierten sehr gut, 11 wurden wesentlich gebessert. — Von 6 **Psoriasis**-Kranken wurden 3 gebessert, 3 nicht beeinflußt.

Einige merkwürdige Beobachtungen betreffen die Anhangsgebilde der Haut, Nägel und Haare. Die Fingernägel sind weich, bröckeln ab, können nicht geschnitten werden. Schon nach einer Gabe C 7 wurden die Nägel fest (unter 10 Fällen ein Versager).

Thomas, 8 Jahre. Haare abstehend wie ein Pilzkopf, wird deshalb in der Schule gehänselt.
Morgens eine Gabe C 7, Haare abends normal. — Die Behandlung mußte nach einigen Monaten wiederholt werden.

Eine 34jährige Mutter: „Meine Haare sind wie elektrisiert. Ich kann mich kaum frisieren, beim Bürsten fliegen sie hoch, nach Waschen sind sie kaum zu bändigen." 4 Tropfen C 7. Am nächsten Tag — nach Waschen — normal.

Nervenkrankheiten

Zerebrale Anfallsleiden ohne organischen Befund, nervöse Kopfschmerzen sowie **neuropahtische Störungen** wie Nägelbeißen, stereotype Schaukelbewegungen u. ä. sprachen auf Eigenblutbehandlung nicht an, dagegen konnten **Folgezustände von Meningitis** und anderen Infekten mit Erfolg behandelt werden.

Christian, 2½ Jahre. Vor 4 Wochen Krankenhausentlassung nach seröser Meningitis. Ist seitdem schwer erträglich wegen seiner verdrießlichen Stimmung, zur Zeit auch Husten. Kein org. Befund. C 7, 10tägig. — Nach 1 Woche: Eltern sind sehr zufrieden, Kind lebt wieder auf, ist munter. — Hustet noch etwas.

Dieter, 10 Jahre. Vor einigen Jahren seröse Meningitis. Seitdem treten immer wieder heftige Kopfschmerzen auf, die wochenlang anhalten. Die Schulleistungen sind dadurch beeinträchtigt. *Eigenblut* C 7, 3mal im Abstand von 10 Tagen. Schon nach der ersten Gabe keine Kopfschmerzen mehr. Kommt in der Schule besser mit. — Beobachtung 1 Jahr.

Bettina, 3 Jahre. Vor 3 Jahren Meningo-Enzephalitis (2333/3 Zellen). Erreger nicht nachgewiesen. Seitdem dauernd Kopfschmerzen. Zur Zeit fieberhafter Infekt. *Eigenblut* C 7, 1mal täglich für 5 Tage, dann C 7 alle 14 Tage. — Nie mehr Kopfschmerzen gehabt. Beobachtungszeit 1 Jahr.

Bei **Virus-Meningoenzephalitiden,** bei denen die Schulmedizin nichts vermag, ist eine Behandlung mit potenziertem *Eigenblut* immer in Erwägung zu ziehen und kann zu einem unverhofften Erfolg führen, wie folgende Krankengeschichte zeigt. Auch länger zurückliegende Fälle verlieren in der Homöopathie nicht an Aktualität; auch ist es im allgemeinen belanglos, ob die Beobachtungen auf homöopathischem Gebiet bei Kindern oder Erwachsenen gemacht worden sind. Jeder Kinderarzt kommt gelegentlich dazu, die Erwachsenen seiner „Kinderfamilie" mitzubehandeln.

Therese G., 41 Jahre. Seit Anfang 1965 zunehmende Protrusio bulbi des linken Auges. Juli 1965 wurde in einer Neurochirurgischen Univ.-Klinik eine Rö-Untersuchung mit Karotisangiographie durchgeführt: Linker kleiner Keilbeinflügel weitgehend ausgelöscht.

Am 20. 7. Operation. Es wurde ein raumfordernder unspezifisch-entzündlicher Prozeß mit stellenweise zystischer Einschmelzung festgestellt. — Bei der Entlassung Verordnung: 3mal 1 Tablette Comital, 3mal 1 Tablette Tanderil, 1mal 1 Tablette Urbason ret.

Anfang September: Zunahme des Exophthalmus (4 mm) und eingeschränkte Beweglichkeit des linken Auges.

Anfang Oktober EEG: Deutliche Verschlechterung. Zeichen einer leicht erhöhten Krampfneigung. Der Exophthalmus zeigt Rückgang. Zur Besserung der Psyche ACTH.

Oktober/November: Patientin schlief fast Tag und Nacht. Im Wachzustand schwerste Depressionen. Gleichgewichtsstörungen, kann sich nur mit Unterstützung fortbewegen. Trotz der Verschlechterung war der Neurologe der Ansicht, daß die Medikamente **unter allen Umständen** weitergegeben werden müßten. Eine andere Möglichkeit gäbe es nicht. Die Prognose sei sehr ungünstig. Das Auge müsse eventuell enukleiert werden. Der Hirnprozeß — Erreger unbekannt — sei bei einigen Fällen (in der Klinik wurden 7 ähnliche Fälle behandelt) trotz Trepanation nicht zum Stillstand gekommen.

Ende November weitere Verschlechterung: Depressive Stimmungslage, Erbrechen, Stuhl nur nach Laxantien, verstärkte Krampfneigung, ACTH keine Wirkung mehr.

Anfang Dezember: Die behandelnde Ärztin setzt sich mit mir in Verbindung. Wir kommen überein, eine Behandlung mit potenziertem Eigenblut zu versuchen — angesichts der Schwere der Erkrankung mit nicht allzu großer Hoffnung.

8. Dezember: Alle Medikamente werden abgesetzt. Eine Gabe *Cuprum* D 200 wegen der Krampferscheinungen. — An diesem Tag keine Änderung.

9. Dezember: Eine Gabe *Eigenblut* C 9. Schon während des Tages fühlte sich die Patientin deutlich besser, aber spätes Einschlafen. Keine Krämpfe mehr, kein Erbrechen, Verdauung normal.

22. Dezember: 2. Gabe *Eigenblut* C 9. An diesem Tag verstärktes Zittern und Ziehen im Kopf.

24. Dezember: Patientin schreibt: „Fühle mich heute ganz herrlich, als ob ich nie eine Operation gehabt hätte."

4. Januar 1966: Die EEG-Kontrolle zeigt deutliche Besserung. Die verordneten Medikamente sollen auf jeden Fall weiter genommen werden.

Der Internist wußte nicht, daß die allopathischen Medikamente seit 4 Wochen abgesetzt worden waren.

Mitte Januar stellte sich die Patientin wieder in der Neurochirurgischen Univ.-Klinik vor. Aus dem Bericht von Prof. X. (der inzwischen unterrichtet worden war): „Frau G. gab bei der jetzigen Vorstellung völlige Beschwerdefreiheit an. Auch der augenärztliche Befund war einwandfrei. — Nachdem das Absetzen aller Medikamente und Ihre therapeutischen Maßnahmen zu einer so offensichtlichen Besserung der erheblichen Beschwerden geführt haben, sind wir der Meinung, daß man zur Zeit keine Änderung in der Therapie vornehmen sollte.

28. Januar: Eine Gabe *Eigenblut* C 12.

10. Februar: Nachtuntersuchung in der Neurochirurgischen Univ.-Klinik. Aus dem Bericht: „Patientin fühlt sich weitgehend beschwerdefrei. ... Die linke Lidspalte ist etwas weiter als die rechte, ebenso die linke Pupille. ... Die Kontrolle des EEGs ergab nur noch eine geringe allgemeine Dysrhythmie."

Patientin fühlt sich in der Folgezeit wohl, hat keine Beschwerden mehr. Beobachtung über 5 Jahre.

Iatrogene Erkrankungen

Die **Folgen von Impfungen** wie schlechtes Gedeihen bei Säuglingen, Inappetenz, anhaltende Kopfschmerzen nach DPT-, Polio- oder Grippeimpfungen wurden nach 1 oder 2 Gaben von C 7 behoben, dagegen sah ich keine Wirkung bei überschießenden Lokal- oder Allgemeinreaktionen bei Pockenimpfungen.

Auch in der kinderärztlichen Praxis kann es nach Impfungen zu schockartigen Zwischenfällen kommen. Ich könnte mir denken, daß das potenzierte Eigenblut, wenn man es schnell anfertigen kann, unter Umständen lebensrettend wirken könnte.

Es ist nur erforderlich, die Fläschchen mit 100 Tropfen Alkohol parat zu haben, dann kann man nach einigen Minuten mit der Behandlung beginnen. Dasselbe gilt für **Vergiftungen.** Natürlich wird man auf die üblichen Methoden (Magenspülung, Neutralisation des Giftes, Kreislaufbehandlung usw.) nicht verzichten.

Die **Arzneischäden** der allopathisch vorbehandelten Patienten sind vielfältig, am häufigsten durch Sulfonamide, Antibiotika und Kortisone bedingt.

Sabine, 10 Monate, wurde vor 3 Wochen wegen eines Infektes mit Penizillin behandelt. Seitdem schlechtes Gedeihen, keine Gewichtszunahme. — Nach einer Gabe C 7 fängt das Kind am nächsten Tag wieder an zu essen und nimmt in einer Woche 200 g an Gewicht zu.

34jährige Patientin erzählt mir gelegentlich bei der Behandlung ihres Kindes, daß sie vor 3 Wochen wegen einer infizierten Wunde mit Penizillin behandelt worden wäre. Seitdem leide sie unter schlechtem Allgemeinbefinden, Kopfschmerzen und Schlaflosigkeit. Bisher hatte sie 3mal in ähnlicher Weise auf Penizillin reagiert. Der Zustand halte einige Wochen an und verliere sich dann allmählich. — C 7, 4 Tropfen, in der Praxis. Schlagartige Besserung, ab nächsten Tag normales Befinden. — In den nächsten Jahren noch 3mal Penizillin-Behandlung. Nebenwirkungen traten nicht mehr auf.

Auch scheinbar harmlose Medikamente können zu unerwarteten, ja schwerwiegenden schockartigen Zuständen führen. Dazu ein dramatischer Fall von Arzneiallergie.

44jährige Patientin erwachte morgens mit einem „Brummkopf" und Schnupfen. Sie strich sich einen Tropfen aus einem Olbas-Probepäckchen (aus dem Reformhaus: „Jeder Tropfen lindert!") über die Stirn. Ab 10 Uhr Schwellung des ganzen Gesichtes. Nach dem Essen stark juckende Quaddeln am ganzen Körper. Zunge geschwollen und steif. Um 16 Uhr vom Hausarzt eine Spritze und Calcium-Tabletten.

Ab 18 Uhr Würgen und Durchfall. Eine Stunde später Schwächeanfall mit Bewußtlosigkeit. Der nochmals herbeigerufene Arzt verordnete Novadral. Kurze Zeit später wieder Schwächeanfall mit Bewußtlosigkeit. Verordnung Peremesin. Keine Wirkung. Patientin war nachts stündlich auf. Zwischenzeitlich wieder Schwellung der Lippen und der Zunge. Am nächsten Tag keine Besserung. Der Arzt machte seinen Besuch nicht und kam auch am 3. Tag nicht. Die Frau — deren Kinder ich behandelte — rief mich in ihrer Verzweiflung an. Um 10 Uhr Einnahme von 4 Tropfen *Eigenblut* C 7. Nach **einigen Minuten** Kribbeln bis in die Fingerspitzen. Nach einer Stunde war der Ausschlag bis auf kleinere Rötungen und der Juckreiz verschwunden. — Gegen 18 Uhr — nach Toilettenbesuch — wieder Quaddeln mit brennenden Schmerzen. 2. Gabe C 7. Innerhalb einer halben Stunde war wieder alles verflogen. Anschließend 6 Stunden Schlaf.

Am nächsten Morgen eine nochmalige Gabe C 7. Danach Rückgang der ganz wenigen und geringen Rötungen. Seitdem keine Erscheinungen mehr.

Zusammenfassend kann gesagt werden:

Die Therapie mit potenziertem Eigenblut kann in vielen Fällen, vor allem bei Infektionskrankheiten (im weiteren Sinne) und bei Allergien als **alleiniges Medikament** Besserung oder Heilung bringen.

Welches sind **die Vorteile** der Behandlung mit potenziertem Eigenblut?

1. Die Anwendungsweise ist einfach — peroral — und für das Kind schonend. Eine einmalige Blutentnahme genügt.
2. Die Behandlung kann angewendet werden ohne langwierige Bestimmung der auslösenden Noxen. Es brauchen nicht alle Register der Diagnostik

gezogen zu werden. Trotzdem trifft das potenzierte Eigenblut die jeweilige Immunitätslage spezifisch.

3. Die Immunabwehr wird gesteigert, nicht unterdrückt wie bei Antibiotika- oder Kortisonbehandlung. Das Endresultat nach überstandener Krankheit ist nicht dasselbe. Im einen Fall ist die Immunabwehr geschwächt, im anderen Fall die Immunitätslage besser als vorher. — Bei angeborenem Immunitätsmangel ist allerdings nichts zu erwarten.

4. „Harte" Medikamente können eingespart und damit Therapieschäden vermieden werden.

Welches sind **die Nachteile** dieser Behandlung?

Ich sehe nur den einen Nachteil: Die Belastung des Arztes durch die Selbstdispensierung des Blutes. — Der Nachteil der noch fehlenden wissenschaftlichen Grundlage wird irrelevant gegenüber der nachgewiesenen Wirksamkeit.

Isopathie

In der Homöopathie wird Ähnliches mit Ähnlichem behandelt — similia similibus —, in der Isopathie Gleiches mit Gleichem — aequalia aequalibus —, d. h. das Isotherapeutikum ist identisch mit dem krankheitsverursachenden Agens. So verwendet man in potenzierter Form Tuberkulin bei Tuberkulosekranken (vgl. S. 81), Chlor bei Chlorallergie, potenzierten Impfstoff bei Folgen von Schutzimpfungen (S. 153 f), Calculi bil. bei Gallensteinen, Calculi ren. bei Nierensteinen, Cadmium bei Vergiftung durch Cadmium usw.

Im weiteren Sinne gehört zur Isotherapie auch die Behandlung mit Eigenblut sowie Exkretions- oder Sekretionsprodukten wie Tränen, Speichel, Sputum, Urin, Eiter. Diese letzteren Substanzen können zwar auch das kausale, krankmachende Agens enthalten, sind aber durch die heterogenen Beimengungen kein reines Substrat mehr, infolgedessen weniger zuverlässig, ausgenommen die Eigenblutbehandlung (vgl. S. 156).

VOISIN sagt über die Isotherapie: „Kennt man genau und mit Sicherheit die Substanz, welche die Beschwerden eines Kranken hervorruft, so ist es logisch, diese Substanz in hoher Verdünnung zur Bekämpfung der Beschwerden heranzuziehen . . . . Anstatt ein Heilmittel aufzuspüren, das jener Substanz in der Wirkung möglichst nahekommt, d. h. möglichst Simile ist, haben wir hier den Glücksfall, das bestmögliche Simile anwenden zu können: das identische."

Diese Patienten machen unwissentlich eine Arzneimittelprüfung durch. Die auftretenden Symptome sind in jedem Fall den Ergebnissen einer solchen gleichzusetzen, auch wenn sie in den Arzneimittellehren oder Repertorien nicht aufgenommen worden sind.

3 Monate alter Säugling. Das Kind schreit viel und trinkt schlecht. Die Mutter macht einen ruhigen Eindruck, wird aber jetzt nervös. „Erst trank es doch so gut. Was habe ich falsch gemacht?" Außer *D-Fluoretten* (1000 E) hat das Kind keine Medikamente bekommen. Diese werden jetzt abgesetzt. Schon nach einigen Tagen ist das Kind ruhiger und trinkt gut. 10 Tage später Kraniotabes rechts und Kopfschweiße. Es bekommt *Calc. carb.* D 6. Nach weiteren 3 Wochen Kraniotabes beiderseits. Das Kind braucht offenbar doch Vit. D. Ich fange vorsichtig mit 250 E pro Tag an. Nach 3 Tagen wieder das trinkfaule, quengelige Kind. Nun eine Gabe Vigantol C 7. Nach 2 Tagen wieder alles im Lot. — Jetzt 500 E Vigantol täglich, die nun gut vertragen werden. Nach 11 Tagen ist die Kraniotabes nicht mehr nachweisbar.

Epikrise. Die Eliminierung des krankmachenden Agens, des Vitamin D, bringt zwar eine Besserung des Allgemeinzustandes, löst aber andererseits eine Störung im Kalk-Phosphor-Stoffwechsel aus. Ein passendes Simile wäre bei der Kargheit der Symptome kaum zu finden gewesen und würde wohl auch nicht geholfen haben. Eine echte Heilung wurde erreicht durch das potenzierte Isopathikum (vgl. auch S. 149).

4jähriges Mädchen. Anläßlich einer Routine-Untersuchung im Kindergarten wurde (und später auch von mir bestätigt) ein positiver Tine-Test festgestellt. Aus dem Bericht des Lungen-Facharztes: „Es besteht keine intrapulmonale Tuberkulose, aber es ist anzunehmen, daß ein spezifischer Infekt erfolgt ist. Mein Therapievorschlag wäre im Sinne einer prophylaktischen Behandlung eine tägliche Gabe von 0,3 Tebesium-Depot über 3—6 Monate." — Bei dem Kind ist es nach *Tuberkulinum Koch* D 200 (alle 6 Wochen) nicht zu einer tuberkulösen Manifestation gekommen, vielleicht auch ohne Tuberkulin nicht, aber ich konnte im Vertrauen auf das Isopathikum das Kind vor dem allopathischen Antituberkulinum mit seinen schädlichen Nebenwirkungen bewahren (vgl. S. 81 ff).

12jähriger Junge. Nach Baden in der Schwimmanstalt treten seit Jahren Konjunktivitis, Schnupfen, Reizhusten und Kopfschmerzen auf, die bekannten Chlorsymptome. Diese allergichen Reizsymptome dauern einige Stunden an.

Verordnung: *Chlorum* D 6 am Abend vor dem Schwimmen und am nächsten Morgen nüchtern je 4 Tropfen. Eine Stunde nach dem 1. Einnehmen dick verquollene Augen. Die Mutter gab trotzdem am nächsten Morgen (es wäre nicht mehr nötig gewesen!) nochmals eine Gabe Chlor. Seitdem kann das Kind ohne Reizerscheinungen schwimmen. Das chlorhaltige Wasser macht ihm nichts mehr aus.

2½jähriges Kind. Als es das erste Mal aus dem Schwimmbad kam, hatte es rote Flecken am Po. Beim 2. Schwimmen war es trotz Einkremen mit Jellin und pH5-Eucerin noch schlimmer, beim 3. Mal kratzte es schon im Wasser, bis es blutete. Das Kind bekommt nun am Abend vorher, morgens und mittags einige Globuli *Chlorum* D 4. Nach dem nachmittäglichen Schwimmen und auch in der Folgezeit keine Erscheinungen mehr.

Eine schon ältere Patientin wurde wegen einer Netzhautablösung bereits 3mal mit Laserstrahlen behandelt. Vorher bekam sie wie üblich zur Erweiterung der Pupille Atropin-Augentropfen. Jedesmal fühlte sie sich nachher elend, der Kopf war schwer, im Hinterkopf raste es, sie war schwindelig und so erschöpft, daß sie einige Stunden das Bett hüten mußte.

Verordnung: *Atropinum sulf.* D 30. Bei der nächsten augenärztlichen Behandlung nahm sie — sobald sich die ersten Zeichen der Atropinunverträglichkeit bemerkbar machten — 5 Kügelchen *Atropin sulf.* D 30. Das Kribbeln im Hinterkopf hörte nach einigen Minuten auf. Und noch etwas stellte sie fest: Sie hatte seit einigen Tagen Kopfschmerzen. Nun wurde ihr der Kopf ganz leicht, auch stellten sich keinerlei andere Beschwerden ein. Sie hatte sogar den Eindruck, daß sie nachmittags besonders viel „Schwung" hatte. In diesem Fall war — wie mir erst später klar wurde — *Belladonna* das Konstitutionsmittel.

Auch bei den akuten **Vergiftungen** sehe ich eine Möglichkeit, das identische Mittel mit Erfolg anzuwenden. Das Antidot ist uns ja in die Hand gegeben durch Potenzierung des betreffenden Stoffes (C 7). Die Zeit, bis man das Antidot durch eine Zentralstelle für Vergiftungsfälle von der Apotheke bekommen hat, braucht nicht ungenutzt zu verstreichen (vgl. Fall von Quecksilbervergiftung, S. 124).

Ähnlich verhält es sich bei den mehr chronisch verlaufenden Fällen von **Umweltschäden,** z. B. bei erhöhtem Schwefel- oder Bleigehalt im Blut. Eine Gabe des betreffenden Stoffes in Hochpotenz, Kontrolle der Konzentration vor und nach der Einnahme, müßte bei positivem Ergebnis selbst einen Allopathen und auch einen homöopathischen Gegner der Isotherapie überzeugen.

„Kann man das Mittel der Ätiologie verordnen, so muß jedes andere Arzneimittel zurücktreten" (VOISIN).

Kurze Arzneimittellehre für den Gebrauch in der kinderärztlichen Praxis

Abrotanum

Altes Aussehen; tiefliegende, unterschattete Augen.

Magere Beine bei dickem Bauch.

Extreme Schwäche, Kinder können den Kopf nicht halten.

Spätes Laufenlernen, Kinder gehen noch lange Zeit unsicher.

Inappetenz oder Abmagerung bei gutem Appetit (Jod., Sulf.)

Kälteempfindlichkeit.

Indikationen	1. **Pädatrophie** D 12—D 30	
	2. **Appetitlosigkeit** D 1—D 3	besonders **bei Wurmbefall.**
	3. Lymphadenitis D 6	mit hartnäckiger Temperaturerhöhung.
	4. **Darmkatarrh** D 3—D 6	**chronisch.** Wechsel von Durchfall und Verstopfung.
	5. **Tuberkulose** D 6	der **Mesenterialdrüsen, Ascites.** Bewährt. Chronischer Durchfall.
	6. Erythema nod. D 6	(Phosphor, Tuberkulin).
	7. **Würmer** D 1	(Cina, Teucrium).
	8. **Frostschäden** D 1	(Agar. musc., Petrol.).

Acidum benzoicum

Indikationen	1. **Wundsein** D 3	der Säuglinge. Bewährt! **Urin stechend.**
	2. Bronchitis D 3	bei obigen Symptomen.

Acidum fluoricum

Elend und matt.

Schlaffes Gewebe.

Grauschwarze Ränder am Zahnhals (Arg. nitr.).

Brennen der Füße, werden nachts aus dem Bett gestreckt (Sanguin., Sulf.).

Indikationen

1. **Zahnkaries**
   D 8—D 10
   Dosierung: jeden 2. Tag eine Gabe über mehrere Monate.
2. **Knochenschmerzen in den langen Röhrenknochen,**
   D 8—D 12
   nachts, blitzartig (Aurum, Lues).
3. **Hämangiome**
   D 8

Acidum lacticum

Indikationen

1. **Saure Dyspepsie**
   D 6
   viel Speichelfluß, großer Durst.
2. Enteritis acuta
   D 3
   Stühle sauer riechend, Blähungskoliken, bedrohlicher Gewichtsverlust.

Acidum muriaticum

Indikationen

1. Dyspepsie
   D 6
   Abneigung gegen jegliche Nahrungsaufnahme. extreme Schwäche.
2. Diarrhöe
   D 6
   Stuhl wäßrig, Blähungskoliken.
3. Stomatitis
   D 6
   grauweiße Beläge. Aphthen.

Acidum nitricum

Frostigkeit mit Neigung zu Katarrhen.

Blutungsneigung überall, Blut hell und dünnflüssig.

Alle Sekrete stinkend.

Unverdaulichkeit von Milch und Fett.

Verlangen nach Fett und Unverdaulichem.

Urin mit stechendem (Acid. benz.) oder stinkendem Geruch.

Schmerzen bei und vor allem nach der Stuhlentleerung.

Abneigung gegen geistige Arbeit (Schularbeiten).

Gedächtnisschwäche.

Indikationen

1. **Stomatitis**
   D 3—D 6
   mit Beteiligung der Lippen, Zahnfleisch leicht blutend. Fötor ex ore.

2. Rhagaden D 3—D 6	an Mundwinkeln und After.
3. Otitis med.	übelriechender, ätzender Ohrenfluß.
4. **Hämorrh. Diathesen** D 6	mit Kollapsneigung.
5. **Ekzem** D 6	impetiginös, **übelriechende Absonderungen.** bevorzugte Lokalisation: Kopf.
6. **Tibiaschmerzen** D 6	nachts (Acid. phos.).
7. Diarrhöe D 3—D 6	Stuhl **grün**-schleimig, blutig, Schmerzen nach der Entleerung.

Acidum phosphoricum

Körperlich und geistig schwache Kinder, bes. zur Zeit des Lernens.

Öfter das Bedürfnis, für kurze Zeit zu schlafen.

Urin milchig, phosphathaltig, mit Fetthaut.

Folgen von anstrengendem Studium, Heimweh, Onanie.

Indikationen

1. Kopfschmerzen D 3	der Schulkinder.
2. **Pneumonie** D 3	**mit Schlummersucht oder Unruhe, Verwirrtheitszustände,** Krämpfe.
3. **Diarrhöe** D 3	bei Anazidität, Durchfälle **nicht erschöpfend.**
4. Enuresis D 3	mit reichlichem Harnabgang, Inkontinenz auch am Tage.
5. Onanie D 3	Peniserektion bei Säuglingen.
6. **Tibiaschmerzen** D 3	wie mit einem Messer geschabt.

Acidum sulfuricum

Heruntergekommene Kinder mit großer Schwäche.

Blutungsneigung, blaue Flecken nach geringer Gewalteinwirkung.

Saure Schweiße, nach Trinken, postinfektiös (Sambuc.).

Verlangen nach Obst, das nicht vertragen wird.

Indikationen	1. **Stomatitis** D 6	Blutende Schleimhäute (Acid. nitr.).
	2. Purpura hämorrh. D 6	(Phos.).
	3. **Dyspepsie** D 6	**Saure Stühle** (Magn. carb., Natr. phos.), Stühle nach faulen Eiern riechend, quälender Singultus (Magn. phos.).
	4. **Gelenkschwäche** D 4—D 6	häufiges Umknicken (Carbo an., Caust., Natr. sulf.).

Aconitum napellus

Kräftige, plethorische Kinder, dunkle Komplexion.

Folgen von kaltem Wind, Kalttrinken, Schreck, Zahnung.

V **um Mitternacht.**

B **nach Schweißausbruch,**
durch Ruhe,
in frischer Luft.

Indikationen	1. **Akute, fieberhafte Infekte** D 1—D 3	Beginn **plötzlich und heftig,** meist mit Frieren, hochgradige **Angst und Unruhe,** Gesicht dunkelrot, heiß, bei Aufsetzen blaß, Pupillen eng (bei Bellad. weit), **Haut trocken, heiß, Puls rasend, hart,** Schmerzen unerträglich, **Urinverhaltung im Beginn (strikte Indikation!).** Dosierung: mehrere Gaben in ¼stündigen Abständen. Bei Schweißausbruch verliert Aconit. seine Indikation.
	2. Bronchitis D 4—D 6	Husten trocken und hohl. V um Mitternacht.
	3. **Pseudokrupp** D 2	**Atemnot beginnt gegen 23 Uhr, äußerst schmerzhafter Husten.**
	4. Schlafstörung D 30	als **Folge von Schreckwirkung** (Opium). Kind schreit jede Nacht gegen 24 Uhr, ängstliches Gehabe, ist aber „nicht dabei", im Schlaf unruhiges Umherwerfen.
	5. Durchfall D 30	**als Schreckfolge** (Arg. nitr.).

Aethusa cynapium

Indikationen	1. **Gastroenteritis** D 3—D 6	Plötzlich auftretend **bei Sommerhitze,** äußerste Erschöpfung, **verfallenes Aussehen, Bläue um den Mund,** weißliche Furche von der Nase zu den Mundwinkeln, kalte Schweiße, nach dem Erwachen Verlangen zu trinken, Milch wird sofort in sauren Klumpen erbrochen, zugleich stellt sich Durchfall ein; dann große Mattigkeit bis zur Somnolenz. Nach dem Erwachen beginnt dieses makabre Spiel von neuem.
	2. **Krämpfe** D 6	**bei obigen Symptomen;** rotes Gesicht, Augen nach unten gerichtet.

Agaricus muscaris

Eines der hervorragendsten Mittel bei verzögerter körperlicher und geistiger Entwicklung.

Spätes und undeutliches Sprechen, spätes Laufenlernen.

Ungeschicklichkeit, läßt alles fallen.

Bewegungen hastig.

Gedächtnisschwach, in der Schule faul.

Empfindlichkeit gegen Kälte, dauerndes Frösteln.

Indikationen	1. **Verspätete Entwicklung** D 12—D 30	der unruhigen Kinder.
	2. **Chorea minor** D 12	auch choreiforme Zustände, Lidzucken, Tic.
	3. Krämpfe D 12—D 30	nach Tadel (Ignat.), nach Schreck (Opium).
	4. Pavor nocturnus D 30	im ersten Schlaf.
	5. **Frostschäden** D 12	(Abrot., Petrol.).
	6. Knochenschmerzen im Wachstumsalter. D 12	

Aloe

Indikationen	1. **Diarrhöe** D 4—D 6	Stuhl **wäßrig-schleimig,** auch blutig, mit Klumpen. **Kollern vor dem Stuhl,** Erschöpfung nach dem Stuhl, Entleerung sofort nach Nahrungsaufnahme oder am frühen Morgen. Durchfall im Wechsel mit Verstopfung.
	2. **Enkopresis** D 4—D 6	auch bei festem Stuhl (Caust.).
	3. Rektalprolaps D 4	

Alumina

Magere und schwache Kinder.

Fröstelig, aber keine Abneigung gegen kaltes Wasser.

Trockene Haut und Schleimhäute.

Indikationen	1. Inappetenz D 12	aber Verlangen nach Unverdaulichem: Kohle, Erde, Kalk (Acid. nitr.),
	2. Obstipation D 12	**selbst weicher Stuhl geht schwer,** Stuhl hängt wie Kitt am After, läßt sich schwer aus den Windeln auswaschen, kann auch hartknollig sein, mit Schleim überzogen, Schneidende Schmerzen bei der Entleerung.

Ammonium bromatum

Indikationen	1. Husten D 3—D 4	**plötzlich auftretend,** krampfartig, Kitzelhusten, der nachts stundenlang anhält (Sticta p., Rumex cr.), **Hals dunkelrot,** **Heiserkeit** (Paris quadr.). Katarrhe absteigend: Nase-Rachen-Kehlkopf.
	2. Nervosität D 4	Die sich besonders in Nägelbeißen äußert.

Ammonium carbonicum

Äußerlich robuste, aber leistungsschwache Kinder.

Frostig. Abneigung gegen kaltes Waschen (Sulf.).

Haut nach Baden fleckig-rot (Sulf.).

Stühle wundmachend.

V in den frühen Morgenstunden.

Indikationen	1. Nasenbluten D 4	beim Waschen des Gesichts.
	2. Schnupfen D 4	mit verstopfter Nase. Kind fährt nachts wegen Luftnot hoch (Sambuc.).
	3. **Bronchitis** D 4	**grobes Schleimrasseln,** keine Expektoration.
	4. **Bronchiolitis** D 4—D 6	hochgradige Atemnot, **dunkelrotes, gedunsenes Gesicht** (Antim. tart., blaß).
	5. **Ohnmacht** D 3	**in engen Räumen.**
	6. Masern D 4	mit schwachem Exanthem, Kreislaufschwäche.
	7. Scharlach D 4	Indikation wie bei Masern.

Anacardium orientale

Jähzornig, explodiert.

Aufregung und Angst vor Klassenarbeiten (Arg. nitr., Gelsem.).

Leicht erschöpft bei Schularbeiten. Geistige Überforderung.

Indikationen	1. **Gastritis** D 6	**Nüchternschmerz,** durch Essen für kurze Zeit gebessert (Jod.).
	2. **Hautausschläge** D 6	**besonders nach akuten Krankheiten,** erysipel- oder bläschenförmig (China, großblasig), stark **juckend.** B **durch Essen.**

Antimonium arsenicosum

Indikationen	1. **Bronchiolitis** D 6	**grobblasiges Rasseln,** **Dyspnoe,** Zyanose und rascher Verfall.
	2. Broncho-pneumonie D 6	mit obigen Symptomen.

Antimonium crudum

Kind ist unleidlich und widerspenstig wie die Chamomillakinder,
es will aber **nicht herumgetragen werden,**
nicht angesehen noch berührt werden (Antim. tart., Cina),
nicht, daß man sich mit ihm beschäftigt,
nicht kalt gewaschen werden (Sulf.).

Zunge dick-weiß belegt (ganze Zunge).

Nägel verkrüppelt, Neigung zu Schwielenbildung.

Folgen von übermäßigem Essen (Kind ist gefräßig!),
von kaltem Essen (Eis!),
von sauren Getränken (Säuremilchen!),
von Kaltwaschen und Kaltbaden (anders Antim. tart.).

V **durch kaltes Baden** (Schnupfen, Heiserkeit, Husten, Durchfall),
durch Erhitzung und Sonnenbestrahlung.

B durch warmes Baden,
im Freien.

Indikationen	1. **Gastroenteritis** D 4—D 6	**weiße Zunge,** erschöpfendes Erbrechen, Stuhl unverdaut, flüssig, mit Klumpen, Durchfall wechselnd mit Verstopfung. Bei Fieber ist die Temperatur nachts höher als tags.
	2. Adipositas D 6—D 12	mit Gefräßigkeit (Graph.).
	3. **Impetigo** D 6—D 12	besonders im Gesicht, Schrunden an Mund- und Lidwinkeln.
	4. Kondylome D 6	vorwiegend um den After (Thuja).

Antimonium tartaricum

Kinder **schwächlich, blaß, gedunsen.**

Ängstlich, verdrießlich, lassen sich nicht anfassen (Antim. crud., Cina).

Neigung zu Kollaps mit kalten Gesichtsschweißen (Veratr. a.).

Schlummersucht am Tage.

V **nach sauren Getränken,** saurem Obst (Äpfel).

B **nach Expektoration, durch Kaltwaschen** (anders Antim. crud.).

Indikationen	1. **Bronchitis** D 4	Kinder, die bei jeder Erkältung „voll auf der Brust" sind. **Husten:** V **von 3—5 Uhr,** bei und nach Nahrungs-aufnahme. B durch Aufsetzen, durch Schleimauswurf.
	2. **Pneumonie** D 4	mit verzögerter Lösung, **plötzliches Nachlassen der Kräfte,** **hochgradige Dyspnoe,** Nasenflügeln, **spärliche oder fehlende Expektoration.** Husten wie oben.
	3. Pleuritis exsud. D 4—D 6	als Resorptionsmittel, im Wechsel mit Bryonia.
	4. Weiße Asphyxie D 6	der Neugeborenen (blaue Asphyxie Cupr.).
	5. **Gastroenteritis ac.** D 4	**Erschöpfendes Brechwürgen,** Nahrung muß teelöffelweise eingezwungen werden. Stuhl wäßrig, häufige Entleerungen.

Apis mellifica

Krankheitserscheinungen plötzlich und heftig.
Wenig Durst trotz trockener Schleimhäute.

Spärlicher Urin.

Zunge feuerrot, geschwollen.

Schlaf unruhig, gellendes Aufschreien, Zähneknirschen.

V **durch Wärme,**
durch Berührung,
nachts.

B durch Kälte, kalte Umschläge,
durch frische, kühle Luft.

Indikationen	1. **Otitis med.** D 6	**Gellendes Aufschreien** weist auf meningeale Reizung hin.
	2. **Angina tons.** D 6	**mit ödematöser Schwellung** des Zäpfchens und der Tonsillen.

	3. **Scharlach** D 6—D 12	wenn sich **Hirnsymptome** einstellen: Betäubung mit rotem oder blassem Gesicht, gellendes Aufschreien. Kinder leiden keine Bedeckung.
	4. **Nephritis ac.** D 6	**mit Ödemen.** Blässe der Haut, spärlicher Urin.
	5. Hydrocephalus D 12	mit Obstipation.
	6. Urtikaria D 6	nach Bienenstichen.
	7. **Sklerödem** D 6	der Neugeborenen.
	8. **Ganglion** D 4	(im Wechsel mit Silicea D 4)

Apocynum cannabium

Ödemneigung, spärliche Urinausscheidung.

Haut und Zunge trocken.

Viel Durst (anders Apis).

V durch Kälte, Kind will zugedeckt sein.

Indikationen	1. **Gastroenteritis** D 3	Erbrechen bald nach dem Essen. Stühle **gelb-wäßrig,** spritzende Entleerungen, viel Blähungen.
	2. **Nephritis** D 3—D 6	**mit Ödemen.**

Argentum nitricum

„Sieht aus wie ein kleiner, alter, vertrockneter Mann“ (Nash).

Explosives Aufstoßen.

Viel Blähungen.

Verlangen nach Zucker, der nicht vertragen wird.

Folgen von Aufregung und Schreck (Aconit., Gelsem., Opium).

Indikationen	1. **Angstzustände** D 12	vor Klassenarbeiten mit Durchfall. Bauchschmerzen morgens vor der Schule.

	2. **Gastroenteritis** D 6	**Knalliges Aufstoßen,** dabei kommen kleine Mengen von Speise hoch, Erbrechen von Hämatin, **viel Blähungen,** Durchfall schleimig-blutig, spritzende Entleerungen (Arsen, Calc. phos.), bald nach Nahrungsaufnahme **Stuhl wird in der Windel grün.**
	3. Diarrhöe D 6	der Säuglinge beim Übergang auf künstliche Nahrung. V nachts und nach Nahrungsaufnahme.
	4. **Konjunktivitis** D 12—D 30	**der Neugeborenen** (Natr. mur., Pulsat.).
	5. **Epilepsie** D 15	bei mageren, ängstlichen Kindern, vertragen kein warmes Zimmer, **schon Tage vor dem Anfall Pupillenerweiterung.**

Arnica montana

Indikationen	1. **Blutergüsse** D 4	**jeder Art.**
	2. **Verletzungen** D 4	**nach stumpfer Gewalteinwirkung** (bei Rißwunden Calendula).
	3. **Kommotio** D 12—D 30	und deren Folgen, auch wenn sie lange zurückliegen (Hyperic.).
	4. Gastroenteritis D 6	**mit Zerschlagenheit.** Durchfälle schleimig, blutig, stinkend, fauliges Aufstoßen, übelriechende Blähungen.
	5. **Furunkel** D 6	**klein und zahlreich,** oft symmetrisch, von bläulichem Hof umgeben, **rezidivierend.**
	6. **Keuchhusten** D 3—D 30	**Schreien vor dem Anfall,** Kind läuft ängstlich zur Mutter, Umsichschlagen während des Anfalls (Chamom.). **Blutungsneigung** (Konjunktiven, Nase, Auswurf). Ist das Mittel gut gewählt und tritt bei niederen Potenzen in den ersten 24 Stunden keine Besserung ein, gebe man eine Gabe D 30.

Arsenicum album

Zartgliedrig wie Phosphor oder dick und blühendes Aussehen.

Entscheidend ist die psychische Verfassung: **unruhig und ängstlich.**

Sehr fröstelig.

Durst auf kleine Mengen.

Periodizität der Beschwerden: alle 2, 4, 7, 14 Tage, auch täglich.

Alternanz der Beschwerden (Asthma-Ekzem wie Sulfur).

V **durch Kälte,**
um oder nach Mitternacht,
durch kalte Getränke.

B **durch Wärme.**

Eigentümliches Symptom: Möchte in Ruhe gelassen werden, aber nicht allein sein (Kent).

Indikationen	1. Gastroenteritis D 6	**rascher Kräfteverfall,** häufiges **Erbrechen mit großer Anstrengung,** ausgelöst durch kalte Getränke (Antim. crud.), **Erbrechen und Stuhl zu gleicher Zeit,** spritzerartige Entleerungen (Apoc. can., Calc. phos.), Stuhl unverdaut, schleimig. Wundsein um den After (Sulfur). **Zunge trocken.**
	2. Anämie D 6	nach erschöpfenden Krankheiten.
	3. **Asthma bronch.** D 12	der schwachen Kinder, **periodisch wiederkehrend,** wechselnd mit Ekzem. V **um Mitternacht,** durch Kälte.
	4. **Hautausschläge** D 10—D 12	weißliche **Schuppen auf feuerrotem Grund.** V im Winter (Petrol., Psorin.), B im Sommer, durch Wärme (Juckreiz).
	5. Nephritis chron. und Nephrose D 6	Blasse Haut, **starke Ödeme** (Cupr. ars.), **Durchfallneigung.**
	6. **Schlafstörungen** D 15—D 30	**Furcht vor Alleinsein,** Kinder können deshalb nicht einschlafen, werden **um Mitternacht mit Angstgefühl** **wach,** sind erst ruhig im Bett der Mutter.

Arsenicum jodatum

Blasses Aussehen, leicht erschöpft.

Appetitlos oder heißhungrig.

Fröstelig, liebt aber frische Luft.

Indikationen	1. Tonsillen- und Drüsen- schwellungen D 6	schmerzlos.
	2. **Wander- pneumonie** D 4	Husten trocken, ausgelöst durch Temperaturextreme, V durch Bewegung.

Asa foetida

Indikationen	1. Enteritis D 6—D 12	**Stühle** flüssig, braun, **stinkend,** stinkende Blähungen, **explosives, übelriechendes Aufstoßen.**
	2. Otitis med. pur. D 12	Stinkende Absonderung. Schwerhörigkeit.
	3. **Knochen- schmerzen D 12**	vor allem in den langen Röhrenknochen, V **nachts** (Acid. fluor., Aurum, Lues.).

Aurum

Antriebsschwache, **traurige Kinder.**
Verspätete geistige und körperliche Entwicklung (Agar. musc., Bar. carb.).
Schlechtes Gedächtnis.

Indikationen	1. Otitis med. D 12	mit chronischer Eiterung, vor allem **nach Scharlach.**
	2. **Knochen- schmerzen** D 12	vor allem der Beine und Umgebung der Knie (Acid. fluor., Asa foet., Lues.). V **nachts.**

Avena sativa

Indikation	Schlaflosigkeit D 1—D 3	**nach schweren Krankheiten** und sich länger hinziehender **Rekonvaleszenz.**

Baptisia

Kind wie betäubt.

Gesicht rot und gedunsen.

Zunge trocken.

Fötor ex ore.

Speichel und alle Absonderungen stinkend.

Indikationen	1. **Erbrechen** D 6—D 12	**habituell, spastisch.** Erbrechen setzt zu Beginn der Mahlzeit ein, die 2. Hälfte der Flasche dagegen wird behalten (CARTIER, SCHILSKY).
	2. Stomatitis D 6—D 12	**gangränös,** stinkender, blutiger Speichel, Zunge trocken, dick geschwollen.

Barium carbonicum

Plumpe Kinder, oft anormal dick.

Entwicklungsverzögerung, geistig und körperlich (Agar. musc., Aurum).

Langsam in Bewegung und geistiger Auffassung.

Fröstelig.

V bei naßkaltem Wetter, durch Kälte.

Indikationen	1. **Tonsillenhypertrophie** D 4—D 30	der Gaumen- und Rachenmandeln, Mundatmung, Schnarchen.
	2. **Anginen** D 6	**rezidivierend, eitrig.** Schwellung der regionären Lymphdrüsen. Im Wechsel mit Hep. sulf. D 12.
	3. Hypophysäre Fettsucht D 6	Im Wechsel mit Graphit D 6. Als Zwischengabe alle 4 Wochen 1 Gabe D 30.

Barium jodatum

Kinder mager, trotz guten Appetits.

Weniger fröstelig als Bar. carb.

Indikation	Drüsenschwellungen D 4—D 6	chronisch, hart.

Belladonna

Intelligente, sensible Kinder.

„Belladonna wirkt nie bei Idioten!" (HUFELAND).

Helle Komplexion, blühendes Aussehen.

Dicker Kopf und zierlicher Körper.

Weite Pupillen.

Schweiße im 1. Schlaf an der Stirn-Haar-Grenze.

Kopfschweiße beim Spielen.

Plötzliches Auftreten aller Symptome.

Schmerzen heftig, **blitzartig,** periodisch wiederkehrend.

Neigung zu Krämpfen.

Harn hell, reichlich, häufige Entleerungen.

V **durch Sinneseindrücke:** Geräusche, Licht, Berührung,
durch Kopftieflage,
durch Bewegung,
durch Sonnenbestrahlung,
durch kalte Luft.

B durch Ruhe,
durch Kopfhochlage.

Indikationen	1. **Akute, fieberhafte Infekte** D 12	Plötzlich auftretendes Fieber, zu Beginn Frostschauer, dann Röte und Hitze, **reichliche warme Schweiße** an Kopf und bedeckten Körperteilen, oder Kopf heiß, Extremitäten feucht-kalt, injizierte Konjunktiven, **weite Pupillen,** klopfende Karotiden, **trockene Schleimhäute, Neigung zu Delirien und Krämpfen.**
	2. Bronchitis D 12	Husten bellend, kurze, häufig wiederkehrende Attacken, Reizhusten.
	3. **Keuchhusten** D 6—D 12	mit Vorfühlen (Arnica), Gesicht rot, die geringste Bewegung löst einen Anfall aus. Hustenanfälle können mit Niesen endigen (Senega).
	4. **Angina tons.** D 6—D 12	**Rachen und Zäpfchen hellrot** (Phytolacca **dunkelrot), weicher Gaumen gesprenkelt,** keine eitrigen Beläge, Schleimhäute trocken.

5. **Otitis med. ac.** D 12	Plötzlicher Beginn, **heftige Schreitouren wechseln mit Zeiten relativen Wohlbefindens ab.** Im Wechsel mit Ferr. phos. D 12.
6. Scharlach D 12	Im Beginn das Mittel der Wahl. **Nach HAHNEMANN auch als Prophylaktikum (D 5).**
7. Nabelkoliken D 6	Bauch empfindlich gegen Berührung. B durch Rückwärtsbeugen (Bism. nitr., Dioscor., Mandrag.).
8. **Kopfschmerzen** D 12	**Hochroter Kopf, klopfende Karotiden,** Kopfschmerzen **nach Haarwaschen oder Haarschneiden.**
9. **Schlafstörungen** D 12—D 30	**Zusammenzucken im Schlaf,** Auffahren mit Schrei, Zähneknirschen, Kopfrollen.
10. Enuresis D 12	Urin hell, häufige, kleine Entleerungen, Inkontinenz auch am Tage.
11. Obstipation D 12	Roter, heißer Kopf.

Bismutum nitricum

Verdrießliche, ängstliche Kinder,

lassen die Hand der Mutter nicht los (Arsen, Gelsemium, Stramon.), **wollen nicht allein spielen.**

Schwächliche Kinder, Schlafbedürfnis auch am Tage.

Indikationen

1. Stomatitis D 8—D 12	**mit blutigem Speichelfluß.**
2. **Gastritis** D 4—D 6	Erbrechen sofort nach dem Essen, feste Speisen werden leichter behalten als flüssige (Arsen erbricht alles!), Magenschmerzen besser durch Hintenüberbeugen.
3. Durchfälle D 6	Stühle kopiös, wäßrig, stinkend, viel Bauchkollern.
4. Schlaflosigkeit D 6—D 12	Anklammern an die Mutter, schlaflos am Tage.

Borax

Magere Kinder, erdfarbenes Aussehen.

Ruhelos.

Angst bei Abwärtsbewegung, wenn man das Kind hinlegen will oder auf dem Arm schaukelt.

Hypersensibel gegen Geräusche.

Kinder schreien vor oder während des Urinlassens (kein pathologischer Urinbefund).

Urin stark riechend.

Indikationen	1. **Soor** D 4	Säuglinge trinken nur ein paar Schlucke und fangen dann wegen der Empfindlichkeit der Mundschleimhaut an zu schreien.
	2. **Stomatitis** D 4	**Stichförmige Blutungen,** Bläschen um den Mund, wunde Nasenlöcher.
	3. Diarrhöe D 4	Stühle stinkend, **Schleimabgang auch ohne Stuhl,** Unverträglichkeit von Äpfeln.
	4. **Schlafstörungen** D 4—D 6	Kinder schreien im Schlaf auf, suchen nach der Hand der Mutter (Arsen), ruhiger Schlaf erst nach 23 Uhr oder nach 4 Uhr.

Bromum

Indikationen	1. **Erkältlichkeit** D 6	**nach Schwitzen** (Calc. carb.).
	2. Laryngotracheitis D 6	plötzlich beginnend, Husten bellend, anstrengend, V im warmen Zimmer.
	3. **Asthma bronch.** D 10—D 12	Anfälle nach Erhitzung und folgender Abkühlung. V im warmen Zimmer. B **an der See** (Medorrh.).

Bryonia

Reizbare Kinder, möchten nicht gern gestört werden.

Dunkle Komplexion, gelblicher Teint, mager.

Trockene Schleimhäute (Bellad.).

Zunge weiß-gelb.

Lippen trocken-rissig.

Durst auf große Mengen in großen Abständen (Natr. mur.).

Fieber abends ansteigend bis morgens früh.

Im Fieber warme Schweiße des ganzen Körpers.

V durch Bewegung, Berührung und Wärme,
nachts.

B **durch breitflächigen Druck,**
durch kalte Umschläge und Getränke,
durch Schweiße.

Folgen von feuchter Kälte und von Ärger.

Indikationen

1. **Bronchitis** D 6 — Husten trocken, schmerzhaft, wenig Auswurf.
   V **beim Betreten eines warmen Zimmers,**
   durch Essen, was zu Erbrechen führt.
2. **Pneumonie** D 6 — **Erleichterung durch Liegen auf der kranken Seite.** Husten wie oben.
3. Masern D 6 — mit obigen Hustensymptomen.
4. Magenstörungen D 6 — ausgelöst durch Witterungsumschlag von kaltem zu warmem Wetter.
5. **Diarrhöe** D 6 — **nach Erkältung im Sommer,**
   nach kaltem Trinken.
   V morgens nach der 1. Bewegung.
6. **Obstipation** D 30 — Habituell. Typ beachten!
   Stuhl sehr dunkel, trocken.
   Kein Drang.

Bufo rana

Kind ist äußerst reizbar, beißt aus Wut.

Körperlich schwächlich.

Geistig minderbemittelt.

Geschlechtlich erregt.

Indikationen

1. Onanie D 12—D 30
2. Epilepsie D 6—D 30 — Vor dem Anfall Onanieren,
   unverständliches Reden.
   Pupillen weit (Arg. nitr., Bellad.).

Calcium arsenicosum

Indikation	Chronische Nierenentzündung. D 3	Im Wechsel mit Solidago D 1.

Calcium bromatum

Indikationen	1. Nervosität D 6	bei schlaffen, dicken Kindern.
	2. Schlaflosigkeit D 6	bei Zahnungsbeschwerden (Chamom.).

Calcium carbonicum

Phlegmatische, „brave" Kinder ohne eigene Initiative.

Verspätete Entwicklung, spätes Sprechen- und Laufenlernen.

Späte Zahnung.

Uninteressiert, deshalb geistig retardiert.

Nach CHARETTE 2 Typen:

1. Typ: **Dick,** schlaffes Gewebe.
Großer Kopf, große Fontanelle, **dicker Bauch.**
Gesicht kreidig, grobe Züge, dicke Oberlippe.
Weite Pupillen.

2. Typ: **Mager,** besonders der Hals (Natr. mur.).
Trotz Magerkeit ist der Bauch immer dick.
Zarte Haut, seidige Wimpern.
Dieser Typ **neigt zu Durchfall.**

Schweiße am behaarten Kopf, besonders am Hinterkopf (VOISIN: auch Nacken und Rücken).

Schweiße an den Extremitäten, die klebrig-kalt sind.

Schweiße beim Trinken, besonders im Gesicht.

Schweiße rötlich wie Fleischwasser, säuerlich riechend.

Wärmebedürftig, fröstelig.

Erkältungsneigung bei jedem Wetterwechsel und Luftzug (Brom.).

Erschöpfung bei geringer Anstrengung, nur scheinbar robust.

Appetitlosigkeit oder Gefräßigkeit.

Verlangen nach Eiern und Unverdaulichem.

Unverträglichkeit von Milch (besonders von Muttermilch), von Zucker (Arg. nitr.).

Abneigung gegen Milch.

Saures Aufstoßen, saures Erbrechen, saure Stühle (Magn. carb., Rheum).

Fühlt sich wohl trotz Verstopfung.

V durch Kälte und Feuchtigkeit,
durch körperliche und geistige Anstrengung.

Indikationen	1. **Rachitis** D 6—D 200	
	2. **Skrofulose** D 12	Chronische Lidrandentzündung (Tuberkul.). Chronischer Schnupfen mit wundem Naseneingang. Nasenpolypen (Sanguin., Thuja). Chronische Drüsenverhärtung (Calc. jod.).
	3. Bronchitis D 6	Husten trocken, V nachts ohne zu erwachen (Chamom., Psorin.).
	4. **Dyspepsie** D 6—D 12	**Saures Erbrechen,** **saurer Durchfall** (Magn. carb., Rheum), grünliche Stühle (Arg. nitr., Chamom.).
	5. Obstipation D 30	macht keine Beschwerden, Kind fühlt sich wohl dabei.
	6. **Fluor** D 6	Weißer, milchiger Ausfluß. Bewährt!
	7. **Ekzem** D 12—D 30	**Kreideartige, trockene Schuppung.**
	8. Urtikaria D 12	bei Milchallergie (Eigenblutnosode).
	9. Epidermolysis bull. hereditaria D 12—D 30	Nur bei ausgesprochenem Calcium-Typ.
	10. Schlafstörungen D 12—D 30	Erregende Träume, Zähneknirschen im Schlaf. Pavor nocturnus.
	11. **Epilepsie** D 12—D 200	**Vor allem Absencen.** Bewährt!

Calcium fluoricum

Magere Kinder.

Sichtbares Venennetz auf Schultern und Brust.

Schlaffes Gewebe, schlaffe Gelenke.

V durch Kälte.

B durch Wärme.

Indikationen	1. **Rachitische Knochendeformitäten** D 6	

	2. **Drüsen-schwellungen** D 6	steinhart und schmerzlos.
	3. Zahnkaries D 6—D 8	Zähne früh schwarz werdend.
	4. **Zahnfisteln** D 6	(Hekla Lava).
	5. Hämangiome D 8	(Acid. fluor., Rad. brom., Thuja).

Calcium hypophosphoricum

Indikationen	1. Pädatrophie D 3	mit Schwäche, Appetitlosigkeit, Durchfällen.
	2. **Versatile Idiotie** D 3	mit extremer Unruhe. Kopfschütteln.

Calcium jodatum

Magere Kinder, aber gute Esser.

Katarrhanfälligkeit bei Kälte.

Indikationen	1. Tonsillen-hypertrophie D 6	
	2. Drüsen-schwellungen D 6	**Resorptionsmittel bei harten, kleinen Drüsen,** besonders am Hals.
	3. Adenoide Vegetationen D 6	

Calcium phosphoricum

Asthenischer Körperbau, schnell gewachsen.

Bauch dick oder mager, aber immer schlaff.

Empfindlichkeit gegen Kälte und Nässe.

Kinder sind scheu, unentschlossen, kehren auf dem Schulweg wieder um, oder draufgängerisch in einer Mischung von Ängstlichkeit und Verwegenheit.

V **bei feucht-kalter Witterung,**
nach körperlichen und geistigen Anstrengungen.

Indikationen	1. **Rachitis** D 6—D 30	Spätes Sprechen- und Laufenlernen, verspätete Zahnung.
	2. **Inappetenz** D 6	Abneigung gegen Fett, **Verlangen nach rohem Speck** und Geräuchertem (Tuberkul. Marmorek), nach Pikantem, Verlangen nach Eiern (Calc. carb.).
	3. **Nabelkoliken** D 6	mit Inappetenz, Kopfschmerzen (Stirn), Tonsillenhypertrophie. Bewährt!
	4. **Kopfschmerzen** D 6	nach der Schule, besonders an der Stirn (Natr. mur.).
	5. Knochenschmerzen D 6	nachts in den langen Röhrenknochen (Acid. fluor., Asa foet., Aurum, Lues.).
	6. **Verzögerte Kallusbildung** D 3	(Symphitum).
	7. **Enuresis** D 30	Tiefer Schlaf vor Mitternacht. Kind ist schwer wach zu bekommen und läßt dann nur wenig Urin. Dosierung: alle 8 Tage 1 Gabe über längere Zeit.

Calendula

Indikationen	1. **Verletzungen** D 3	besonders **Rißwunden** (Arnica mehr stumpfe Verletzungen).
	2. **Restzustände nach Verletzungen** D 3	nervöse Erschöpfung, Überempfindlichkeit gegen Geräusche, Steifigkeit und Zerschlagenheit der Glieder (VOISIN).

Camphora

Indikationen	1. **Kollapsneigung** D 3	im Beginn von Krankheiten; Veratr. a. folgt, wenn kalter Schweiß ausbricht.
	2. **Brechdurchfall** D 3	**mit Kreislaufkollaps,** Zyanose, Kälte des Körpers (Veratr. a.), **spärlichen Stühlen** (anders Veratr. a.).

Cantharis

Indikationen	1. Tonsillitis ac. D 6	Kinder schreien nach dem 1. Schluck vor Schmerzen, heftiger Durst.
	2. Pleuritis exs. D 6	**wenn Oligurie vorliegt.**
	3. **Zystopyelitis** D 6	auch ohne Beschwerden beim Wasserlassen.
	4. Dysenterie D 6	akut, **heftiger Durst,** **Tenesmus bei der Stuhlentleerung.** V nach Nahrungsaufnahme, B durch Zusammenkrümmen.
	5. **Hautausschläge** D 6	**blasig,** juckend.

Capsicum

Phlegmatische, dicke Kinder, nur scheinbar robust.

Frostig trotz frischen Aussehens.

V **durch Kälte,** Luftzug, Essen.

B durch Bewegung.

Indikationen	1. **Mastoiditis** D 6	
	2. **Erkältungs-neigung** D 6	mit besonderer **Affinität zu den Ohren.**

Carbo animalis

Indikationen	1. Pädatrophie D 12	mit Reaktionsschwäche, Körper kalt, Aussehen zyanotisch, Drüsen dick und hart.
	2. **Gelenkschwäche** D 6—D 12	bei mageren, schwächlichen Kindern, knicken beim Gehen leicht um (Natr. carb., Silic., Causticum).

Carbo vegetabilis

Indikationen

1. **Intoxikation** D 30 — Totenblässe, **Körper eiskalt, Trommelbauch,** Fontanelle eingesunken, seltener Lidschlag, Bewegungsarmut, Stühle stinkend, blutig. Dosierung: 3 Gaben im Abstand von 15 Minuten.

2. **Durchfall** D 12 — subakut und chronisch, **nach** Milch und **fetten Speisen,** Abneigung gegen Fett (Pulsat.), **Beine kalt bis über die Knie.**

3. **Blähungskoliken** D 12 — schon beim Trinken auftretend. Aufstoßen erst längere Zeit nach dem Trinken, vorher Unruhe, blasses Aussehen (wenn Gesicht rot Bellad.). V beim Niederlegen.

4. **Laryngitis** D 6 — subakut und chronisch, **schmerzlose Heiserkeit.** V abends.

5. Keuchhusten D 12 — starke Erschöpfung, mangelnde Körperwärme, viel Blähungen.

Causticum

Körperliche und geistige **Schwäche.**

Fahle Blässe, **unterschattete Augen.**

Mager, aber aufgetriebener Bauch.

Haut trocken, heiß.

Unüberwindliche Schlafsucht nach dem Essen (Natr. mur.).

Unwillkürlicher Harnabgang bei Bewegungen.

Angst vor Dunkelheit (Stramon.).

Angst vor Alleinsein (Arsen).

V **durch trockene Kälte.** Das chronische Aconit!
3 Uhr morgens (Kal. carb.).

B **bei feuchtem Wetter,**
in Bettwärme.

Indikationen		
	1. **Tracheo-bronchitis** D 6	Husten hohl, schmerzhaft, kraftlos, unwillkürlicher Urinabgang beim Husten.
	2. **Laryngitis** D 6	Heiserkeit schlimmer morgens (Hep. sulf.).
	3. Poliomyelitis D 6—D 12	Lähmungen langsam einsetzend, rechte Seite bevorzugt.
	4. Chorea minor D 6—D 12	rechte Seite bevorzugt.
	5. **Gelenkschwäche** D 6	Distorsion vor allem **der Fußknöchel** (Carbo. an., Natr. sulf., Silic.).
	6. Enuresis D 6	im 1. Schlaf. B im Sommer.
	7. **Enkopresis** D 6	auch bei hartem Stuhl (Aloe), Entleerung im Stehen, Stuhl mit Schleim oder Blut überzogen.

Cepa allium

Indikationen		
	1. **Erkältungen** D 4—D 6	**bei naß-kaltem, windigem Wetter,** reichliche Sekrete, **Tränen milde,** Nase wund (anders Euphrasia). B im Freien.
	2. Durchfall D 4—D 6	**nach wasserhaltigen, sauren Speisen** (Salat), Blähungskoliken.

Chamomilla

Reizbare, verkehrte, **freche Kinder.**

Überempfindlich gegen Schmerzen, Kind schreit hemmungslos.

Krampft sich bei Schmerzen zusammen, täuscht Bauchkrämpfe vor.

Ruhelos, will herumgetragen werden.

Ruhige Kinder sind nie Chamomilla-Kinder!

Schweiße, heiß, bei Fieber am ganzen Körper, beim Trinken im Gesicht.

V **durch Wärme,** nachts.

B **durch Herumgetragenwerden** (meist nur für kurze Zeit).

Indikationen		
	1. Fieberhafte Infekte D 6—D 12	Rascher Wechsel von Frost und Hitze, Schlaf unruhig, von Schreitouren unterbrochen, Haut feucht und brennend heiß (Bellad.).

2. **Zahnungs-beschwerden** D 6—D 12	**eine Backe rot und heiß, die andere blaß und kalt.** Zahnfleisch rot und geschwollen, Zahnfleisch empfindlich gegen Berührung.
3. **Otitis med.** D 12	ausgelöst durch kalte Luft (Aconit.), **Schmerzen anfallsweise** auftretend. V nachts.
4. Bronchitis D 6	**zur Zeit der Zahnung,** ausgelöst durch psychische Erregung. V nachts, ohne zu erwachen (Calc. carb., Psorin.).
5. **Durchfall** D 6—D 12	**bei Zahnung.** **Stuhl schleimig-grünlich,** oder Stuhl wie gehackte Eier, **wundmachend.** Trommelbauch. Blähungen nach faulen Eiern riechend.
6. **Blähungskoliken** D 6—D 12	sofort nach Nahrungsaufnahme. **Gesicht knallrot, Kind schreit gellend, zieht die Beine an.**

Chelidonium

Dick-gelb belegte Zunge mit Zahneindrücken.

Urin braun mit gelblichem Satz.

V durch Berührung und Bewegung.

B durch Wärme, Heißtrinken.

Indikationen	1. Pneumonie D 3—D 6	Husten trocken, rasselnd, Gesicht dunkelrot. Bevorzugte Lokalisation: Rechter Unterlappen.
	2. **Icterus infect.** D 3—D 6	
	3. Durchfall D 3—D 6	mit gelben oder grauen Stühlen.

China

Hinfällig.

Blasses Gesicht, dunkle Augenringe.

Schweiße nachts und nach geringer Anstrengung.

Überempfindlich gegen Luftzug, Kälte, Geräusche, Berührung, Gerüche.

Periodizität der Beschwerden, jeden 2. Tag oder auch jeden Tag.

Blutungsneigung.

V **durch kalte Luft,** Berührung, Essen, nachts.

B durch Druck, Wärme, **frische Luft.**

Indikationen	1. **Kopfschmerzen** D 6—D 12	**bei Anämie,** Gesicht blaß (Bellad. rot), periodisch wiederkehrend.
	2. **Asthma bronch.** D 6—D 30	**mit Anämie, periodisch** alle paar Wochen auftretend.
	3. **Inappetenz** D 6—D 12	**bei Anämie** (Ferr. ars.).
	4. Gastritis D 6	mit verzögerter Magenentleerung. „Eine Mahlzeit treibt die andere heraus" (CHARETTE).
	5. **Durchfall**	**akut,** Entleerung nach dem Essen, viel Blähungsabgang. V nach Milch und Obst.
	6. **Hautausschläge** D 6	**nach erschöpfenden Krankheiten, grobblasig,** nicht juckend.
	7. Nasenbluten D 6	bei Anämie (Ferrum).
	8. Icterus inf. D 6	bei abklingenden Erscheinungen **als Rekonvaleszentenmittel.** Unüberwindliche Müdigkeit, Blähsucht, Anämie.

Chininum arsenicosum

Schwäche bei anämischen Kindern.

Viel Durst.

Ängstliche Unruhe.

Großes Wärmebedürfnis.

Indikationen	1. Rekonvaleszentenmittel D 4—D 6	
	2. **Asthma bronch.** D 4—D 6	**periodisch** auftretend.

Chlorum

Indikation	Chlorallergie D 6

Cicuta virosa

Indikationen	1. Hautausschläge D 8—D 12	Pusteln mit klebrigen Schorfen, bevorzugt Mund und Kopf.
	2. Epilepsie D 12—D 30	Vorher ängstlicher Schrei, Kinder klammern sich an die Mutter, Berührung oder Erschütterung lösen den Anfall aus (Strychn. phos.). **Krämpfe beginnen im Gesicht (VOISIN).** Krämpfe als Folge von Schreckeinwirkung (Acon., Cina, Ignat., Opium). V nachts.

Cina

Vielwillig.

Will nicht berührt oder angesehen werden (Antim. crud., Antim. tart.).

Dunkle Komplexion.

Weite Pupillen, **Augenringe.**

Farbwechsel (Ferr. ars., Ferr. phos.).

Bei rotem Gesicht blasses Mund-Nasen-Dreieck.

Indikationen	1. **Würmer** D 4	Zähneknirschen. Nasebohren. **Schielen.**
	2. Keuchhusten D 4	**Im Anfall tonischer Krampf** (Cuprum), keine Bewußtlosigkeit, Anfall endet mit Niesen (Senega), Anfall endet mit Schluckbewegungen. V durch die geringste Bewegung.
	3. Epilepsie D 12	Kind richtet sich nachts plötzlich auf, schreit laut, blickt starr und wird steif.
	4. Enuresis D 12	**bei Wurmkindern.** Inkontinenz auch am Tage, reichliche Harnmenge, Urin wird im Stehen trübe.

Cinnabaris

Indikationen	1. Stirnhöhlen- katarrh D 3	mit nächtlichen Schmerzen.
	2. Schnupfen D 3	dick-eitrig, kratzendes Gefühl im Rachen. Nächtliche Schweiße.

Cistus canadensis

Indikationen	1. Skrofulose D 6	mit großer Empfindlichkeit gegen Kälte.
	2. Pädatrophie D 6	mit morgendlichen Durchfällen.

Clematis erecta

Indikation	Hautausschläge	juckend, Neigung zu Eiterung, **bevorzugt Gesicht und Haargrenzen.** V durch Kaltwaschen, durch Bettwärme.

Cocculus

Erschöpfung in hohem Grade.

Unsicher, läßt alles fallen.

Muskelschwäche, Kopf kann nicht gehalten werden (Abrot., Calc. phos.).

Bänderschwäche, Knie knicken leicht ein.

Schwindel beim Aufsetzen, besonders morgens, mit Übelkeit.

Übelkeit beim Autofahren, auch im Kinderwagen auf holprigem Pflaster!

Abneigung gegen Essen, besonders morgens (Magn. carb.).

Starke Flatulenz mit Leibschmerzen.

Indikationen	1. **Erschöpfungs-zustand** D 6	besonders nach gestörter Nachtruhe.
	2. **Bandscheiben-prolaps** D 6	auch schon bei Kleinkindern, vor allem der Halswirbelsäule, Eingeschlafensein von Händen und Füßen, Ameisenlaufen,
	3. **Nausea** D 6	Schwindel mit Erbrechen (Petrol., Tabac.).

Coccus cacti

Indikation	**Keuchhusten** D 3—D 4	**Zäher, fadenziehender Schleim,** **saurer Urin** mit rötlichem Sediment. V frühmorgens **beim Erwachen,** durch Wärme, durch Bewegung und Anstrengung.

Coffea cruda

Redselig, aktiv, aber **auch reizbar.**

Folgen von Gemütserregungen, besonders von freudigen.

Indikation	**Schlaflosigkeit** D 30	in der 1. oder 2. Nachthälfte, **nachts munter wie am Tage,** Kind singt oder will spielen (Cypriped.). Dosierung: 1 Gabe an 3 aufeinanderfolgenden Tagen vor dem Schlafengehen.

Colocynthis

Indikationen	1. **Brechdurchfall** D 3—D 4	**mit starken Leibschmerzen,** Stuhl wäßrig-blutig, V nach der geringsten Nahrungsaufnahme, nach Kalttrinken, **durch Ärger.**
	2. **Nabelkoliken** D 3—D 4	mit Übelkeit und Brechreiz, Schmerzen kommen und gehen plötzlich (Bellad.) B **durch Druck und Zusammenkrümmen** (Bellad., Dioscor. und Mandrag. durch Überstrecken).

Corallium rubrum

Indikationen	1. **Keuchhusten**	Vor dem Anfall Luftschnappen, nach dem Anfall Erschöpfung, Nasenbluten (Arnica).
	2. **Retropharyngitis** D 3	Reizhusten durch Schleimstraße im Rachen, **ununterbrochene kleine Hustenstöße.**

Crotalus horridus

Indikationen	1. **Hämorrhag. Diathese** D 10—D 12	bei septischen Prozessen. **Zunge trocken, dick** (Apis), feuerrot (Pyrogen.).
	2. Gastroenteritis D 10—D 12	mit Hämatinerbrechen, schwärzliche, übelriechende Stühle.

Croton tiglium

Indikationen	1. **Durchfall** D 10—D 12	**Äußerste Erschöpfung,** Stuhl wäßrig-gelb, nicht fötide, gußweise Entleerung in großen Mengen. V durch die geringste Nahrungsaufnahme (Aloe, Arg. nitr., Arsen, China, Podophyll.).

	2. Ekzem D 10—D 12	Extrem starker Juckreiz, Überempfindlichkeit gegen Berührung. Bevorzugte Stellen Gesicht und Genitale (Skrotum).

Cuprum

Indikationen	1. **Krankheiten der Neugeborenen-periode** D 30—D 200	**Zyanose,** schnappende Atmung **Unruhe,** wetzt sich die Fersen durch, unaufhörliches Schreien, verschluckt sich häufig beim Saugen, Flüssigkeit läuft gurgelnd durch den Schlund oder kommt durch die Nase zurück. **Krämpfe,** tonisch-klonisch. **Stridor laryng. cong.** Singultus, schmerzhaft (Magn. phos.). **Pylorospasmus.** **Durchblutungsstörungen:** ein Arm oder ein Bein blau und kalt, schlimmer nach Baden.
	2. **Epilepsie** D 30—D 200	Vor allem **Zuckungen der Hände, die zu Fäusten geballt sind.**
	3. Masern D 30	Livides Exanthem, meningeale Reizerscheinungen.

Cuprum arsenicosum

Indikationen	1. **Ernährungs-störung** D 4	schwerster Art, **Intoxikationserscheinungen,** Zyanose, Krampfbereitschaft, eingeschlagene Daumen. Stuhl wäßrig-grün.
	2. Bronchitis D 4	Lange Hustenperioden wechseln mit langen hustenfreien Perioden ab.
	3. **Spastische Bronchitis** D 8—D 12	**mit Zyanose.**
	4. **Keuchhusten** D 4	heftige Anfälle mit großer Erschöpfung, starke **Zyanose** während des Anfalls, tonische, selten klonische **Krämpfe** bis zur Bewußtlosigkeit. V nachts.
	5. **Urämie** D 4	Ödeme, Krämpfe, Durchfall.

Cyclamen

Indikation	**Strabismus** D 12	Dosierung: täglich 1 Gabe über mehrere Monate.

Cypripedium

Indikation

Schlafstörung
D 3—D 6
Kinder sind nachts lebhaft und fidel wie am Tage (Coffea).

Digitalis

Indikation

Migräne
D 3—D 4

Dioscorea

Indikation

Nabelkoliken
D 6—D 12
B durch Überstrecken (Bellad., Bism. nitr., Mandrag.).

Dolichos pruriens

Indikation

Icterus inf.
D 3—D 4
mit **Hautjucken** und Verstopfung.

Drosera

Indikationen

1. **Reizhusten**
D 6
trocken mit Heiserkeit,
V beim Niederlegen,
von 24—1 Uhr,
nach Nahrungsaufnahme.

2. **Keuchhusten**
D 6—D 30
Häufige, schwere Anfälle,
Erbrechen von Speise und Schleim,
Blutungen aus Nase und Mund (Arnica),
keine Erschöpfung nach dem Anfall, Kinder spielen sofort weiter.
V **um Mitternacht bis 1 Uhr.**

3. Masern
D 6
mit oben beschriebenem Husten.

Dulcamara

Alle Erkrankungen werden ausgelöst durch naßkaltes Wetter,
besonders nach vorhergehendem warmem Wetter.
B durch Wärme.

Indikationen

1. **Neigung zu katarrhalischen Erkrankungen**
D 4
Frostigkeit, eiskalte Hände und Füße,
Nase verstopft,
im Beginn des Fiebers trocken-kalte Haut,
dann glühende Hitze.
Husten mit Heiserkeit,
V beim Übergang ins Kalte (Phos.).

2. **Asthma bronch.**
D 4
bei naßkaltem Wetter (Natr. sulf.).
Vorbeugend in D 15—D 30 alle 14 Tage.

3. **Diarrhöe**
D 4—D 6
mit heftigen Schmerzen um den Nabel,
Durchfall wechselnd mit Hauterscheinungen.

	4. **Urtikaria** D 6	**ausgelöst oder verschlimmert durch Kälte.**
	5. Pyurie D 4	**im Winter** rezidivierend, fortgesetzter Harndrang mit häufigen Entleerungen, auch ohne Beschwerden, wenn die V durch Kälte oder Nässe gegeben ist. Urin trübe, übelriechend.
	6. **Enuresis** D 4	**nach Durchnässung,** nach Sitzen auf kalten Steinen.
	7. Warzen D 4	auf dem Handrücken, breit, flach und weich.

Echinacea purpurea

Indikationen	1. **Abszesse** D 1—D 3	multipel, **Obstipation.**
	2. **Verbrennungen**	Echinacea ext. zu Umschlägen.
	3. Verletzungen D 1	verschmutzte Wunden.
	4. Obstipation D 1	bei eitrigem Hautausschlag.

Equisetum

Indikation	Enuresis D 3	bei frostigen, mageren Kindern, häufiger Harndrang, Einnässen im 1. Schlaf, Urin mit viel Satz.

Eupatorium perfoliatum

Indikation	**Grippale Infekte** D 4—D 6	mit heftigem **Durst,** **Erbrechen,** selbst von Wasser, **Fieber** periodisch, **morgens** höher als nachmittags, Fließschnupfen, Husten schmerzhaft, trocken, heiser.

Euphrasia

Indikationen	1. Konjunktivitis D 4	mit reichlichem **Tränenfluß, wundmachend.**
	2. Fließschnupfen D 4	**Sekret mild.**
	3. Bronchitis D 4	Husten lästig am Tage, nachts nicht störend.

Ferrum

Asthenische, **schwächliche Kinder.**

Nicht leistungsfähig, rasch ermüdet.

Empfindlich gegen Gemütserregungen.

Stimmung ängstlich, gedrückt.

Leicht erregbar.

Blasse, durchscheinende Haut.

Gesicht erscheint ödematös.

Rötewallungen des Gesichts.

Herzklopfen bei der geringsten Erregung.

Fröstelig, bei gerötetem Gesicht kalte Extremitäten.

Verlangen nach Butter (Mercur).

Abneigung gegen Fleisch und **Eier, Unverträglichkeit derselben.**

V nachts,
durch Waschen mit kaltem Wasser, das aber am Kopf angenehm empfunden wird.

Indikationen	1. Anämie D 6—D 12	**Rötewallungen** des Gesichts, kalte Extremitäten.
	2. **Kopfschmerzen** D 6—D 12	**mit rotem Gesicht,** **kalten Extremitäten,** klopfenden Gefäßen.
	3. **Nasenbluten** D 6	bei anämischen Kindern (China).
	4. Erbrechen D 6	gleich nach der Mahlzeit, oder nächtliches Erbrechen bei verzögerter Magenentleerung.
	5. Durchfall D 6	chronisch, schmerzlos, Stuhl unverdaut, Entleerung schon während der Nahrungsaufnahme. Wechsel von Durchfall und Verstopfung.
	6. **Enuresis** D 6—D 12	Anämie
	7. **Eisen-intoxikation** D 30	Zustände nach Überdosierung von eisenhaltigen Medikamenten.

Ferrum arsenicosum

Indikation	**Inappetenz** D 4	Schwächliche, blasse, unruhige Kinder. **Farbwechsel** des Gesichts.

Ferrum jodatum

Indikationen	1. Angina tons. D 4—D 6	chronisch, bei schwächlichen, unruhigen Kindern, mager trotz guten Appetits (Abrot., Jod., Sulfur).
	2. **Drüsenschwellungen** D 4—D 6	bei Ferrum-Typen, **hart.**

Ferrum phosphoricum

Indikationen	1. **Fieberhafte Infekte** D 12	Indikationen wie bei Belladonna, Gesicht kann aber blaß sein, oder Wechsel von Röte und Blässe, Schweiße künden die Besserung an (Aconit.).
	2. Zahnungsbeschwerden D 12	mit Fieber und Durchfall (Bellad., Chamom.).
	3. **Katarrhe der oberen Luftwege** D 12	Fließschnupfen mit viel Niesen, **schmerzhafter, heiserer Husten.** V nachts.
	4. **Otitis med.** D 12	**Akuter Beginn,** heftiges Schreien, hohes Fieber, Delirien, **Röte des betroffenen Ohres** (Sanguin.). V nachts.
	5. **Gastroenteritis** D 6—D 12	**mit Fieber,** saures Aufstoßen, **Stuhl** unverdaut **mit Blutstreifen,** wundmachend, nicht übelriechend, keine Blähungsbeschwerden.

Gelsemium

Kind möchte allein sein, ist trotzdem ängstlich.

Schwäche bis zur Lähmigkeit.

V **durch Aufregung,**
durch feucht-warmes Wetter,
durch Bewegung.

B durch frische Luft,
nach Urinlassen.

Indikationen	1. **Grippale Infekte** D 12	Beginn mit Frieren, dann **remittierendes Fieber mit Benommenheit,** Puls beschleunigt oder verlangsamt, Schmerzen in den Augen, Fließschnupfen, schmerzhafter Husten mit Heiserkeit.
	2. **Lähmungen** D 12	postdiphtherisch, bei Poliomyelitis.
	3. **Myokard-schädigung** D 12	nach Diphtherie, **langsamer Puls.**
	4. Strabismus D 12	(Cyclam., Phos.).
	5. Schreckfolgen D 12	Stimmlosigkeit, **Schlafstörungen (auch nach Erschöpfung). Durchfall vor Klassenarbeiten, Examen** (Arg. nitr.).
	6. **Kopfschmerzen** D 12—D 15	**migräneartig mit Sehstörungen.** B **nach reichlichem Urinabgang.**

Glonoinum

Indikationen	1. Sonnenstich D 4	**Hochrotes Gesicht** (Bellad.), Benommenheit, **Kopfschmerzen.**
	2. **Kommotio** D 3—D 4	Rotes Gesicht, Benommenheit, Kopfschmerzen (Arnica).

Graphites

Dick, gedunsen.

Blaß, sommersprossig.

Haut kühl und trocken, friert leicht.

Unmäßige Eßlust.

Durst auf kalte Getränke.

Geistig schwerfällig, ohne Initiative.

Stimmung traurig, ängstlich.

V durch Kälte.

B durch warmes Essen oder Trinken.

Indikationen	1. **Ekzem** D 12—D 30	**Honigartige Absonderungen, übelriechend.** Lokalisation: behaarter Kopf, Gesicht, hinter den Ohren, Genitale.

	2. Gneis D 12	Dicke Auflagerungen am behaarten Kopf, bei Entfernung der Krusten übler Geruch.
	3. **Blepharitis** D 12	mit Lichtscheu.
	4. Otitis med. D 12	mit eitrigem, stinkendem Ohrenfluß.
	5. **Obstipation** D 12	Stühle massig, knollig, stinkend, Schleimauflagerungen, kein Drang.
	6. Afterfissuren D 12	
	7. Narben D 6—D 12	Erweichung alter Narben (Impfnarben) oder Beseitigung einer entzündlichen Komponente.
	8. **Fettsucht** D 6—D 30	**hypophysär,** im Wechsel mit Bar. carb. oder Calc. carb.

Hedera helix

Indikationen	1. **Asthma bronch.** D 3—D 4	(MEZGER). V nachts, in Wärme, B abends, in frischer Luft.
	2. Bronchitis D 4	Husten mit obigen Modalitäten.

Helleborus niger

Indikationen	1. **Meningitis** und **Meningismus** D 12	**Benommenheit,** starre, weite Augen, **automatische Bewegungen** eines Armes oder eines Beines, **Kaubewegungen,** **Cri encéphalique** (Apis), **langsamer Puls,** Durst, Flüssigkeit läuft gurgelnd die Kehle hinab (Cuprum), spärlicher Urin mit dunklem Satz, häufiger Harndrang.
	2. **Krämpfe** D 12	mit nachfolgenden Lähmungen.
	3. **Hydrozephalus** D 12	akut und chronisch (Apis, Calc. carb., Sulfur).

Hepar sulfuris

Skrofulös, blasse, unreine Haut.

Schwellung der Oberlippe.

Speichelfluß.

Schweiße, besonders auf der Brust, vorwiegend nachts (Merc.).

Alle Ausscheidungen riechen wie alter Käse oder sind von saurem Gestank.

V **durch trockene Kälte** (Petrol., Psorin.).
durch Berührung.

B **durch Wärme,** durch feuchtwarme Witterung.

Indikationen	1. **Eitriger Hautausschlag** D 6	jeder Art, rezidivierend.
	2. **Angina follic.** D 6	**Stinkende Eiterpfröpfe, Drüsenschwellungen.**
	3. **Tonsillenhypertrophie** D 12	im Wechsel mit Bar. carb. D 6.
	4. **Bronchitis** D 6	Husten trocken, schmerzhaft, mit Luftnot (Phos.) und Schweißausbruch, oder lockerer Husten mit rasselnder Atmung (Antim. tart.).
	5. **Pseudokrupp** D 6	bei feuchter Haut. Im 1. Stadium Aconit. und Spongia, der Hepar-Krupp stellt sich meist erst **in den frühen Morgenstunden** ein.
	6. **Pleuraempyem** D 6	zur Ausheilung **im Wechsel mit Silicea** D 6.
	7. **Otitis med. pur.** D 6	Ohrenfluß äußerst stinkend (Silic., Sulf., Tellur).
	8. Durchfall D 6	Stühle sauer (Calc. carb., Magn. carb.), übelriechend.

Hyoscyamus niger

Hochgradige **Aktivität,** die sich bis zur **Aggressivität** steigert.

Nachfolgende Erschöpfung bis zur Schlafsucht.

Innere **Ruhelosigkeit.**

Kind kann sich nur kurze Zeit mit einem Spielzeug beschäftigen.

Läppisches Benehmen, unmotiviertes Lachen, dummes Schwätzen.

Eifersüchtig und mißtrauisch.

Sexuelle Übererregbarkeit, Onanie.

Indikationen	1. **Krampfhusten** D 3	stellt sich jedesmal **beim Niederlegen** ein, trocken, ermüdend. V durch Essen.
	2. Schlaflosigkeit D 12	mit ängstlichen Träumen und Aufschreien.
	3. Epilepsie D 15—D 30	Im Anfall rotes und gedunsenes Gesicht, Zuckungen besonders im Gesicht, nachher schnarchende Atmung, Krämpfe ausgelöst durch Schrecken.
	4. **Epileptiforme Krämpfe** D 15—D 30	bei und nach Enzephalopathien, **nachher wie betäubt.**

Hypericum perforatum

Indikationen	1. Folgen von Kommotio D 3	
	2. **Schnitt- und Stichverletzungen** D 1—D 3	(Arnica bei stumpfen Verletzungen, Calendula bei Rißwunden.)

Ignatia

Neuropathische Kinder, eifersüchtig.

Sensibel und eigenwillig.

Sehr **liebebedürftig.**

Stimmung veränderlich, Lachen und Weinen in schnellem Wechsel.

„Mama-Kind". Will nicht ins Bett trotz Müdigkeit.

Seufzen! Auch schon bei Kleinkindern.

Verlangen nach schwerverdaulichen Speisen, z. B. wollen Säuglinge Bratensauce!

Bei groben Speisen Würgreiz.

Schwerverdauliche Speisen werden besser vertragen als leichtverdauliche.

Schweiße beim Trinken.

Indikationen	1. **Ausbleiben** D 30	der Kinder **bei Zurechtweisung, durch Schrecken.** Bewährt! Dosierung: Alle 2 Tage 1 Gabe, im ganzen wenigstens 5mal.
	2. **Krampfbereitschaft** D 30	Charakterlich bedingte, krampfähnliche Zustände. Dosierung wie oben.
	3. Obstipation D 30	wenn Folge von Eifersucht oder Schrecken.

Ipecacuanha

Indikationen	1. **Dyspepsie** D 6	Übelkeit und **Brechwürgen** auch bei leerem Magen, Zuckungen um den Mund, nach dem Erbrechen besteht die Übelkeit weiter, **Zunge rein** oder wenig belegt, **Abneigung gegen jegliche Nahrungsaufnahme.** Stuhl schleimig, schaumig, grünlich, blutig.
	2. Bronchitis D 6	Pfeifen und grobblasiges Rasseln, Schleim sitzt fest, Husten bis zum Ersticken.
	3. **Asthma bronch.** D 1—D 3	**Ständige Übelkeit,** Verweigerung jeder Art von Nahrung, V bei feuchtwarmem Wetter.
	4. Bronchitis spast. D 6	mit viel Übelkeit, Brechwürgen bei reiner Zunge.
	5. **Keuchhusten** D 4—D 30	**mit Nasenbluten** (Arnica, Drosera), Inappetenz und Erbrechen.

Jalapa

Indikation	**Schlafstörung** D 30—D 200	Kinder sind tags brav und umgänglich, bringen nachts durch Schreien die Eltern zur Verzweiflung.

Jodum

Enorme Unruhe.

Dunkle Komplexion, gelbliche Haut.

Mager.

Bärenhunger, Kind bleibt trotzdem mager (Abrot., Silic., Sulf., Thyreoidin).

Verdrießlich bei leerem Magen.

Speichelfluß mit Fötor (Merc.).

Tachykardie.

Lymphozytose, fast immer nachweisbar.

V beginnt kurze Zeit nach dem Essen und steigert sich bis zur nächsten Mahlzeit, durch **Wärme.**

Indikationen	1. Skrofulose D 12	mit harten Drüsenschwellungen.
	2. **Pankreasinsuffizienz** D 12	akut, mit Durchfällen, Stühle hell, chronisch mit Obstipation, Stühle können dann auch dunkel sein.

Kalium arsenicosum

Indikation	**Ekzem** D 6—D 12	kleieartige Abschilferungen (Calc. carb.), stark juckend. V durch Wärme (anders Arsen, Psorin.).

Kalium bichromicum

Dicke, schlaffe Kinder.

Krankes Aussehen, tiefliegende Augen.
Zunge rot, trocken oder schmutzig belegt.
Haut trocken.
Keine Schmerzen oder Schmerzen auf einen Punkt begrenzt.

V durch Kälte, bei trockenem, kaltem Wetter,
nachts.

B durch Wärme.

Indikationen	1. **Stomatitis** D 6	Geschwüre wie ausgestanzt. **Speichelfluß zähsträhnig,** Fötor ex ore, Zunge rot, trocken (Merc. feucht).
	2. **Schnupfen** D 6	**chronisch, mit Beteiligung der Nebenhöhlen.** Sekret wundmachend, Nase verstopft durch Borkenbildung in den hinteren Nasenpartien (Teucr. m.).
	3. Pharyngitis D 6	Ödematöses Zäpfchen (Apis), **keine Schmerzen.** **Fötor.**
	4. Angina tons. **D 4—D 6**	**Pfröpfe oder membranöse Beläge mit Neigung zu Geschwürsbildung.** **Zähsträhniger Speichel.** **Keine Schmerzen.**
	5. Otitis med. perf. **D 6**	**Fadenziehendes, gelbliches Sekret. Geruchlos.**
	6. Bronchitis **D 6**	Husten hart, **zähsträhniges Sekret,** B in Bettwärme.
	7. Durchfall **D 6**	Stühle gallertartig oder schaumig-blutig, Zunge trocken, rissig, Schmerzen um den Nabel.

Kalium bromatum

Ruhelosigkeit der Hände, die immer etwas zu tun haben müssen.

Speichelfluß, Fötor.

Indikationen	1. **Schlafstörungen** D 6—D 12	Herumwerfen im Bett, **Zähneknirschen,** ängstliches Auffahren aus dem Schlaf mit Schreien, ohne bei Bewußtsein zu sein (Opium).
	2. Krämpfe D 12	bei Zahnung, Speichelfluß und Fötor.

Kalium carbonicum

Schwächlich und blaß.

Mager oder dick-gedunsen.

Geschwollene Oberlider.

Immer müde und frostig.

Schweiße bei geringer Anstrengung, nachts (Tuberkul.).

V **durch Kälte und Luftzug,**
in den frühen Morgenstunden.

B **in Bettwärme.**

Indikationen	1. **Katarrhe der oberen Luftwege** D 6	**bei jedem Luftzug erneut auftretend,** heftiger, trockener Husten. V **3—4 Uhr.**
	2. Pneumonie D 6	Bevorzugt rechter Unterlappen. Husten wie oben.
	3. Keuchhusten D 6	Gehäufte Anfälle, Erstickungsgefühl, Kälte und Luftzug lösen den Anfall aus.

Kalium chloratum

Indikationen	1. **Angina tons.** D 5	mit weiß-grauen Belägen, oft zu gleicher Zeit.
	2. Otitis med. D 6	**mit plastischen Ausschwitzungen des Trommelfells, Tubenkatarrh,** Schwerhörigkeit.

Kalium jodatum

Indikationen	1. **Bronchitis** D 4—D 6	**hartnäckig,** Haut heiß und trocken, Husten, V durch Wärme, von 2—5 Uhr, B in frischer Luft.
	2. **Broncho-pneumonie** D 4—D 6	**bei schleppendem Verlauf.** Hustenmodalitäten wie oben.

Kreosot

Indikationen	1. **Zahnkaries** D 4—D 6	**mit Gingivitis (Hekla Lava, Staphisagr.), Karies beginnt am Zahnhals, Zahnfleisch dunkelrot bis blau, blutend, Fötor.**
	2. Gastroenteritis D 4—D 6	**Erbrechen mehrere Stunden nach der Mahlzeit. Stühle** widerlich **stinkend,** wundmachend.

Lachesis

Geschwätzig (Stramon.), **eifersüchtig** (Ignat.).

Überempfindlichkeit gegen Berührung, leidet keine Bedeckung.

Neigung zu Hämorrhoiden (schon bei Säuglingen).

V **durch Schlaf,**
durch Berührung,
durch Wärme.

B durch eintretende Sekretion.

Indikationen	1. **Infektionskrankheiten** D 12	**mit Hämorrhagien,** septischer Verlauf.
	2. Werlhoffsche Erkrankung D 12	(Phos.)
	3. **Stomatitis** D 12—D 15	Schleimhaut trocken, dunkelrot, schwammig, leicht blutend, **äußerst empfindlich,** Nahrungsaufnahme deshalb sehr erschwert.
	4. **Otitis med.** D 12—D 15	**mit Erbrechen, Berührungsempfindlichkeit des Bauches.**
		links stärker oder von links nach rechts gehend. Schleimhäute livide. Tonsillen dunkelrot, membranös oder phlegmonös. Erdbeerzunge, trocken. **V durch Berührung, auch des äußeren Halses.** B durch Kalttrinken.

Laurocerasus

Indikation	Angeborene Vitien	mit Zyanose, die sich durch Aufsetzen verschlimmert. **Morbus caeruleus.**

Luesinum

Mageres, altes Aussehen.

Schwer erziehbar, intolerant gegen Widerspruch.

Nervös.

Schlechte Schulleistungen wegen Unkonzentriertheit.

Kein Verhältnis zu Zahlen.

Gedächtnisschwäche für Eigennamen.

V **nachts.**

Indikationen	1. Als Zwischenmittel bei obigen Symptomen D 12—D 18	
	2. **Knochenschmerzen** D 18	in den langen Röhrenknochen, **schlimmer nachts.**
	3. Otitis med. D 18	Schmerzen treten nur nachts auf.

Luffa operculata

Indikation	Schnupfen D 6—D 12	bei verstopfter Nase D 6, bei fließender Nase D 12.

Lycopodium

Altes Aussehen, faltiges Gesicht, oder
wohlgebildeter Kopf bei kümmerlichem Körper.

Immer **intelligent** (Bellad.).

Stimmung unleidlich, verträgt keinen Widerspruch.

Rechter Fuß kalt, linker warm (auch schon bei Säuglingen).

Gierig nach der Flasche, aber müde nach wenigen Schlucken.

Nasenflügeln bei fieberhaften Erkrankungen (nicht nur bei Pneumonie).

Urin mit rötlichem Satz, übelriechend.

V durch Wärme,
von 16—20 Uhr.

Indikationen	1. **Angina tons.** D 6—D 12	**rechts** oder von rechts nach links gehend (anders Lachesis).
	2. Pneumonie D 6—D 12	rechtsseitig, starkes Nasenflügeln, trockener Husten. V durch Kalttrinken, im warmen Zimmer.
	3. **Blähungsdyspepsie** D 12	Quälendes Aufstoßen, Blähungsabgang bringt nur kurzdauernde Besserung. V in den Nachmittagsstunden.

	4. Obstipation D 12	Harte, trockene Stühle, Schmerzen vor der Entleerung, After**krampf.**

Magnesium carbonicum

Kinder sind ängstlich, abweisend, wütend.

Immer frierend und müde.

„Das ganze Kind riecht sauer“: saures Erbrechen, saure Stühle, saure Schweiße.

Abneigung gegen Milch, Fleisch. Vorliebe für trockenes Brot u. Süßes.

Unverträglichkeit von Milch.

Indikationen	1. **Angina tons.** D 4—D 6	chronisch, **weiße, kugelrunde Eiterpfröpfe,** die sich beim Husten oder Niesen lösen.
	2. **Erbrechen** D 4	**sauer, bei Brustkindern,** Kind krümmt sich bei den Mahlzeiten. Mutter und Kind nehmen 15 Minuten vor der Mahlzeit 1 Messerspitze Pulver in 1 Teelöffel warmen Wassers.
	3. **Durchfall** D 4	**sauer** riechend, grünlich-schleimig, wie Froschlaich.
	4. **Blähungskoliken** D 6	**der Brustkinder,** wütendes Schreien, Beine krampfhaft an den Bauch gezogen (Chamom.), starke Schweiße (Chamom.).

Magnesium muriaticum

Indikation	**Obstipation** D 4	**bei Brustkindern,** Stühle hell, bröckelig.

Magnesium phosphoricum

Indikationen	1. Blähungskoliken D 4	B durch Wärme.
	2. Nabelkoliken D 4	plötzlich kommend und gehend (Bellad., Chamom., Colocynth.). B durch Wärme und Zusammenkrümmen.
	3. **Singultus** D 4	**der Säuglinge.**

Mandragora

Indikation	**Nabelkoliken** D 6	(MEZGER) V **in den frühen Morgenstunden,** B **durch Rückwärtsbeugen,** durch Wärme und Ruhe.

Medorrhinum

Geistig zurückgebliebene Kinder.
Konzentrationsunfähig, schlechtes Gedächtnis.
Reizbar, überempfindlich.
Schlaf in Knie-Ellbogen-Lage oder in Rückenlage mit angezogenen Beinen.
Brennen der Fußsohlen, die aus dem Bett gestreckt werden (Sanguin., Sulf.).
V **tags** (Luesinum nachts).
B nachts, in Bauchlage,
am Meer.

Indikationen	1. **Wundsein** D 18	der Säuglinge, diffuse Röte um Genitale und After, Rötung der Penisspitze.
	2. **Asthma bronch.** D 18	B in Bauch- oder Knie-Ellbogen-Lage, **am Meer.**
	3. Kopfschmerzen D 18	die nur tags auftreten.
	4. **Enuresis** D 18	Urin dunkel, enorme Mengen, B **während Seeaufenthalts.**

Mephitis putorius

Indikation	**Keuchhusten** D 6	**heftigste Anfälle,** Kind erstickt fast, kein oder wenig Auswurf, **Schreien nach dem Anfall.** V nachts und beim Niederlegen, B durch Kälte und kalte Waschungen.

Mercurius cyanatus

Indikation	Angina tons. D 4—D 6	**Schwere, eitrige Formen,** auch diphtherische, **zusammenhängende Beläge,** **starke Drüsenschwellungen,** **Fötor ex ore.** Es gibt eine 2. Form: Geringe lokale Entzündung, aber bedrohlicher Allgemeinzustand.

Mercurius dulcis

Indikation	**Ikterus inf.** D 3	Gut genährte Kinder, Allgemeinbefinden wenig gestört, breite, belegte, feuchte Zunge, Fötor ex ore, Durst, Nachtschweiße, Leber druckempfindlich. Alle Symptome sind wenig ausgeprägt.

Mercurius solubilis

Unzufriedene, unruhige, „quecksilbrige" **Kinder.**
Schwächliche Konstitution, mager oder dick-schlaff.
Fröstelig.
Haut blaß, schmuddelig.
Schweiße reichlich, übelriechend, besonders nachts.
Fötor ex ore und allgemein übler Körpergeruch (Psorin., Sulf.).
Zunge weißlich belegt, breit, **feucht.**
Durst.
Verlangen nach Butter (Ferrum).
V **nachts,** durch Bettwärme,
durch Temperaturextreme.

Indikationen	1. **Katarrhneigung** D 12	**bei extremer Kälte oder Hitze, Schnupfen mit dick-roter Nase,** wundmachendes Sekret, Husten trocken, V nachts, mit Schweißen.
	2. **Stomatitis** D 6	Zahnfleisch schwammig-blutig, **stinkender Speichelfluß, Zunge breit, belegt, feucht, starke regionäre Drüsenschwellung.** Gleichzeitiger Darmkatarrh verstärkt die Anzeige für Mercur.
	3. Zahnkaries D 6	Zahnfleisch weicht zurück, Fötor ex ore.
	4. **Otitis med. pur.** D 6—D 30	Stinkende, eitrig-blutige Absonderungen (Hep. sulf., Tellur).
	5. **Diphtherie** D 6	**und unspezifische Halsentzündungen** mit den entsprechenden Allgemeinsymptomen.
	6. **Diarrhöe** D 6	**Stühle schleimig,** schaumig, wundmachend, **häufiger Drang,** Tenesmus fehlt beim Kleinkind.
	7. **Enzephalitis** D 30—D 200	**und Meningitis,** als unterstützende Behandlung bei der akuten Form. Wichtiger sind die Folgezustände: Erregung oder Apathie, Hinfälligkeit, Schlafumkehr oder Schlaflosigkeit, Haarausfall.
	8. **Quecksilbervergiftung** D 30—D 200	nach Behandlung mit quecksilberhaltigen Medikamenten (Wurmmittel, Präzipitatsalbe.).
	9. **Feersche Erkrankung** D 30—D 200	

Natrium carbonicum

Schwächliche Kinder.

Müde, besonders nach dem Essen.

Körperlich und geistig träge.

Kälteempfindlich, aber erschöpft durch Wärme.

V durch Kälte und Hitze.

Indikationen	1. Schnupfen D 6	chronisch, Schleim geht durch den Rachen ab, verursacht Reizhusten. V beim Erwachen.
	2. Bronchitis D 6	Husten beim Eintritt in ein warmes Zimmer (Bryon.), aber auch V durch Kälte.
	3. **Diarrhöe** D 6	V durch Milchgenuß (Magn. carb.), Gemüse.
	4. Gelenkschwäche D 6	Kinder knicken schon beim Laufenlernen leicht um (Carbo an., Caust., Silic.).

Natrium muriaticum

Kümmerlinge (Lycopodium).

Stimmung ablehnend, Kinder wollen nicht, daß man sich mit ihnen beschäftigt.

Ärgerlich, wenn die Mutter über ihren Zustand berichtet.

Wütend, wenn man ihnen gut zuredet.

Grundstimmung traurig, Tränen locker.

Ehrgeizig, leisten mehr, als sie eigentlich können.

Müde, **leicht erschöpft.**

Blasse Haut und Schleimhäute mit und ohne Anämie.

Abmagerung trotz guten Appetits, **besonders am Hals** (Abrot. Extremitäten).

Rhagaden an Lippen und Nasenlöchern.

Frostig, vertragen aber keine Sonne.

Durst auf große Mengen, Zunge trocken (Bryon.).

Verlangen nach Salz und Pikantem.

Kaufaul, würgen bei groben Speisen.

Schweiße im Gesicht bei Nahrungsaufnahme.

Niesen morgens nach dem Erwachen, ohne erkältet zu sein.

V **vormittags,**
durch Sonnenbestrahlung.

B bei warmem, trockenem Wetter,
in frischer Luft,
abends.

Indikationen	1. **Skrofulose** D 12—D 30	Lidrandentzündung, Rhagaden, **Schnupfen, Nase nachts verstopft, tags frei,** kleine, harte Drüsen am Hals und in den Leisten.
	2. Bronchitis D 6—D 12	Husten trocken, **unwillkürlicher Urinabgang** (Caust.).
	3. **Obstipation** D 12—D 30	Stühle trocken (Lycopod., Bryon., Magn. mur.). Bei Säuglingen hilft mitunter 1 Messerspitze Salz in die Flasche.
	4. **Kopfschmerzen** D 12	**der Schulkinder** (Calc. phos.), vor allem in der Stirngegend.
	5. **Ekzem** D 12—D 30	**an der Haargrenze,** an Grenze von Haut zu Schleimhaut, in den Gelenkbeugen.

Natrium nitricum

Indikationen	1. **Nasenbluten** D 3	**bei Kindern das Mittel der Wahl.**
	2. Hämoglobinurie D 3	nach kalten Füßen (Phos.).
	3. **Grippale Infekte** D 3	**mit Nasenbluten** und Hämoglobinurie.

Natrium phosphoricum

Indikationen	1. **Gastroenteritis** D 6—D 8	**Zunge an der Basis belegt,** gelb oder weiß, saures Erbrechen, saure Stühle, saure Schweiße, viel Blähungen.
	2. Blähungskoliken D 6—D 8	Zunge hinten belegt.

Natrium sulfuricum

Überaus frostig, selbst im Bett.

Immer Beteiligung der Leber.

V **durch Feuchtigkeit** (Wohnung, Wetter),
durch Wetterwechsel,
an der See.

B bei trockenem, warmem Wetter.

Indikationen

1.	Schnupfen D 4	der Säuglinge, grün-gelbes Sekret (Sambuc., Nase trocken).
2.	Bronchitis D 4	Husten locker, aber trotzdem schmerzhaft (Bryonia fest und schmerzhaft).
3.	**Asthma bronch.** D 4	V **bei Nebel,** in feuchter Wohnung, an der See.
4.	**Diarrhöe** D 4	Entleerung morgens nach den ersten Bewegungen oder nach dem Frühstück, Stühle wäßrig mit harten Kotknöllchen, Stühle spritzend unter Abgang von viel Blähungen. Kollern im Bauch. Zunge braun oder an der Basis grün-gelb.
5.	Hautausschläge **D 4**	**die in jedem Frühjahr wiederkehren.**

Nux vomica

Magere, dürre Kinder von dunkler Komplexion.

Schwierige Charaktere, zänkisch, zerstörungswütig.

Häufiger, vergeblicher Stuhldrang.

V nach Mitternacht und in den frühen Morgenstunden.

B durch Ruhe.

Indikationen

1.	Schnupfen D 6	tags fließend, nachts trocken (Natr. mur.), V im warmen Zimmer.
2.	**Gastritis** D 6	akut. **Übelkeit und Erbrechen nach Überessen,** Verlangen nach Saurem und Obst, das nicht vertragen wird.
3.	**Obstipation** D 6—D 12	**Vergeblicher Drang** (Bryonia ohne Drang), ungenügende Entleerung, Stuhl kleinkugelig, hart, dunkel.
4.	**Leistenhernie** D 8	**schmerzhaft.**
5.	Schlafstörungen D 12—D 30	**Wach von 2—5 Uhr,** Kind ist munter (Coffea), morgens müde und verdrießlich.
6.	Intoxikation D 30	durch allopathische Medikamente

Opium

Indikationen	1. **Schreckfolgen** D 30	Erbrechen, Diarrhöe, Obstipation, **Schlafstörungen:** ängstliches Aufschreien ohne zu erwachen.
	2. Obstipation D 30	atonisch, kein Drang.

Paris quadrifolia

Indikation	**Heiserkeit** D 4	akut und chronisch, **periodisch** wiederkehrend, **schmerzlos.**

Petroleum

Indikationen	1. **Ekzem** D 4—D 6	**in jedem Winter wiederkehrend** (Psorin.), **Rhagaden** an den Händen, besonders Fingerspitzen, dick-klebrige Absonderungen (Graph.), Neigung zu Eiterungen. B **im Sommer.**
	2. **Frostschäden** D 4—D 6	(Abrot., Agar. musc.).
	3. **Nausea** D 4—D 6	Erbrechen beim Autofahren (Coccul.), beim Fahren im Kinderwagen über holpriges Pflaster.

Petroselinum

Indikation	Reizblase D 6	plötzlicher, **heftiger Harndrang,** Kinder sind unruhig, **schreien vor Blasenschmerzen,** können den Urin nicht halten.

Phosphorus

Helle Komplexion, **hochgeschossen, schwächlich.**

Nach vorn gebeugte Haltung.

Schmales Gesicht, seidiges, rötliches Haar, **glänzende Augen.**

Neigung zu Blutungen. „Phosphor muß bluten!" (NASH).

Hitze und Brennen der Hände bei kalten Füßen.

Intelligent, aber durch geistige Arbeit schnell erschöpft, oder geistig zurückgeblieben, konzentrationsschwach.

Ängstlich-nervös, will nicht allein sein.

V **bei geistiger Anstrengung,**
vor einem Gewitter.

B nach Schlaf.

Indikationen

1.	Rachitis D 6—D 12	weniger im Säuglingsalter, mehr im 2.—4. Lebensjahr und bei Spätrachitis.
2.	**Laryngo-Tracheo-Bronchitis** D 6	**Heiserkeit, abends schlimmer** (Carbo veg.), V auch nach Sprechen. **Husten bellend,** ermüdend, schmerzhaft, V **beim Übergang ins Kalte** (anders Bryon.), V durch Kälte, Essen, Schreien. Entzündungen beginnen im Rachen und steigen in Luftröhre und Bronchien hinab (Sticta p. beginnt mit Schnupfen!).
3.	**Pneumonie** D 6—D 12	Husten wie oben. Rotes Gesicht mit blassem Mund-Nasen-Dreieck, **warme Schweiße in den frühen Morgenstunden,** **Delirien** bis zu Krämpfen (Acid. phos.), B in frischer Luft, nach Schlaf. Bevorzugter Sitz: rechter Unterlappen.
4.	**Ikterus infect.** D 6	bei entsprechender Konstitution.
5.	Inappetenz D 6—D 12	Kind ißt mittags schlecht (Magn. carb. morgens).
6.	**Hämorrhagische Diathesen** D 12	Werlhoff, Schönlein-Henoch. **Bewährt!** Nasenbluten, rezidivierend. Als Prophylaxe D 18, 10tägig 1 Gabe.
7.	Kopfschmerzen D 12	nach der Schule (Calc. phos., Natr. mur.), bei schnell wachsenden Kindern.
8.	**Kurzsichtigkeit** D 12	in der Wachstumsperiode.
9.	Strabismus D 12	täglich 1 Gabe über mehrere Monate (Cyclam.).
10.	**Albuminurie** D 6—D 12	
11.	**Onanie** D 12	bei Säuglingen und Kleinkindern. Bewährt!

	12. **Schlafstörung** **D 12**	**Spätes Einschlafen und zu frühes Erwachen,** Verlangen nach Licht beim Einschlafen (Stramon.), blasse Gesichtsfarbe im Schlaf, Schaukeln in Knie-Ellbogen-Lage.

Phytolacca decandra

Indikationen	1. Grippale Infekte D 4—D 6	Heißer Kopf, kalte Extremitäten, große Schwäche, trotzdem unruhig (Arsen).
	2. **Angina tons.** D 4—D 6	Rachen dunkelrot, Eiterstippchen, die allmählich zusammenfließen, **Schmerzen, die gegen die Ohren ausstrahlen** (Kal. chlorat.).
	3. Rheumatische Beschwerden **D 4—D 6**	nach Angina tons. (Rhus t.).

Pix liquida

Indikation	**Ekzem** D 3—D 8	mit starkem Juckreiz, Kratzen bis zum Bluten, **Risse an den Fingern** (Petrol.).

Platinum

Indikation	**Überheblichkeit** D 12—D 30	Schwer erträglich. Kontaktschwäche. Weiß alles besser und muß es auch anbringen. Im Grunde ängstlicher Natur.

Plumbum

Abnorme Magerkeit, Inappetenz.

Frostigkeit.

Trockenheit der Haut.

Lockere Zähne, blau-graue Linie längs des Zahnhalses.

Geistig unkonzentriert, schlechte Schulleistungen.

Indikationen	1. **Obstipation** D 6—D 12	Stuhl kleinkalibrig, Kinder schreien vor der Entleerung.
	2. **Nabelkoliken.** D 6—D 12	B durch Zusammenkrümmen. (Colocynthis).
	3. **Bleiintoxikation** D 30	in Großstädten, in Ballungsgebieten, mit obigen Allgemeinsymptomen.

Podophyllum peltatum

Indikationen	1. Zahnungsbeschwerden D 4	Beide Backen rot (Chamom. nur eine!), Hirnreizung, Trismus.
	2. Diarrhöe D 4	zur Zeit der Zahnung, Stuhl gelb-schleimig (Chamom. grün-schleimig), übelriechend, Entleerungen spritzend, schmerzhaft

Psorinum

Immer schmutzig (Sulf.).

Übler, **stechender Körpergeruch** trotz Waschens (Sulf.).

Widerlicher Geruch aller Ausscheidungen.

Haut trocken, aber Schweiße bei geringer Anstrengung.

Empfindlichkeit gegen kalte Luft (Hep. sulf., Silic.).

Empfindlichkeit gegen Wetterwechsel (Mercur., Natr. sulf.).

V **im Winter, durch Kälte.** Kann nicht warm genug angezogen sein!

B **im Sommer,** durch Wärme.

Indikationen	1. **Ekzem** D 15	tritt jeden Winter auf, verschwindet im Sommer, außerordentlich starker Juckreiz, V **in Bettwärme und durch Waschen** (Sulf.).
	2. **Otitis med.** D 12—D 15	**Überaus stinkender Ohrenfluß** (Hep. sulf., Sulf., Tellur.).
	3. Katarrhe der oberen Luftwege D 12	treten jeden Winter oder bei Kälte auf.
	4. Asthma bronch. D 12	jeden Winter wiederkehrend.
	5. Durchfall D 12	chronisch bei Pädatrophie.
	6. **Reaktionsmittel** D 15—D 30	wenn das gut gewählte Arzneimittel nicht anschlägt (Psorin. in chronischen, Sulfur in akuten Fällen).

Pulsatilla

Verweichlichte Kinder.

Weinerlich, **das „tränenreichste Mittel“**, nachgiebig.

Läßt sich gern und leicht trösten, tröstet auch gern andere.

Hängt immer am Schürzenzipfel der Mutter!

Runde Formen, Gesicht blaß oder rosig mit blauen Äderchen.

Extremitäten blau-kalt (Carbo v.).

Muskulatur schlaff.

Ständiges Frösteln, trotzdem **Verlangen nach frischer Luft.**

Abneigung gegen fette Speisen.

Unverträglichkeit von Fett (Carbo v.), **Backwerk** und Obst (China).

Nie Verstopfung!

Alle Symptome ändern sich ständig: Stimmung, Schmerzen, Stühle.

Alle Sekrete mild, nicht wundmachend.

Schweiße während des Schlafes, einseitige Schweiße links.

V **im warmen Zimmer,**
durch Ruhe,
durch fette Speisen.

B **in frischer Luft,**
durch kalte Anwendungen,
durch Bewegung.

Indikationen	1. **Erkältungsneigung** D 6—D 12	Empfindlichkeit gegen nasse Füße, Konjunktivitis, Schnupfen, **Sekret mild,** Husten die ganze Nacht hindurch, trocken, B durch Aufsetzen (Silic.).
	2. **Otitis med. ac.** D 6—D 12	besonders, wenn sie **im Anschluß an Masern** auftritt.
	3. **Otitis med. chron.** D 12	**dick-gelber Eiter, nicht übelriechend und nicht wundmachend.**
	4. Gastroenteritis D 6	**nach Genuß von fetten Speisen und Backwerk.** **Zunge schmutzig-weiß,** trocken, kein Durst, Fötor ex ore morgens. **Stuhl wechselnd in Farbe und Konsistenz.**
	5. Urininkontinenz D 12—D 30	tags und nachts, plötzlicher, unwiderstehlicher Drang (Petrosel.), vermehrter Drang im Liegen.
	6. **Masern** D 6—D 30	mit den entsprechenden Allgemeinsymptomen. Folgen von Masern jeder Art (Morbillin).

Pyrogenium

Indikation	**Fieberhafte Infekte** D 15—D 30	Beginn mit Frostgefühl, hohe Temperaturen, meist Continua,

Mißverhältnis zwischen Fieberhöhe und Puls,
also hohe Temperaturen und Bradykardie oder niedrige Temperaturen und Tachykardie,
Zunge feuerrot, glänzend, trocken, seltener brauner Mittelstreifen oder an der Basis belegt,
Durst auf kleine Mengen (Arsen),
übler Geruch des ganzen Körpers (Psorin., Sulf.),
Unruhe und Angst (Arsen).

Rheum

Brummige Kinder, wissen nicht, was sie wollen.

Der ganze Körper und die Ausscheidungen riechen sauer (Calc. carb., Magn. carb.).

Schweiße am behaarten Kopf, um Mund und Nase.

Indikation	**Diarrhöe** D 4—D 6	**Stühle sauer,** schaumig, mehr breiig als flüssig, Kinder schreien vor der Stuhlentleerung. Diese Art von Diarrhöen tritt auf: **im Sommer,** Zeit der Zahnung, nach Genuß von unreifem Obst.

Rhus toxicodendron

Alle Erkrankungen, die als Folge feuchter Kälte oder nach Durchnässung auftreten.

Indikationen	1. **Fieberhafte Infekte** D 6	**Herpes labialis,** Zunge trocken, Spitze rot, **Unruhe,** wirft sich im Bett hin und her, **keine Angst** (anders Aconit. und Arsen).
	2. **Durchfall** D 6	**vor allem im Sommer** (Bryon., Dulcam., Rheum), Stühle ruhrartig, stinkend, Tenesmus vor und nach dem Stuhl.
	3. Muskelkater D 6	nach Turnen, V in der Ruhe, B nach Bewegung (anders Arnica).

Robinia pseudacacia

Indikation	**Diarrhöe** D 6	scharfer Körpergeruch, Unverträglichkeit von Fett (Carbo veg., Pulsat.).

Rumex crispus

Alles wird **verschlimmert durch kalte Luft,** Bloßliegen (Hep. sulf., Merc.).

Alles wird gebessert durch Wärme.

Indikationen	1. **Reizhusten** D 3—D 4	ausgelöst durch **Schleimstraße im Retronasalraum** (Corall. r.).
	2. Laryngotracheitis D 4	Husten trocken, fast pausenlos (Cuprum in Anfällen). V bei Temperaturwechsel zum Kalten (Hep. sulf., Phos.).
	3. Diarrhöe D 4—D 6	wenn sie mit obigem Husten auftritt. V in den ersten Morgenstunden (Aloe, Podophyll., Sulf.). Viel Blähsucht.

Ruta graveolens

Indikationen	1. **Kopfschmerzen** D 4—D 6	nach Schularbeiten (Calc. phos., Natr. mur.). **Röte und Brennen der Augen.**
	2. Analprolaps D 4—D 6	Schmerzen bei der Defäkation.

Sambucus nigra

Indikationen	1. Schnupfen D 1—D 3	**trocken,** **Säugling fährt aus dem Schlaf hoch und ringt nach Luft,** Kind kann wegen behinderter Nasenatmung schlecht trinken, muß immer wieder unterbrechen, um Luft zu holen.
	2. **Schweiße** D 1—D 3	**nach Infektionskrankheiten.**

Sanguinaria canadensis

Umschriebene Röte der Backen.

Brennen an Händen und Füßen in der Nacht (Medorrh., Sulf.).

Trockenheit der Schleimhäute.

Indikationen	1. Pneumonie D 6	erhebliche Dyspnoe, erschöpfender Husten, große Schwäche, viel Durst. Bevorzugte Seite: rechts.
	2. **Otitis med.** D 6	**Röte der Ohrmuschel der betroffenen Seite** (Ferr. phos.).

Sanicula

Indikationen	1. **Abmagerung** D 6—D 12	**trotz guten Appetits** (Abrot., Jod., Sulf.), **schlechte Laune,** zänkisch, weinerlich.
	2. Diarrhöe D 6	Stuhl unterschiedlich in der Farbe.
	3. Obstipation D 6	atonisch.

Sarsaparilla

Trockene, faltige Haut, infolgedessen altes Aussehen.

Abmagerung besonders am Hals (Natr. mur.).

Indikationen	1. **Hautausschläge** D 6	mehr trocken, juckend, Haarausfall. **Bevorzugte Lokalisation: Kopf** V durch Waschen und durch Wärme.
	2. Zystitis D 6	Schreien beim Wasserlassen (Canthar.), weißer Harnsand in den Windeln.

Secale cornutum

Mageres, elendes Aussehen.

Glieder blaß, kalt, runzelig.

Kälte des ganzen Körpers, trotzdem ist das Kind **ruhiger außerhalb des Bettes,** weil es Wärme nicht gut vertragen kann.

Indikationen	1. **Dysenterie** D 6	im **Kollapsstadium,** grün-schleimiger, blutiger Stuhl, **unlöschbarer Durst.**
	2. Purpura hämorrh. D 6	(Phosphor).

Selenium

Indikation	**Ekzem** D 12	**in jedem Frühjahr wiederkehrend** (Natr. sulf.). Lokalisation: **Hände,** Kopf, Gesicht. **V durch Sonnenbestrahlung.**

Senega

Kinder mit schlaffer Faser.

Gedunsen und dick.

Indikation	**Keuchhusten** D 1—D 3	**Die Anfälle endigen mit Niesen** (Bellad.).

Senna

Indikationen	1. **Azetonämisches Erbrechen** D 6—D 8	toxikose-ähnliches Bild (Azeton).
	2. Brechdurchfall D 3—D 4	Azetongeruch des Atems, Stuhl dünn, gelb oder grün, **übelriechende Blähungen (VOISIN).**

Sepia

Indikation	**Hautausschläge** D 3	**girlandenförmig,** trocken **juckend,** Urin mit rotem Satz (kann auch fehlen).

Silicea

Altes Aussehen, tiefliegende Augen.

Dicke Oberlippe (Bellad., Calc. carb.).

Abmagerung, gleichmäßig am ganzen Körper.

Infolge der Abmagerung treten die Gelenke knotenförmig hervor.

Kopf groß, Fontanellen bleiben lange offen.

Bauch dick, Darmschlingen zeichnen sich durch die dünnen Bauchdecken ab.

Immer frierend.

Überempfindlich gegen Geräusche und Berührung.

Kopfschweiße nachts am ganzen Kopf (Calc. carb. vorwiegend am behaarten Kopf).

Fußschweiße stinkend mit Wundsein zwischen den Zehen.

Stimmung abweisend, für Zuspruch nicht zugänglich (Natr. mur.).

Unentschlossen, zaghaft.

V **durch Kälte,** Bloßdecken.

B **durch Wärme.**

Indikationen	1. **Skrofulose** D 12—D 30	Schwellung der Nase und Oberlippe, adenoide Wucherungen. **Schmerzhafte Drüsenschwellung** (Hals und Leisten).

	2. Verzögerte Entwicklung D 6—D 30	Spätes Laufen und Sprechenlernen.
	3. Katarrhneigung D 6—D 12	der oberen Luftwege, Husten schlimmer im Liegen, besser durch Aufsetzen (Pulsat.).
	4. **Drüsen-Tbc.** D 12	
	5. **Tonsillarabszesse** D 30	**rezidivierend.**
	6. Otitis med. D 6—D 12	chronisch, stinkender Ohrenfluß.
	7. **Pleuraempyem** D 4—D 6	nicht im 1. Stadium, erst zur Ausheilung, im Wechsel mit Hep. sulf. D 4.
	8. **Fisteln** D 6	mit Fremdkörpern in der Tiefe, Fadeneiterung nach Operationen.
	9. Hauteiterungen **D 6**	die in die Tiefe gehen.
	10. Diarrhöe **D 12**	als Impffolge (Thuja).
	11. **Obstipation** **D 6—D 12**	Stuhl tritt vor und schlüpft wieder zurück.
	12. **Ganglion** D 4	(im Wechsel mit Apis D 4)

Spigelia

Indikationen	1. **Vermes** D 4	bläuliche Ringe um die Augen, Koliken in der Nabelgegend.
	2. Strabismus D 4—D 6	bei Wurmbefall.

Spongia

Indikationen	1. **Pseudokrupp** D 2	jeden Abend vor oder um Mitternacht, ängstliche Unruhe, roter Kopf.
	2. Laryngotracheitis D 2	Husten rauh, bellend, Heiserkeit. Besserung durch Liegen mit erhöhtem Kopf.
	3. **Struma** D 2—D 4	hart, Anzeichen von Basedow.

Staphisagria

Überempfindlich gegen Tadel und alles, was „in die Quere“ kommt.

Übellaunig (Chamom., Lycopod., Nux vom.), gehemmt, schüchtern.

Körperlich schwach, wenig leistungsfähig.

Müdes Aussehen, unterschattete Augen.

Sexuelle Übererregbarkeit.

Indikationen	1. **Zahnkaries** D 6	**schon bald nach Durchbruch der Zähne,** Zahnfleisch schwammig (Kreosot.).
	2. **Gersten- und Hagelkörner** D 6	rezidivierend (Pulsat.).
	3. Ekzeme D 6	an den Lidern und im Nacken, feucht hinter den Ohren.
	4. **Durchfall** D 6	**bei Kindern mit schwammigem Zahnfleisch,** schwieriges Aufstoßen, alles bläht.

Sticta pulmonaria

Indikationen	1. Katarrhneigung D 3—D 4	regelmäßig **mit Schnupfen beginnend,** **dann den Rachen befallend und** **mit Husten endigend.**
	2. Schnupfen D 3—D 4	meist feucht, seltener trocken Druck an der Nasenwurzel (Cinnab., Kal. bichrom.).
	3. Bronchitis D 3—D 4	**Husten trocken,** schlimmer nachts, **wenn das Kind anfängt zu husten, kann es kein Ende finden.**
	4. Masern D 3—D 4	mit obigem Husten.

Stramonium

Indikationen	1. Fieberhafte Infekte D 12	akut, Fieber kann mittags am höchsten sein, außerordentliche Unruhe, aber keine Schmerzen, Erbrechen bei Anheben des Kopfes, Pupillen weit (Bellad.), Delirien mit Geschwätzigkeit, Krampfneigung.

	2. **Schlafstörung** D 30	Auffahren aus dem Schlaf mit Schreien (Opium), erkennt die Umgebung **nicht,** Zähneknirschen, Kopfrollen, **Angst vor Dunkelheit, schläft nicht ohne Licht ein.**
	3. Krämpfe D 12—D 30	eine Seite krampft, die andere wie gelähmt, Bewußtsein erhalten, kalte Schweiße, Krämpfe **ausgelöst durch Schreck,** **durch den Anblick glänzender Gegenstände,** V durch Alleinsein, durch den Anblick fließenden Wassers.
	4. Onanie D 30	

Strychninum phosphoricum

Indikationen	1. **Krämpfe** D 12	epileptischer Art, wenn andere Hinweise fehlen.
	2. Hypertonus der Muskulatur D 12	Säugling überstreckt sich, Kopf im Nacken als Gewohnheitshaltung (kein Meningismus!).

Sulfur

Säuglinge sehen alt aus.

Gut genährt oder mager.

Muskelschwach, Hängeschultern.

Haut schmutzig-rauh, trocken.

Häufiges Erröten.

Röte aller Körperöffnungen.

Unangenehmer Körpergeruch trotz Waschens (Psorin.).

Fötor ex ore.

Übler Geruch aller Absonderungen, die Wundsein verursachen.

Kalte Füße tags, **heiße Füße nachts,** streckt sie aus dem Bett (Medorrh., Sanguin.).

Brennen überall und lokal (Füße, auf dem Scheitel).

Schlaf oberflächlich, unruhig.

Trinkt viel, ißt wenig.

Bärenhunger, aber setzt nicht an (Abrot., Jod., Silic., Thyreoidin).

Abneigung gegen Fleisch und Milch, Unverträglichkeit derselben.

Große Empfindlichkeit gegen kaltes Wetter und Wind.

Unwiderstehlicher Drang zum Stuhl nach dem Erwachen.

V **durch Bettwärme,**
durch Kälte, kaltes Baden **und Waschen** (Ant. crud.),
durch wollene Kleidung,
um 11 Uhr vormittags.

B **durch trockenes, warmes Wetter,**
durch Bewegung.

Indikationen	1. **Reaktionsmittel** D 30	wenn gut gewählte Arzneimittel versagen (Psorin.).
	2. **Skrofulose** D 12—D 30	Sulfur ist eines der Hauptmittel! **Schmutzige, ungesunde Haut,** gerötete Lidränder (Tuberkul.), **Rotznase, Drüsenschwellungen, stechender Körpergeruch.**
	3. Entwicklungsstörung D 12—D 30	verlangsamte körperliche und geistige Entwicklung.
	4. Rachitis D 30	zur Einleitung der Behandlung 1 Gabe D 30.
	5. **Ekzem** D 8—D 30	trocken und feucht, **stark juckend,** V **durch Waschen, Bettwärme und wollene Kleidung.**
	6. **Strofulus** D 15	**Bewährt!**
	7. Pharyngo-Tracheobronchitis D 12	Hintere Rachenwand wie gefirnißt.
	8. **Pneumonie** D 10	im Lösungsstadium oder bei verzögerter Lösung. Als Zwischenmittel 1 Gabe D 10, bei rezidivierenden Pneumonien 1 Gabe D 30 als Prophylaktikum.
	9. **Asthma bronch.** D 12	bei Ekzem oder **alternierend mit Ekzem.**
	10. Otitis med. D 12—D 30	chronisch, stinkender, wundmachender Ohrenfluß.
	11. **Diarrhöe** D 6—D 12	akut und chronisch, **morgens aus dem Bett treibend, Stühle wundmachend, Blähungen nach faulen Eiern riechend.**

	12. Obstipation D 30	erfolgloser Drang, Stuhl wird aus Angst vor Schmerzen zurückgehalten, Jucken und Wundsein am After.
	13. **Rekonvaleszentenmittel** D 10	bei anhaltender Schwäche und Temperaturerhöhung.

Sulfur jodatum

Indikation	**Resorptionsmittel** D 4	bei chronischer Schwellung der Tonsillen, bei chronischer Schwellung der Lymphdrüsen, **keine Neigung zu Eiterung,** Kinder mager, leicht erschöpft, appetitlos.

Symphytum

Indikationen	1. **Förderung der Kallusbildung** D 1	im Wechsel mit Calc. phos. D 3.
	2. Knochenschmerzen **D 1**	nach Frakturen.

Tabacum

Indikationen	1. Erbrechen D 6—D 12	mit ohnmächtiger Schwäche, kalte Schweiße (Veratr. a.), schlimmer bei der geringsten Bewegung, besser durch Bloßdecken des Leibes.
	2. **Nausea** D 4—D 6	bei Wagenfahrten und Seereisen (Coccul.).

Tarantula

Indikationen	1. **Schlafstörungen** D 30	**hochgradige Unruhe,** besonders der Hände (Kal. brom.), Zupfen an den Lidern, Kopfrollen oder Wiegen des Körpers im Sitzen, Zusammenfahren und Zucken der Glieder im Schlaf. **Periodizität,** Erwachen jede Nacht zur selben Zeit.

	2. Chorea minor D 15—D 30	mit geschlechtlicher Übererregbarkeit.
	3. Onanie D 30	(Phosphor).

Taraxacum

Indikationen	1. **Inappetenz** D 3	**Landkartenzunge,** Speichelfluß, **Unverträglichkeit von Fett.**
	2. Gastroenteritis D 3	bei Fettunverträglichkeit (Carbo veg., Pulsat.), starke Blähungsbeschwerden.

Tellurium

Indikationen	1. **Otitis med. pur.** D 6	chronisch, **Absonderungen dünn,** ätzend, **nach Heringslake riechend.**
	2. **Hautausschläge** D 6	**kreisrunde Effloreszenzen.**

Teucrium marum verum

Indikationen	1. Schlafstörungen D 3	spätes Einschlafen aus nervöser Erregung (Valer.).
	2. Schnupfen D 3—D 6	mit verstopfter Nase, harte Pfröpfe in der hinteren Nase (Kal. bichrom.), Atmung besonders behindert in Wärme (Zimmer und Bett), viel Niesen.
	3. Singultus D 3	der Brustkinder nach Nahrungsaufnahme (Magn. phos.).
	4. **Würmer** D 1—D 3	Juckreiz an Nase und After, **allgemeine Nervosität** (Cina), unruhiger Schlaf.

Thallium

Indikation	Haarausfall D 6—D 12	bei schwächlichen Kindern.

Thuja occidentalis

Träge, unzufriedene, unverträgliche Kinder.
Schlaffes Gewebe.
Fettansatz um die Hüften.

Frostig.

Haut fettig, schmutzig.

Neigung zu Warzenbildung, Leberflecken.

Haare trocken, Kopfhaut schuppig.

Nägel weich, rissig.

Schweiße an der Oberlippe, an unbedeckten Körperteilen.

Feucht-klebrige Hände nach geringer Anstrengung.

Folgen von kalter Durchnässung, von **Pockenimpfung.**

V durch Wetterwechsel, **nachts.**

B **durch feuchtwarme Umschläge,**
durch Sonnenbestrahlung.

Indikationen		
	1. Schnupfen D 6	schleimig-eitrig.
	2. **Nasenpolypen** D 6	
	3. Angina tons. D 6—D 12	rezidivierend, chronische Tonsillenschwellung (Bar. carb., Dulcam., Hep. sulf.).
	4. **Laryngo- bronchitis** D 12	trockener Nachthusten **mit Giemen.**
	5. **Asthma bronch.** D 12	**Hauptmittel im Kindesalter!**
	6. **Ekzem** D 12	nässend, borkig, leicht blutend, stark juckend.
	7. **Hautausschläge** D 3	**proliferativ, Lokalisation: Genitale und um den After.**
	8. **Warzen** D 6	**breit, rissig,** besonders an den Lidern.
	9. Hämangiome D 3—D 6	schwammig.
	10. Enuresis D 6—D 12	bei entsprechender Konstitution, vor allem bei Warzen.
	11. **Folgen von Pockenimpfung** D 30	auch, wenn sie lange zurückliegt, schlechte Stimmung, nervöse Unruhe, Schlafstörung, Ausschläge jeder Art, überschießende Narbenbildung, Durchfall, Entleerung nach dem Frühstück mit viel Getöse, Verstopfung mit vergeblichem Drang.

Tuberkulinum Aviaire

Unruhige Kinder.

Schwächliche Kinder.

Appetitlose Kinder.

Indikationen	1. **Otitis med.** D 18	schleichender Beginn. Schwerhörigkeit. Bei Rezidiven 3 Gaben im Abstand von 14 Tagen.
	2. **Asthma bronch.** D 18	**mit Fieber auftretend.** Zur Zwischenbehandlung alle 3 Wochen 1 Gabe.

Tuberkulinum Koch

Magere, **schlaffe Kinder** mit flachem Brustkorb.

Immer müde, trotzdem unruhig, nervös.

Abneigung gegen die geringste körperliche und geistige Anstrengung.
Leicht erschöpft. Schweißneigung.

Empfindlichkeit gegen Kälte und jeden Wetterwechsel.

Geistig frühreif, reizbar.

Verlangen nach ständiger Veränderung.

B **in frischer Luft.**

Indikationen	1. Alle Krankheiten tuberk. Genese D 200	vor allem beginnende Lungentuberkulose (auch neben allopathischer Behandlung). Restzustände von Meningitis tub. (Kopfschmerzen, Schwindel, Ohrensausen). Erythema nodosum Alle 4–6 Wochen eine Gabe.
	2. Folgen von Tbc.-Impfungen **D 200**	
	3. Rheumatoide **Arthritis.** **D 200**	Alle 6 Wochen eine Gabe.
	4. **Otitis med.** **D 18**	mit anhaltendem, stinkendem Ohrenfluß. Alle 14 Tage eine Gabe.
	5. Neurodermitis D 30—D 200	auf tuberkulösem Terrain. Chron. Lidrandekzem. Alle 4 Wochen 1 Gabe neben homöop. Behandlung.

	6. Kopfschmerzen D 18	nach Schularbeiten (Calc. phos., Natr. mur.), nach jeder Anstrengung. Alle 14 Tage eine Gabe.
	7. Schlafstörungen D 200	2. Nachthälfte gestört. Kopfrollen, Erwachen mit Angst. Alle 2 Wochen eine Gabe.

Tuberkulinum Marmorek

Unruhige Kinder.

Appetitlos und mager.

Leicht ermüdet, trotzdem **schlaflos,** besonders Einschlafen erschwert.

Tuberkul. Marmorek ist nach VOISIN komplementär zu Calc. phos. und Silicea.

Indikation	1. **Otitis med.** D 18	**akut, hochfieberhafter Beginn.** (Nach VOISIN im Wechsel mit Ferr. phos.)
	2. **Tons. hypertr.** D 18	**alle 14 Tage 1 Gabe über längere Zeit.**
	3. Albuminurie D 18	Symptomloser Verlauf (als Zwischengabe).

Tuberkulinum Rest

Indikation	Rheumatische Beschwerden D 18	B durch Bewegung (Rhus tox.), witterungsempfindlich.

Urtica urens

Indikation	**Allergisches Exanthem** D 2	heftig juckend, mit und ohne Fieber, **periodisch bei Wetterwechsel** auftretend (Dulcam. durch Kälte ausgelöst), Urin reich an Uraten.

Valeriana

Ruhelosigkeit, fortgesetzter Drang zu Bewegung.

Überempfindlichkeit aller Sinne (Bellad., Phos., Coffea).

V durch Ruhe,
durch körperliche und geistige Anstrengung.

B durch Bewegung.

Indikation	**Schlaflosigkeit** D 6	mit Unruhe in den Beinen (Zinc. val.).

Veratrum album

Indikationen	1. **Intoxikation** D 4	(Arsen, Campher, Carbo veg., Cupr. ars.). Kollapsartiger Zustand, Gesicht blaß, oder Gesicht im Liegen rot, beim Aufrichten blaß, **kalte Stirnschweiße** (können auch fehlen), Puls schwach, beschleunigt, **Zunge trocken, kalt,** heftiges Erbrechen, V durch die geringste Bewegung, Durchfall profus (Campher spärlich), grün-wäßrig, Erbrechen und Stuhlentleerung zu gleicher Zeit.
	2. **Keuchhusten** D 4—D 8	**äußerste Erschöpfung,** keine Kraft mehr zu husten, **im Anfall leichenblaß,** kalte Stirnschweiße.
	3. **Nabelkoliken** D 4—D 8	**Gesicht leichenblaß,** heftige Schmerzen, **häufig Erbrechen.**

Veratrum viride

Indikation	Fieberhafte Infekte D 4—D 6	heißer Kopf, kalte Füße (Bellad.) Gesicht rot, aber blaß bei Bewegungen, Augen injiziert, Pupillen weit, klopfende Arterien (Aconit.).

Vinca minor

Indikationen	1. **Impetigo** D 6	**Haare verfilzt** (Viola tr.), **übelriechende Absonderungen,** starker Juckreiz. Lokalisation: Gesicht und behaarter Kopf.
	2. **Ekzem** D 6	mit obigen Symptomen.

Viola tricolor

Indikationen	1. **Impetigo** D 3	**reichliche, eitrige Absonderung, Haare verfilzt, eingeritzte Ohrläppchen,** Lokalisation: hinter den Ohren, behaarter Kopf, Gesicht.
	2. Ekzem D 3	mit obigen Symptomen.

Viscum album

Indikation	Absencen D 12—D 18	(Calc. carb.), bei schwächlichen Kindern.

Zincum

Zittern vor Schwäche (Cocculus, Gelsem.).

Schwindel (Arg. nitr.).

Kontraktionen einzelner Muskeln (Agar. musc.).

Unruhe in den Beinen (Zinc. val.), im Sitzen oder Liegen.

Indikationen	1. Schlafstörung D 12—D 30	Zuckungen im Schlaf (Chamom., Bellad., Tarant.), Aufschrecken (Apis, Bellad., Opium, Hyosc. nig.), Zähneknirschen (Bellad., Ignat., Kal. brom., Stramon.), Kopfrollen (Bellad., Calc. hypophos., Stramon., Tarant.), tags schläfrig, nachts schlaflos (Merc., Tuberkul.).
	2. Hydrozephalus D 6	**nach STIEGELE im Wechsel mit Apis D 6.**
	3. Epilepsie D 30	wenn die Allgemeinsymptome stimmen.

Zincum valerianicum

Indikation	**Schlafstörung** D 3	Einschlafen erschwert, **Unruhe in den Beinen.**

Arzneimittelverzeichnis

Abrot. 14, 56, 81, **171**, 175, 199, 205, 210, 218, 221, 228, 232
Aceton 50, 57, 229
Acid. benz. 13, 116, 147, **171**, 172
Acid. fluor. **172**, 183, 191, 192
Acid. lact. 51, 58, 59, 61, **172**
Acid. mur. 13, 29, 51, 58, 59, 61, **172**
Acid. nitr. 13, 14, 27, 29, 52, 58 60, 62, 67, 109, 139, 142, 143, 144, **172**, 174, 176
Acid. phos. 13, 14, 46, 48, 51, 113, **173**, 222
Acid. sulf. 29, 51, 57, 58, 59, 61, **173**
Aconit 15, 17, 24, 36, 38, 41, 45, 47, 90, 109, 120, 121, 125, 126, 127, 128, **174**, 180, 194, 196, 198, 205, 208, 226, 239
Aeth. cyn. 50, 51, 57, 58, 59, 61, 62, **175**
Agar. musc. 12, 17, 18, 100, 105, 109, 110, 171, **175**, 183, 184, 221, 240
Allium c. 32
Aloe 51, 59, 60, 61, 62, 117, **176**, 195, 200, 227
Alumina 13, 63, **176**
Ammon. brom. 38, 41, **176**
Ammon. carb. 15, 32, 40, 41, 42, 68, 69, **176**
Ammon. caust. 37, 38, 41, 66
Ammon. jod. 43
Anacard. or. 51, 109, 139, 141, **177**
Antim. ars. 40, 43, 47, **177**
Antim. crud. 18, 51, 57, 58, 59, 60, 61, 62, 145, **178**, 182, 198, 233
Antim. tart. 40, 41, 43, 46, 47, 48, 51, 57, 58, 59, 61, 177, **178**, 198, 208
Apis. 14, 19, 26, 33, 34, 35, 70, 72, 91, 137, 145, **179**, 180, 200, 207, 211, 230, 240
Apoc. can. 51, 57, 58, 59, 61, 62, 91, **180**, 182
Aqua Quassiae 74, 75
Arg. nitr. 14, 51, 57, 59, 60, 62, 95, 172, 174, 177, **180**, 188, 189, 190, 200, 206, 240
Arnica 19, 22, 23, 52, 60, 61, 75, 79, 80, 146, 147, 177, **181**, 185, 192, 200, 202, 206, 210, 226
Arsen 13, 14, 15, 17, 26, 27, 32, 37, 40, 41, 50, 52, 57, 58, 59, 60, 61, 62, 74, 81, 92, 121, 125, 126, 127, 128, 129, 130, 131, 132, 135, 138, 139, 141, 142, 143, 181, **182**, 186, 187, 194, 200, 211, 223, 226, 239
Ars. jod. 35, 46, 47, **183**
Asa foet. 27, 52, 61, **183**, 192
Atropin. sulf. 170
Aurum 27, 71, 172, **183**, 184, 192
Avena sat. 47, **183**

Baptisia 29, 49, 57, 58, **184**
Bar. carb. 12, 13, 35, 36, 123, 124, 126, 127, 183, **184**, 207, 208, 236
Bar. jod. 36, **184**
Bellad. 13, 14, 15, 17, 21, 24, 26, 30, 34, 35, 37, 38, 41, 45, 47, 48, 49, 57, 58, 63, 67, 68, 69, 76, 79, 80, 94, 97, 105, 106, 107, 113, 116, 118, 119, 120, 121, 125, 126, 127, 128, 170, 174, **185**, 187, 188, 194, 195, 197, 200, 202, 205, 206, 214, 215, 229, 231, 238, 239, 240
Berb. vulg. 91
Bism. nitr. 29, 52, 58, 59, 60, 61, 125, **186**, 202
Borax 13, 29, 52, 61, 125, 126, **187**
Bromum 35, 36, 38, 66, 130, 131, 132, 133, **187**, 189
Bryonia 18, 38, 45, 48, 51, 58, 59, 60, 63, 68, 70, 179, **187**, 218, 219, 220, 222, 226
Bufo rana 95, **188**

Calc. acet. 149
Calc. ars. 92, **189**
Calc. brom. 105, **189**
Calc. carb. 12, 13, 14, 15, 17, 30, 32, 36, 41, 42, 48, 52, 56, 57, 58, 60, 61, 64, 81, 95, 97, 123, 124, 125, 126, 127, 130, 132, 137, 138, 141, 142, 146, 149, 150, 168, 187, **189**, 192, 196, 207, 208, 211, 226, 229, 240
Calc. fluor. 31, 35, 149, 150, **190**
Calc. hypophos. 17, 100, 105, 121, 122, 126, **191**, 240
Calc. jod. 35, 36, 190, **191**
Calc. phos. 12, 13, 14, 17, 18, 30, 36, 47, 68, 72, 81, 87, 106, 107, 109, 114, 116, 149, 150, 181, 182, **191**, 199, 219, 222, 227, 234, 238
Calendula 147, 181, **192**, 209
Camphora 45, 52, 59, 61, 152, **192**, 239
Cantharis 34, 35, 48, 52, 59, 91, 93, 146, **193**, 228
Capsicum 27, 49, **193**
Carbo an. 174, **193**, 195, 218
Carbo veg. 13, 14, 43, 46, 52, 56, 59, 60, 61, 63, 78, 80, **194**, 222, 225, 226, 235, 239
Carcinosin 18
Carduus mar. 74
Causticum 22, 39, 41, 66, 68, 102, 109, 116, 117, 174, 176, 193 **194**, 218, 219
Cepa all. 53, 60, **195**
Chamomilla 14, 15, 17, 18, 24, 26, 30, 41, 53, 59, 60, 61, 62, 63, 94, 104, 107, 109, 120, 125, 126, 127, 181, 189, 190, **195**, 205, 215, 224, 231, 240
Chelid. 45, 47, 53, 58, 60, 73, 74, 75, **196**
Chenopod. 36
China 13, 53, 57, 58, 60, 62, 74, 107, 113, 130, 131, 132, 133, 141, 146, 171, 177, **196**, 200, 204, 225
Chin. ars. 72, 130, 131, 132, **197**
Chlorum 169, **197**
Cicuta vir. 95, 139, 141, 142, 143, **198**
Cimicifuga 110
Cina 13, 14, 18, 76, 77, 78, 79, 80, 95, 108, 116, 127, 178, **198**, 235
Cinnabaris 33, **198**, 231
Cistus c. **199**

Clemenatis 139, 142, 143, 144, **199**
Cocculus **199**, 221, 234, 240
Coccus c. 41. 76, 77, 79, 80, **199**,
Coffea 13, 100, 122, 125, 126, 127, **200**, 202, 220, 238
Colocynthis 53, 59, 61, 108, **200**, 215, 223
Corall. r. 33, 77, 79, 80, **200**, 227
Crotalus h. 53, 57, 58, 59, 61, **200**
Croton t. 53, 61, 62, 139, 141, 142, 143, 144, **200**,
Cuprum 12, 14, 19, 20, 21, 22, 49, 57, 77, 95, 96, 97, 98, 99, 104, 105, 109, 110, 152, 164, 179, 198, **201**, 207, 227
Cupr. ars. 39, 43, 47, 53, 59, 60, 68, 77, 79, 80, 92, 129, 131, 132, 182, **201**, 239
Curare 102
Cyclamen 127, **201**, 206, 222
Cypriped. 122, 126, 200, **202**

Digitalis 66, 70, 114, 115, 116, **202**
Diphtherinum 65, 66
Dioscorea 108, 186, 200, **202**
Dolich. prur. 74, **202**
Drosera 15, 39, 41, 68, 77; 79, 80, **202**, 210
Dulcamara 12, 33, 36, 39, 42, 53, 59, 90, 93, 117, 130, 132, 137, 142, **202**, 226, 236, 238

Echinacea 64, 145, 146, **203**
Eigenblutnosode **156ff.**
Encephalitis-Nosode 101, 102
Equisetum 116, **203**
Eupator. perf. 32, 39, **203**
Euphrasia 32, 41, 68, 195, **203**

Ferrum 14, 53, 56, 57, 58, 62, 113, 116, 197, **204**, 205, 217
Ferr. ars. 14, 197, 198, **204**
Ferr. jod. 35, **205**
Ferr. phos. 12, 13, 15, 24, 30, 39, 41, 53, 60, 61, 62, 67, 127, 149, 186, 198, **205**, 227, 238

Gelsemium 22, 25, 34, 66, 70, 102, 107, 113, 116, 125, 126, 177, 180, 186, **205**, 240
Glonoinum **206**
Graphit 13, 23, 27, 64, 138, 142, 143, 144, 178, 184, **206**, 221

Hedera h. 41, 129, 132, 133, **207**
Hekla L. 31, 191, 213
Hellebor. n. 94, 95, **207**
Hepar sulf. 12, 28, 32, 34, 35, 36, 37, 39, 40, 48, 54, 61, 66, 70, 133, 145, 146, 184, 195, **208**, 217, 224, 227, 230, 236
Histamin 12, 13, 14
Hyoscyam. n. 41, 95, 100, 112, 126, 127, 128, **208**, 240
Hypericum 22, 147, 181, **209**

Ignatia 13, 14, 16, 17, 18, 49, 50, 57, 58, 64, 106, 107, 108, 109, 111, 125, 126, 175, 198, **209**, 213, 240
Ipecac. 21, 40, 41, 43, 54, 57, 58, 60, 61, 68, 77, 78, 79, 80, 129, 132, **210**

Jalapa 54, **210**
Jodum 13, 14, 81, 177, 205, **210**, 228, 232

Kalium ars. 140, 141, 142, 143, 145, **211**
Kal. bichrom. 29, 33, 34, 39, 54, 58, 61, 65, 67, **211**, 231, 235
Kal. brom. 13, 15, 17, 30, 54, 59, 60, 61, 105, 106, 110, 123, 126, 127, **211**, 234, 240
Kal. carb. 13, 39, 41, 45, 47, 48, 78, 79, 80, 117, 194, **212**
Kal. chlorat. 27, 34, 35, **212**, 223
Kal. jod. 15, 39, 41, 47, 129, 133,**212**
Kal. mur. 36
Kreosot 29, 31, 54, 57, 61, 62, 117, **213**, 231

Lachesis 13, 27, 29, 34, 46, 58, 66, 69, 70, 72, **213**, 214
Laurocerasus **213**
Luesinum 15, 172, 183, 192, **214**, 216
Luffa op. 32, **214**
Lycopodium 12, 13, 14, 15, 17, 18, 34, 46, 62, 63, 64, 105, 106, 109, 110, 111, 112, 113, 117, 123, 126, 127, 138, 141, 149, **214**, 218, 219, 231

Magn. carb. 13, 14, 15, 36, 49, 54, 57, 58, 59, 60, 61, 69, 109, 174, 189, 190, 199, 208, **215**, 218, 222, 226
Magn. mur. 63, 64, **215**, 219
Magn. phos. 21, 108, 174, 201, **215**, 235
Mandragora 108, 186, 200, 202, **215**
Medorrhinum 13, 14, 15, 18, 113, 117, 130, 132, 147, 151, 187, **216**, 227, 232
Mephit. put. 78, 79, 80, **216**
Mercur bijod. 33
Merc. cyan. 34, 60, 65, 72, **216**
Merc. dulc. 73, **216**
Merc. subl. 91
Merc. sol. 12, 13, 25, 28, 30, 31, 32, 33, 36, 41, 54, 59, 60, 61, 62, 65, 70, 71, 72, 90, 124, 125, 126, 127, 128, 146, 153, 204, 208, 210, 211, **217**, 224, 227, 240
Mezereum 71
Morbillin 69, 77, 225
Mygale 110, 111, 112

Natr. carb. 33, 54, 60, 193, **218**
Natr. mur. 12, 13, 15, 18, 39, 47, 56, 64, 81, 92, 106, 113, 114, 130, 132, 133, 138, 140, 141, 142, 143, 144, 149, 181, 188, 189, 192, 194, **218**, 220, 222, 227, 228, 229, 238

Natr. nitr. 25, **219**
Natr. phos. 14, 54, 58, 61, 174, **219**
Natr. sulf. 12, 15, 18, 32, 40, 42, 47, 55, 61, 62, 117, 130, 132, 140, 143, 144, 174, 195, 202, **219**, 224, 228
Nux vom. 13, 14, 15, 17, 18, 21, 54, 64, 106, 123, 127, **220**, 231

Oleander 55, 59, 62, 140, 142, 144
Opium 16, 64, 107, 108, 121, 126, 127, 128, 174, 175, 180, 198, 212, **221**, 232, 240

Paris quadr. 176, **221**
Pertussin 75
Petroleum 42, 140, 142, 143, 144, 171, 175, 182, 199, 208, **221**, 223
Petroselinum 93, **221**, 225
Phosphor 13, 14, 17, 18, 34, 37, 39, 41, 45, 47, 48, 58, 61, 69, 70, 74, 79, 81, 90, 92, 106, 113, 123, 124, 125, 126, 127, 149, 171, 174, 182, 202, 206, 208, 213, 219, **221**, 227, 228, 235, 238
Phytolacca 34, 35, 71, 72, 185, 223
Pix l. 140, 141, 142, 144, **223**
Platinum **223**
Plumbum 103, 108, **223**
Plumb. acet. 71
Podophyllum 15, 30, 55, 56, 59, 60, 62, 74, 200, 224, 227
Poliomyelitis.Nosode 103, 153
Psorinum 12, 13, 28, 41, 42, 56, 117, 130, 131, 132, 140, 142, 143, 144, 182, 190, 194, 196, 208, 211, 217, 221, **224**, 226, 232, 233
Pulsatilla 12, 13, 14, 17, 27, 28, 41, 55, 58, 59, 60, 68, 69, 71, 77, 78, 106, 117, 181, **224**, 226, 230, 231, 235
Pyrogen. 25, 58, 200, **225**

Quecksilber 124

Radium brom. 191
Rheum 55, 60, 61, 189, 190, **226**
Rhus. t. 25, 35, 46, 48, 55, 60, 61, 69, 71, 223, **226**, 238
Robinia 54, 55, **226**
Rumex cr. 33, 37, 39, 41, 55, 176, **227**
Ruta gr. 62, 114, **227**

Sambucus 32, 129, 132, 173, 177, 220, **227**
Sanguin. 13, 26, 45, 47, 48, 172, 190, 205, 216, **227**, 232
Sanicula 64, **228**
Sarsaparilla 93, 140, 142, 143, 228
Scarlatina 91
Secale 55, 59, 60, 228
Selen 140, 141, 142, 143, 144, **228**
Senega 78, 79, 80, 185, 198, **229**
Senna 50, 55, 57, **229**
Sepia 140, 141, 142, **229**
Silicea 13, 14, 18, 23, 28, 35, 48, 57, 64, 81, 133, 146, 149, 180, 193, 195, 208, 210, 218, 224, 225, **229**, 232, 238
Solidago 92, 189
Spigelia 108, **230**
Spongia 37, 40, 41, 67, 68, 208, **230**
Staphisagria 18, 31, 55, 60, 62, 141, 142, 144, 149, 213, **231**
Sticta p. 32, 40, 41, 68, 176, 222, **231**
Stramonium 13, 14, 95, 109, 110, 119, 120, 125, 126, 127, 128, 186, 194, 213, 223, **231**, 240
Strychnin. nitr. 96, 97, 98, 100
Strychnin. phos. 152, 198, **232**
Sulfur 12, 13, 14, 15, 18, 28, 33, 42, 47, 56, 57, 61, 62, 64, 69, 70, 71, 81, 106, 124, 126, 128, 131, 132, 137, 139, 141, 142, 143, 144, 145, 149, 176, 178, 182, 205, 207, 208, 210, 216, 217, 224, 226, 227, 228, **232**
Sulf. jod. 48, 69, **234**
Symphytum **234**

Tabacum 59, 199, **234**
Tarantula 110, 122, 123, 126, 127, 128, **234**, 240
Taraxacum 55, 58, **235**
Tellur 28, 141, 217, 224, **235**
Terbinthina 91
Teucrium m. 32, 127, 171, 211, **235**
Thallium **235**
Thuja 12, 13, 16, 33, 36, 41, 42, 47, 56, 57, 125, 127, 131, 132, 133, 134, 141, 142, 147, 153, 154, 178, 190, 191, 230, **235**
Tuberkul. Aviaire 12, 27, 28, 42, 47, 49, 86, 106, 129, 131, 132, 134, **237**
Tub. Koch 13, 14, 28, 48, 57, 69, 81 ff., 90, 93, 101, 114, 117, 125, 127, 141, 143, 155, 169, 171, 190, 212, 233, **237**, 240
Tub. Marmorek 12, 26, 28, 36, 47, 86, 90, 192, **238**
Tub. Rest **238**
Thyreoidin 210, 232

Urtica ur. 137, **238**

Valeriana 235, **238**
Variolinum 125
Veratrum alb. 43, 48, 56, 59, 60, 61, 78, 79, 108, 152, 178, 192, 234, **239**
Veratr. vir. **239**
Vigantol 12, 148 ff.
Vinca m. 141, 142, 143, 145, **239**
Viola tric. 141, 142, 143, 144, 145, 239, **240**
Viscum alb. 48, 96, **240**
Zincum 13, 14, 96, **240**
Zinc. val. 13, 14, 17, 124, 126, 127, 128, 238, **240**

Sachverzeichnis

Abneigung gegen bestimmte Speisen 14
Absencen 96, 183, 240
Abszesse 34, 140, 161, 203, 229
Adenoide Veg. 191
Adipositas 124, 178, 184, 207
Affektkrampf 108, 209
After 56
-fissur 207
Akne vulg. 161
Albuminurie 34, 70, 86, 90, 222, 238
Allergie 12
Allergische Krankheiten 129 ff., 159 ff.
Analprolaps 227
Anamnese 12 ff.
Anämie 53, 56, 73, 74, 78, 113, 116, 130, 131, 182, 204
Anazidität 51
Anfälligkeit 12
Angina tons. 12, 27, 33 ff., 157, 158, 179, 184, 185, 193, 205, 208, 211, 212, 213, 214, 215, 216, 223, 236
Angst, ängstlich 17, 24, 25, 26, 36, 37, 52, 67, 110, 126, 130, 174, 177, 182, 186, 187, 191, 194, 197, 198, 205, 206, 221, 222, 223
Anurie 84
Aphthen 29
Arthritis, rheumatoide 87
Arzneiallergie 165
Arzneimitteldermatosen 138
Arzneischäden 165
Asphyxie 46
Asthma bronchiale 33, 35, 40, 42, 86, 129 ff., 131, 141, 159, 182, 187, 197, 202, 207, 210, 220, 224, 233, 236, 237
— — Wegweiser zur Erleichterung der Mittelwahl 131
— — Zwischenbehandlung 130
Atrophie 55, 56, 171, 191, 193, 199
Azetonämisches Erbrechen 50, 127

Bandscheibenprolaps 22, 199
Blähungsbronchitis 42 ff.
Blähungskoliken 51, 53, 62 ff., 106, 107, 180, 194, 196, 214, 215, 219
Blepharitis 207
Blutungsneigung 29, 73, 75, 77, 79, 172, 200
Bronchiolitis 42 ff., 176
Bronchitis 12, 38 ff., 171, 174, 176, 177, 179, 185, 188, 190, 196, 201, 202, 203, 207, 208, 211, 212, 218, 219, 220, 231
— rezidivierend 42
— spastica 159, 201, 210
Bronchopneumonie 44 ff., 177, 212

Caput succedaneum 19
Chlorallergie 197
Chorea minor 175, 185, 235
Cri encéphalique 88

Delirien 24, 30, 46, 48, 88, 173, 185, 231
Diarrhöe s. auch Dyspepsie 173, 176, 181, 187, 188, 193, 211, 217, 218, 220, 224, 225, 226, 227, 228, 230, 231, 233
Diphtherie 34, 65 ff., 217
Drüsenschwellungen 30, 31, 34, 35, 36, 64, 65, 70, 142, 149, 171, 183, 184, 191, 205
— tuberkulöse 81
Dysenterie 228
Dyspepsie s. auch Diarrhöe 159, 172, 174
Dyspnoe 40, 42, 45, 46, 47

Eifersucht 64, 209
Eigenblutnosode 156 ff.
— Technik der Herstellung 156
Eisenintoxikation 204
Eiterungen, Neigung zu — 28, 208
Ekzem 33, 41, 55, 56, 117, 130, 131, 138 ff., 150, 161, 173, 182, 190, 201, 206, 211, 219, 221, 223, 228, 231, 233
— Wegweiser zur Erleichterung der Mittelwahl 141
Enkopresis 117, 176, 195
Entbindungslähmungen 22
Enteritis s. auch Diarrhöe und Dyspepsie 171, 172, 195, 196, 197, 204, 208, 215
Entwicklungsverzögerung 12, 57, 105, 175, 183, 230, 233
Enuresis 116 ff., 173, 176, 192, 195, 198, 203, 216, 225, 236
Enzephalitis 69, 79, 96, 101 ff., 217
Epidermolysis bull. her. 190
Epilepsie 94 ff., 181, 188, 190, 198, 201, 209, 240
Erbrechen 14, 27, 29, 38, 40, 43, 49 ff., 51, 52, 73, 77, 79, 86, 106 ff., 184, 204, 215, 234
— atonisch 21
— azetonämisch 50, 229
— habituell 49
— nervös 49, 106
Ernährungsstörungen 50 ff., 201
— akut 51
— chronisch 56
— Wegweiser zur Erleichterung der Mittelwahl 57
Erschöpfung, leichte Erschöpfbarkeit 13, 27, 29, 53, 56, 84, 86, 199
Erythema inf. 67
Erythema nod. 82, 171
Erythrodermia desquam. 145
Exanthema sub. 67

Feersche Erkrankung 217
Fieberkrämpfe 94, 185, 195, 207

Fisteln 146, 230
Fontanellen 52
Frostschäden 171, 175, 221
Furunkel 146, 181

Ganglion 180, 230
Gastritis acuta 177, 186, 188, 220
Gastroenteritis, s. auch Diarrhöe und Dyspepsie 175, 178, 179, 180, 181, 182, 192, 200, 205, 219, 229
Geburtsschäden 12, 96
Gelenkschwäche 174, 193, 195, 218
Gerstenkorn 140, 231
Gingivitis 29 ff., 63
Gneis 207
Grippale Infekte, s. auch fieberhafte Infekte 203, 219

Haare 162
Hämangiom 172, 191, 236
Hämatinerbrechen 53
Hämoglobinurie 219
Hämorrhag. Diathese 173, 222
Hautkrankheiten 145 ff., 177, 193, 197, 198, 199, 208, 220, 228, 229, 230, 235, 236
Heiserkeit, s. auch Husten, Laryngitis 66, 221
Herpes labialis 25, 46, 55, 220
Heuschnupfen 135, 160
Husten, s. auch Laryngitis, Bronchitis 33, 37, 38 ff., 66, 67, 68, 130, 131, 157, 158
— mit Rasseln und Giemen 40
— Reizhusten 32, 33, 176, 227
— Zeiten des Hustens 41
Hydrozephalus 180, 207, 240
Hypophysäre Fettsucht 124, 184, 207

Iatrogene Erkrankungen 165
Idiotie, versatile 191
Ikterus gravis 23
Ikterus infect. 73, 196, 197, 202, 216, 222
Impetigo 140, 146, 178, 239, 240
Impfungen, s. auch Schutzimpfungen 12, 81, 84, 103, 125, 140, 165, 236
Infekte, akute und subakute 158
— fieberhafte 12, 24 ff., 174, 185, 205, 206, 219, 223, 224, 225, 226, 231, 239
— rezidivierende 157, 202, 212, 217, 225
Infektionskrankheiten 12, 65 ff., 158, 213
Intoxikation 52, 53, 56, 194, 201, 239
Isopathie 168

Kallusbildung 192, 234
Katarrhneigung 12, 36, 172, 205, 230, 231
Kephalhämatom 19
Keuchhusten 75 ff., 96, 181, 185, 194, 198, 199, 200, 201, 202, 210, 212, 216, 229, 239

Knochenschmerzen 172, 175, 183, 192, 214, 234
Körpergeruch, übler 28, 56, 57, 64, 140, 141
Kollaps, Kollapsneigung 40, 43, 45, 46, 51, 52, 55, 56, 178, 192, 194, 201, 228, 239
Kommotio 181, 206, 209
Kondylom 178
Konjunktivitis 68, 181, 203
Kopfrollen 90, 108, 109, 119, 121, 126
Kopfschmerzen 36, 39, 86, 113 ff., 173, 186, 192, 197, 204, 206, 216, 219, 222, 227, 238
Krämpfe 19, 24, 30, 43, 46, 48, 51, 53, 76, 77, 79, 92, 94 ff., 113, 162, 175, 207, 209, 212, 232
Krupp 66
Krupphusten 68

Lähmungen 34, 66, 95, 102, 206
Laryngitis 36 ff., 38, 174, 194, 195
Laryngotracheitis 187, 222, 227, 230
Leberbeteiligung 54, 56, 63, 138, 219
Leberzirrhose 74
Leistenhernie 220
Listeriose 23, 96
Lungenödem 43
Lymphatismus, s. auch Drüsenschwellungen 32, 149

Magen-Darm-Störungen 49 ff.
Marasmus 29
Masern 68, 69, 78, 90, 146, 153, 158, 176, 188, 201, 225, 231
Mastoiditis 27, 193
Melaena 23
Meningismus 94, 207
Meningitis 72, 79, 83, 96, 101 ff., 162
Meningoenzephalitiden 163
Migräne 114, 202
Milchallergie 136
Molluscum cont. 161
Mumps 159
Muskelkater 226
Myokardschädigung 206

Nabelblutung 23
Nabelkoliken 106, 107 ff., 159, 186, 192, 200, 202, 215, 223, 239
Nägel 162
Nägelbeißen 38, 109, 162, 176
Narben 207
Nasenbluten 25, 69, 75, 77, 176, 197, 204, 219
Nasendiphtherie 67
Nasenpolypen 33, 190, 236
Nausea 199, 221, 234
Nebenhöhlen 33, 198
Nephritis ac. 34, 70, 90 ff., 159, 180, 182, 189
— chron. u. Nephrose 91 ff., 189, 201, 215

Nervosität 38, 104 ff., 175, 189, 191, 195, 211, 237
Neurodermitis, s. auch Ekzem 86, 237
Neuropathie, s. auch Nervosität 50, 104 ff., 162
Niesen 32, 76, 78, 80, 185, 198, 229
Nüchternschmerz 51, 177

Obstipation 15, 16, 63 ff., 159, 176, 186, 188, 190, 203, 207, 209, 215, 220, 221, 223, 230, 234
Ödeme 86, 91, 92, 180
Oligurie 48, 70, 84, 85, 86, 88
Orchitis 72, 159
Otitis med. 16, 26 ff., 69, 71, 106, 157, 158, 173, 179, 183, 186, 193, 196, 205, 207, 208, 211, 212, 213, 214, 217, 224, 225, 227, 230, 233, 235, 238

Pädatrophie 171, 191, 193, 199, 217
Pankreasinsuffizienz 210
Parotitis epid, 72, 90
Pavor noct. 118, 175
Pemphigus 145
Pertussis 158
Pfeiffersches Drüsenfieber 72
Pharyngitis 211
— Laryngobronchitis 236
— Tracheobronchitis 233
Pleuraempyem 48, 208, 230
Pleuritis exs. 48, 179, 193
Pneumonie 12, 43 ff., 69, 79, 173, 179, 183, 188, 196, 212, 214, 222, 227, 233
Pockenschutzimpfung 56, 57, 90, 153, 236
Poliomyelitis 102, 153, 195
Pseudokrupp 36, 37, 174, 208, 230
Psychische Verfassung 16 ff.
Psychopathische Störungen 98 ff.
Psoriasis 162
Purpura häm. 174, 228
Pylorospasmus 21
Pyodermie 161
Pyurie, s. auch Zystopyelitis 203

Quecksilbervergiftung 217
Quinkesches Ödem 136, 161

Rachitis 148 ff., 190, 192, 222, 235
Rekonvaleszenz 197, 234
Rektalprolaps 176
Respiratorischer Affektkrampf 108, 209
Retropharyngitis 33, 200, 218, 227
Rhagaden 139, 142, 173, 219, 221, 240
Rheumatische Beschwerden 34, 70, 73, 223, 237, 238
Röteln 67

Scharlach 27, 69, 158, 176, 179, 186
Schiefhals 22
Schlafstörungen 13, 86, 118 ff., 127, 174, 182, 183, 186, 187, 189, 190, 200, 202, 209, 210, 212, 220, 223, 232, 234, 235, 238, 240
– Wegweiser z. Erleichterung d. Mittelwahl 125 ff.
— Zeiten der — 127 ff.
Schnupfen 32 ff., 40, 68, 176, 198, 203, 211, 214, 218, 220, 227, 231, 235, 236
— auf allergischer Basis 129, 132, 135
Schönlein-Henochsche Erkrankungen 92
Schreckfolgen 64, 95, 107, 110, 120, 121, 125, 128, 180, 206, 221, 240
Schutzimpfungen, s. auch Impfungen 102, 103
— Folgen von 153 ff.
Sexuelle Übererregbarkeit 95, 110, 119, 126, 173, 188, 208, 222, 232, 235
Singultus 51, 215, 235
Sinusitis 33, 198
Sklerödem 19, 179
Skrofulose 28, 54, 56, 190, 199, 210, 219, 221, 225, 229, 233
Sonnenstich 206
Soor 29, 187
Speisen
— Abneigung gegen
—— Fett 14, 194, 225
—— Milch, 14, 215
—— Zucker 14
— Unverträglichkeit von
—— Äpfeln 52, 178, 187
—— Backwerk 55, 60, 225
—— Eiern 14, 57, 204
—— Fett 55, 56, 60, 172, 194, 225
—— Fleisch 204, 232
—— Gemüse 54, 218
—— kalten — 52, 53, 60, 178, 182, 188
—— Milch 14, 52, 53, 54, 56, 57, 60, 172, 181, 189, 194, 197, 215, 218, 232
—— Obst 53, 55, 60, 173, 178, 197, 220, 226
—— sauren — 51, 60, 175, 178, 220
—— süßen — 14, 52, 180
—— wasserhaltigen, sauren — 53, 195
— Verlangen nach
—— Butter 204, 217
—— Eiern 14, 189, 191
—— Fett 172, 225
—— Salz 14, 218
—— Schwerverdaulichem 209
—— Unverdaulichem 172, 176, 189
Stirnhöhle 33, 198
Stomatitis 29 ff., 172, 174, 184, 186, 187, 211, 213, 217
Stottern 109 ff.
Strabismus 201, 206, 222, 230
Stridor 20
Strophulus 131, 233

Tetanie rachitogen 151
Tibiaschmerzen 173
Tics 110
Tonsillarabszeß 34
Tonsillenhypertrophie 35 ff., 86, 106, 107, 109, 116, 184, 191, 208, 238
Toxikose 50
Toxoplasmose 23, 96, 98
Tracheitis 38 ff.
Tracheobronchitis 215
Tuberkulose 57, 81 ff., 155, 171, 230, 237

Urämie 92, 182, 189, 201
Urin mit gelblichem Satz 45, 73
— mit rötlichem Satz 34, 46, 63, 76, 117, 140
— sanguinolent 91
— sauer 76
— stark riechend 29, 46, 93, 116, 141
— stechend 116, 117, 147
— Abgang unwillkürlich 39, 68, 102, 116
— Entleerung schmerzhaft 91, 93
Urtikaria 136, 161, 180, 202, 238

Varizellen 71, 96, 158
Verbrennungen 203
Vergiftungen 165
Verlangen nach bestimmten Speisen, s. Speisen
Verletzungen 147, 181, 192, 203, 209
Vigantolschäden 149
Virusembryopathien 23

Warzen 161
Werlhoff'sche Erkrankung 213
Würmer 76, 95, 108, 116, 171, 198, 230, 235
Wundsein, Neigung zu 52, 53, 56, 64, 116, 147, 171, 216

Zähneknirschen 30, 94, 96, 120, 127
Zahnfisteln 31, 191
Zahnkaries 31, 169, 191, 213, 217, 231
Zahnung 24, 26, 30, 53, 54, 55, 94, 104, 196, 205, 221
Zeiten der Arzneien 15
Zyanose 19, 40, 41, 43, 46, 47, 50, 77, 78, 92, 95, 129, 132, 152, 175, 177, 179, 201
— der Extremitäten 22, 77, 152, 201
Zystitis 92 ff., 95, 221, 228
Zystopyelitis 92 ff., 159, 193